JN017040

ナースのための ME機器マニュアル 第2版

編集

加納 隆

滋慶医療科学大学大学院医療管理学研究科・特任教授

廣瀬 稔

滋慶医療科学大学医療科学部臨床工学科・教授

医学書院

ナースのための ME 機器マニュアル
発　行　2011年 4月 1日　第1版第1刷
　　　　2019年11月 1日　第1版第6刷
　　　　2021年10月15日　第2版第1刷©
編　集　加納　隆・廣瀬　稔
発行者　株式会社　医学書院
　　　　代表取締役　金原　俊
　　　　〒113-8719　東京都文京区本郷 1-28-23
　　　　電話　03-3817-5600(社内案内)
印刷・製本　アイワード

ISBN978-4-260-04788-3

執筆者一覧

編集

加納　隆	滋慶医療科学大学大学院医療管理学研究科・特任教授
廣瀬　稔	滋慶医療科学大学医療科学部臨床工学科・教授

執筆(執筆順)

加納　隆	滋慶医療科学大学大学院医療管理学研究科・特任教授
廣瀬　稔	滋慶医療科学大学医療科学部臨床工学科・教授
東條圭一	北里大学病院 ME 部
本塚　旭	埼玉医科大学保健医療学部臨床工学科・助教
奥村高広	埼玉医科大学保健医療学部臨床工学科・准教授
早速慎吾	北里大学病院 ME 部
木下春奈	北里大学病院 ME 部
銀川美沙紀	北里大学病院 ME 部
中村恭子	北里大学病院 ME 部
藤井正実	北里大学病院 ME 部
白井敦史	北里大学病院 ME 部
井上雄貴	北里大学病院 ME 部
佐藤栄治	北里大学病院 ME 部
立野　聡	北里大学病院 ME 部
大島弘之	北里大学病院 ME 部
古平　聡	北里大学医療衛生学部医療工学科臨床工学専攻・教授
武田章数	北里大学病院 ME 部

本書を読まれるみなさんへ

病院の中では，診断や治療，生命維持，患者観察のために各種ME機器が使用されています。現在，大多数の施設では，これらME機器の準備や操作，ならびにトラブル時の対応はナースによって行われている場合が少なくありません。ナースは患者さんをみていると同時に，ME機器もみているといえるでしょう。

ナースの果たす重要な役割の1つに，ME機器を使用している患者さんの安全確保があります。ナースは最も患者さんの身近にいる医療従事者ですから，ME機器に何らかのトラブルが発生した場合，それを早期に察知して，適切かつ迅速に対処することが求められます。そのためには，ME機器に関するある程度の知識と技術を身に付けなくてはなりません。

実際にナースが取り扱うME機器には，日常的に使用するものから使用機会があまり多くはないものまでいろいろな種類があります。また，現場に出て初めて接するME機器も多いかと思います。そこで，さまざまなME機器を正しく安全に取り扱うための解説書として，1987年にJJNスペシャルNo.4「ナースのためのME機器マニュアル」を出版しました。その後，版を重ねて2011年にも全面的な改訂を行いましたが，医療技術や医療工学の発展に伴ってME機器の機種や機能も大きく変わってきたことから，今回，新たなME機器を追加すると同時に，全面的なリニューアルを行いました。

本書は初版発刊時のコンセプトを引き継ぎ，ナースのみなさんには現場でME機器と付き合う際に本書を大いに活用していただけるように，また，これから現場に出る学生のみなさんにはME機器の知識と理解を深めていただけるように，使用目的や原理，構造，使用法，使用時の注意点およびトラブル対応などについて，ME機器の専門家である臨床工学技士の執筆者が，日頃の経験をもとに，イラストを豊富に用いてわかりやすく解説しています。

さらに，今改訂版では，病院内のME教育ならびに学校教育用に，押さえておきたいポイントをまとめたスライドデータも付録として収載しています。

本書が，数多くのME機器と接する機会の多いナースのみなさんや，これからナースになろうとする学生のみなさんに，少しでもお役に立てば幸いです。

2021年9月吉日

編者ら

本書の使い方

本書は項目ごとに以下のようなかたちでまとめてあります。

目的

- どのような目的で使用する機器か，その概略を記しています

気をつけること

- 使用上，特に注意すべきことをまとめました

●●とは

メカニズム

はじめに，各機器の仕組み(原理)や特徴について簡単にまとめました。機器の中には，同じ種類でも大きさや性能の異なるものがあります。機器の特徴を知ると同時に，どのようなときにどの種類の機器が用いられるか，理解を深めてください。

各部の名称と役割

実際に機器を扱うにあたって，機器の各部の名称とその役割を知ることが大切です。ここでは一般的な機器や付属品の名称と，そのものがもつ役割を詳しく説明しました。

取り扱い手順

どんなに性能のよい機器も，取り扱いを誤ると十分な効果を発揮してくれませんし，トラブルの原因にもなります。ここでは機器の取り扱い方法を，順を追って説明しました。取り扱い上の注意点もまとめてあるため，参考にしてください。

保守点検

機器の汚れや破損は，故障の原因になるだけでなく，治療にも影響を及ぼすことがあります。このため，使用前後はもちろんのこと，定期的な点検が必要です。また，チューブやコードのねじれがないかなど，使用中に点検すべき事柄もあります。

以下に，ME 機器に共通する点検事項をチェック表としてまとめました。機器特有の点検事項については，それぞれの項目にまとめているため参照してください。

☑ 使用前・定期点検

- □ 必要な備品は揃っていますか？
- □ 外装・備品，機器本体に破損や汚れはありませんか？
- □ 各ケーブル類の本体コネクタ部に破損はありませんか？
- □ コネクタ部はしっかり接続されていますか？
- □ コードやチューブに，ねじれや折れはありませんか？
- □ 使用期限のある備品の使用期限は過ぎていませんか？
- □ バッテリや予備バッテリは，充電されていますか？
- □ 電源は入りますか？
- □ セルフチェック機能は正常ですか？
- □ 流量などは正しく設定されていますか？
- □ アラーム設定を行いましたか？
- □ アラームは正しく反応しますか？　また，アラーム表示はありませんか？

☑ 使用中点検

- □ 出力設定ツマミ，あるいはスイッチで適切に設定が変更されますか？
- □ コードやチューブに，ねじれや折れはありませんか？

☑ 使用後点検

- □ 外装・備品，機器本体に破損や汚れはありませんか？
- □ 電源コードの破損はありませんか？アースピンの折れはありませんか？
- □ 各ケーブル類の本体コネクタ部に破損はありませんか？

トラブル対応

機器は万能ではないため，使用時に故障することもあるでしょう。

この項目では，トラブルが起こった際の対応のしかたを，トラブル内容→原因→対応の順でまとめました。

各機器で起こりやすいトラブルについては以下に，個別の機器のトラブル対応については各項目にまとめてあります。

アラームが鳴ると慌ててしまいがちですが，トラブルが起こった際には，まず何が原因かを探り，落ち着いて対応しましょう。

トラブル内容	原因	対応
電源が入らない	▶ 本体の故障・電源コードの破損	▶ ・本体を交換する ・専門家に連絡する
	▶ 電源コードの接続不良	▶ 電源コードを接続する
	▶ 電池の消耗	▶ 電池を交換する
	▶ 電池の向きが異なる	▶ 正しい方向に電池を入れる

※各項目の冒頭に記されている星印(★)は重要度を示しており，★の数は 1〜3 つあります。ナースが臨床で取り扱う機会が多いほど，★の数は多くなります。

目次

I ME 機器を安全に使用するために

II 病院内で使用する ME 機器

患者モニタリングのための機器

循環を助ける機器

呼吸を助ける機器

代謝を助ける機器

手術で使われる機器

III 在宅で使用する ME 機器

●ブックデザイン 株式会社ビーコム
●イラスト 田添公基
日本グラフィックス

付録

本書では，ME機器のメカニズムや使用上のポイントなどについて，看護学生や後輩のナースに教える際に役立つ付録を収載しています。

付録はPowerPointで作成したスライドデータで，下記の項目で閲覧・ダウンロードすることができます。授業や後輩への指導の際に活用してください。

付録を収載した項目

- Ⅰ-1　ME機器と安全
- Ⅰ-2　電気設備と医療ガス設備
- Ⅱ-2　心電図モニタ
- Ⅱ-3　観血式血圧計
- Ⅱ-4　非観血式血圧計
- Ⅱ-6　パルスオキシメータ
- Ⅱ-7　カプノメータ
- Ⅱ-9　肺動脈カテーテルと心拍出量測定
- Ⅱ-12　除細動器
- Ⅱ-13　輸液ポンプ
- Ⅱ-14　シリンジポンプ
- Ⅱ-16　ペースメーカ
- Ⅱ-17　IABP
- Ⅱ-19　人工心肺・PCPS・ECMO
- Ⅱ-21　人工呼吸器
- Ⅱ-33　医療ガス
- Ⅱ-34　酸素ボンベ
- Ⅱ-35　血液透析
- Ⅱ-40　電気メス
- Ⅱ-43　麻酔器
- Ⅱ-50　内視鏡関連装置

閲覧・ダウンロードのしかた

下記のQRコードまたはURLのサイトにアクセスし，「付録・特典」をクリックしてください。パスワード(mekiki)を入力すると，PowerPointで作成したスライドデータを閲覧・ダウンロードすることができます。

QR

URL

https://www.igaku-shoin.co.jp/book/detail/109926

I

ME 機器を安全に使用するために

1　ME 機器と安全

ME 機器には実に多種多様なものがあります。特に，手術室，ICU・CCU，検査室，放射線科などでは非常に多くの ME 機器が使用されています。

検査室や放射線科では，臨床検査技師や診療放射線技師のような専属の技師が，ME 機器の操作および管理を行うため，看護師がこれらの機器を取り扱うことはほとんどありません。一方，手術室や ICU・CCU で使用される多種多様な ME 機器は，臨床工学技士(「ME さん」と呼ばれることも多い)が操作および管理を医師や看護師と一緒に行っています。しかし，臨床工学技士の人員数は限られており，臨床工学技士が使用時に常時付くのは人工心肺装置など一部の装置で，① ME 機器を患者に導入するとき，②機器の設定を変更するとき，③定期的な見回りやなんらかのトラブルが発生したときだけ立ち会うというのが多くの施設での現状でしょう。

ということは，ME 機器の通常の操作や簡単な管理は，看護師自身が担わなくてはならないため，看護師も ME 機器の基本的な知識は身に付ける必要があります。

本項では，ME 機器には必ず使用される「電気」の安全についての基本的な知識と，ME 機器の安全基準や安全管理について，簡単に説明します。

電気安全の基礎知識

感電と 100 V の交流電源コンセントの周波数

人体は主に水と電解質で構成されているため電気をよく通しますし，神経や筋肉は電流によって興奮したり収縮したりします。ですから，外部からなんらかの電気が体内に流れ込むと，電気的な刺激を受けます。このことを感電(電撃)といいます。

私たちが利用している 100 V の交流電源コンセントの周波数(1 秒間の電圧変化の回数で Hz という単位を使う)は 50 Hz(東日本)もしくは 60 Hz(西日本)ですが，あいにく人体はこのくらいのゆっくりした周波数の電流を感じやすいのです。ですから，外科手術で使用する電気メスは人体が感じにくい高い周波数の電流で切開・凝固を行っています。

感電の仕組みと接地による感電の防止

100V の交流電源コンセントには 3 つ穴の 3P コンセントと 2 つ穴の 2P コンセントがあります(図Ⅰ-1)。病院では主に接地極のある 3P コンセントが使用されていますが，この 3P コンセントに 2P プラグの機器を接続すると接地(アース：地球・大地)されないため，漏れ電流(完全な絶縁ができないために生じる電流)による感電事故につながる可能性があります(図Ⅰ-2)。一方，3P コンセントに 3P プラグの機器を接続すると自動的に接地されるため，漏れ電流による感電事故を防ぐことができます(図Ⅰ-3)。

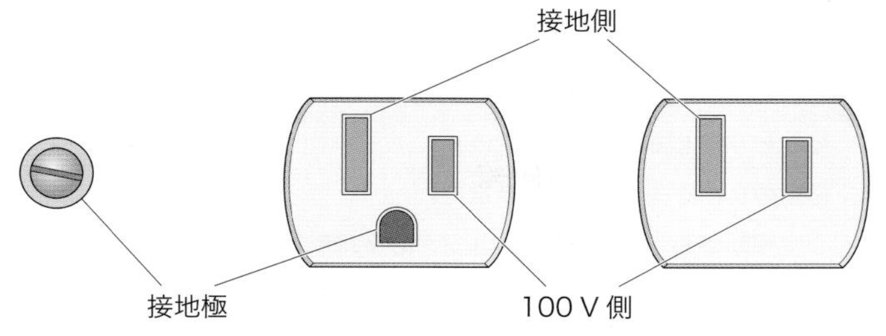

接地側
接地極
100 V 側
壁面接地端子
3P コンセント
2P コンセント

図Ⅰ-1　100 V の交流電源コンセントの構成とそれぞれの役割

100V 側から機器に流れ込む電流は機器の中を通って接地側に戻るが，一部の電流は漏れ電流となって接地極(3P コンセントの場合)もしくは人体・大地(2P コンセントの場合)を通って接地側に戻る。

100 V
N
E
2P プラグ
絶縁不良のケース
機器
接地なし
人体
対地抵抗
接地側
接地極
大地
(地球)
：漏れ電流のルート

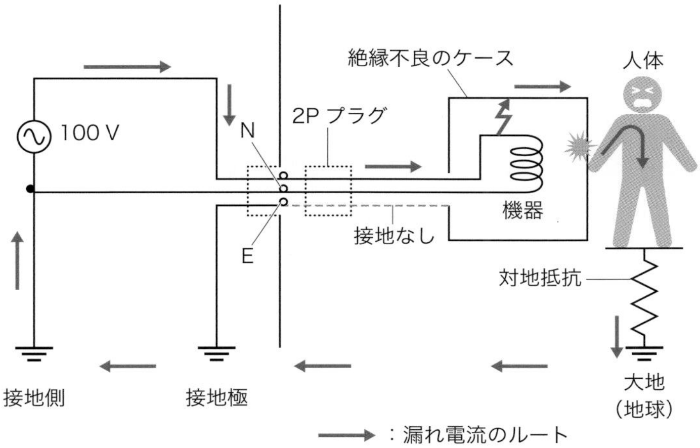

図Ⅰ-2　感電(電撃)の仕組み

機器が接地されていない状態で絶縁不良があると，漏れ電流は人体に流れ込み，大地を介して接地側に戻る。この時の漏れ電流が大きい(対地抵抗が低い)と，感電事故が発生する。

100 V
N
E
3P プラグ
絶縁不良のケース
機器
接地あり
人体
対地抵抗
接地側
接地極
大地
(地球)
：漏れ電流のルート

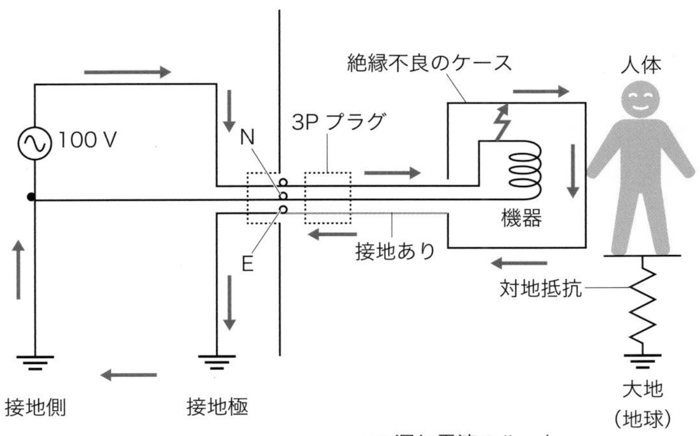

図Ⅰ-3　接地による感電(電撃)の防止

絶縁不良があっても機器が接地されていれば，漏れ電流は人体には流れ込まずに接地線を通って接地極から接地側に戻る。

表Ⅰ-1　マクロショックとミクロショックが発生する電流値

電気の種類	電流値	人体反応（通称）
マクロショック	1 mA	ビリビリ感じる（最小感知電流）
	10 mA	行動の自由を失う（離脱限界電流）
	100 mA	心室細動が起こる（マクロショック心室細動電流）
ミクロショック	0.1 mA	心室細動が起こる（ミクロショック心室細動電流）

感電のしかた

感電のしかたにはマクロショックとミクロショックの 2 通りがあります。

電流が皮膚を通して流れ込み，再び皮膚を通して流れ出ていく場合(例えば手から足へ流れるような場合)の感電は，マクロショック(macro-shock：大きな電流による電撃)と呼ばれます。マクロショックでは，約 1 mA の電流で皮膚がビリビリと感じ始め(最小感知電流)，10～20 mA で“わかっているけど離せない”つまり自力で離脱できなくなり(離脱限界電流)，心室細動が発生するような非常に危険な状態は 100 mA 以上のかなり大きな電流が流れた場合に起こります(表Ⅰ-1)。

また，医療現場では，検査や治療の目的で生体内にカテーテルや電極を挿入することがしばしばあります。特に心臓内に挿入する場合，そのカテーテルや電極を通して機器の漏れ電流が流れると，ごくわずかの電流でも心臓をピンポイントで直撃することになります。このような感電をミクロショック(micro-shock：小さな電流による電撃)と呼びます。ミクロショックの場合，約 0.1 mA(100 μA)で心室細動が発生するといわれています(表Ⅰ-1)。これはマクロショックの場合のたった 1/1,000 であり，最小感知電流(皮膚で電撃を感じるぎりぎりの電流)：1 mA の 1/10 でしかありません。つまり，皮膚で感じない程度の微小な電流でもミクロショックは発生するのです。

ですから，ミクロショックが起こる可能性のある状況下では，漏れ電流を極力少なくした安全性の高い ME 機器(CF 形装着部をもつ機器，p6 参照)を使用しなくてはならないと JIS(日本産業規格)では規定されています。

ME 機器の安全基準

ME 機器のクラス別分類

一般の電気機器でも感電(電撃)に対する安全のために，基礎的な絶縁が施されていますが，ME 機器の場合は安全性を高めるために，もう 1 つの安全手段(追加保護手段)を設けてあります。この追加保護手段には 3 種類あり，クラス別に分類されています(表Ⅰ-2)。

大半の ME 機器は，3P プラグの電源コードを 3P 電源コンセントに差し込むことで自動的

表Ⅰ-2　ME 機器のクラス別分類

クラス別	保護手段	追加保護手段	備　考
クラスⅠの ME 機器	基礎絶縁	保護接地	保護接地設備（3 P コンセント）が必要
クラスⅡの ME 機器		補強絶縁	2 P コンセントでも可
内部電源 ME 機器		内部電源	交流電源に接続するときはクラスⅠまたはクラスⅡの ME 機器として扱う

に接地（アース）ができる「クラスⅠの ME 機器」です。これ以外に，絶縁が補強された「クラスⅡの ME 機器」があります。この ME 機器は，接地極（接地用の穴）がない 2P 電源コンセントでも安全に使用できるため，在宅用 ME 機器の大半はこのタイプになります。また，交流電源を使用せず，電池という安全な電源を使用する「内部電源 ME 機器」がありますが，これには電子体温計やテレメータ送信機のように電池だけで作動するもののほか，交流電源でも内蔵バッテリ（充電型電池）でも作動する除細動器や輸液ポンプなども含まれます。ただし，この場合，交流電源使用時はクラスⅠの ME 機器，バッテリ使用時は内部電源 ME 機器と，二重分類されることになります。

ME 機器の装着部（患者との接触部分）の形式による分類

マクロショック対策を施した「B 形装着部」「BF 形装着部」と，ミクロショック対策を施した「CF 形装着部」があります。「BF 形装着部」と「CF 形装着部」の F はフローティング（floating：絶縁，非接地）の意味で，これは構造的に患者（人体）と接する部分を電源や接地（アース）から絶縁したもので，より安全性が高くなっています。つまり，ME 機器は接地することで感電防止になりますが，人体を接地すると人体が漏れ電流の流れ道になり，感電のリスクが高くなります。患者装着部の形式は，ME 機器に表示されている図記号で判断することができます（図Ⅰ-4）。

漏れ電流の許容値（正常状態）は，形式により異なります（図Ⅰ-4）。接地線が断線，もしくは 3P-2P 変換アダプタの使用で接地されていない場合（単一故障状態）では，その 5 倍の値（電撃発生電流値の 1/2 の値）まで許容しています。

電池の安全上の注意

電池は電圧も低く，感電のリスクという意味では安全な電源といえますが，電池から流れ出る直流電流には生体組織を電気分解する性質があります。そのため，コイン電池やボタン電池を 1 歳前後の小児が誤って飲み込んで食道に引っかかると，粘膜に触れたところから電流が流れ，電気分解によりアルカリ性の液体が発生し，食道壁に潰瘍ができたり穴が空いたりするおそれがあります。実際に事故が発生しているため，十分な注意が必要です。

心臓適用機器は CF 形
でなければならない
B 形装着部
BF 形装着部
CF 形装着部

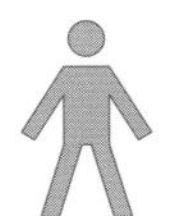

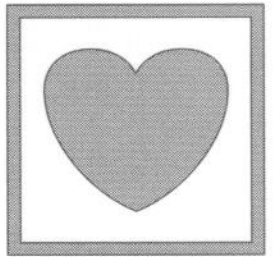

形別分類	患者漏れ電流（正常状態）*		外部からの流入	備　考
B 形装着部	0.1 mA	マクロショック対策	保護なし	体表にのみ適用する
BF 形装着部	0.1 mA		フローティング	体表にのみ適用する
CF 形装着部	0.01 mA	ミクロショック対策	フローティング	直接心臓に適用できる

＊故障時にはこの 5 倍量を許容する

図Ⅰ-4　ME 機器の装着部の形式による分類

表Ⅰ-3　研修や保守点検が重要な ME 機器

❶ 人工心肺装置および補助循環装置	❺ 閉鎖式保育器
❷ 人工呼吸器	❻ 診療用粒子線照射装置
❸ 血液浄化装置	❼ 診療用高エネルギー放射線発生装置
❹ 除細動装置（AED を除く）	❽ 診療用放射線照射装置

※平成 30 年から保守点検が重要な ME 機器に医用 X 線 CT 装置と MRI 装置が追加された。

ME 機器の安全管理

平成 19(2007)年 4 月 1 日に改正医療法が施行されて，すべての医療機関で「医療機器安全管理責任者」の配置が義務付けられました。「医療機器安全管理責任者」は，医師，歯科医師，薬剤師，（助産師），看護師，（歯科衛生士），診療放射線技師，臨床検査技師または臨床工学技士のいずれかの資格を持っている常勤の職員であれば，管理者(院長)を除いて誰でもなることができます。「医療機器安全管理責任者は医療機器の適切な保守を含めた包括的な管理に係わる実務を行うことができる者」となっているため，ある程度の規模の施設では，臨床工学技士や医師などが任命されているようです。

ME 機器を安全に使用するためには，研修や保守点検が大切ですが，特に重要な ME 機器としては，表Ⅰ-3 に示す 8 品目が挙げられています。①〜⑤までは生命維持管理装置であるため，臨床工学技士が医療機器安全管理責任者に任命されるケースが多いのですが，臨床工学技士が配置されていない比較的小規模の施設では，看護師が医療機器安全管理責任者に任命されるケースもあります。

ME 機器と電磁波(電波)の問題

医療現場で使用される電子機器には，ME 機器のほか，コンピュータおよびその周辺機器，携帯電話や無線 LAN をはじめとする無線通信機器，テレビ，電気毛布，冷蔵庫といった一般の家電製品など，非 ME 機器も含まれ，ME 機器と一緒に患者環境内で使用されることも少なくありません。その結果，病院内で使用される機器が電磁波による障害を相互に受けたり与えたりというケースがみられることがあります。

一般環境においても，植込み型心臓ペースメーカや植込み型除細動器(ICD)などの患者の体内に植え込む ME 機器，携帯型輸液ポンプやホルタ心電計のような患者が携行する ME 機器，さらに在宅で使用する在宅 ME 機器などは，医療スタッフの目の届かないところで使用されることになるため，病院内で使用する ME 機器以上に注意が必要でしょう。

携帯電話などの電波による ME 機器への影響調査と指針の見直し

こういった現状を踏まえ，国による携帯電話などの電波による ME 機器への影響調査が長年にわたって行われています。

携帯電話が ME 機器に影響を及ぼすことが明らかになった当初は，平成 9(1997)年に国から出された最初の指針を参考にして，大多数の病院で「携帯電話全面使用禁止」になっていました。

その後，電波出力の小さい第 3 世代や第 4 世代の携帯電話(第 5 世代も同じ電波出力)が登場したり，ME 機器自身も電磁波抵抗力が向上したことで，影響試験の結果をもとに指針の見直しが行われてきました。

植込み型医療機器に関する指針

平成 24(2012)年には電波出力が大きく ME 機器への影響も大きかった第 2 世代携帯電話のサービスが終了したのを機に，植込み型医療機器(植込み型心臓ペースメーカ・ICD)に関する指針が平成 25(2013)年 1 月に改定されました。

影響試験では，最も厳しい条件(携帯電話の電波出力を最大，ペースメーカを最高感度)でもペースメーカに影響が出た最大距離は 3 cm であったものの，新指針では国際規格で安全性が担保されている 15 cm を離隔距離としました。ただし，最新の国内調査ではペースメーカで携帯電話による影響を受ける機種は確認されていないこともあるため，ペースメーカ患者の QOL に配慮して過度の心配をかけないようにすることが必要でしょう。

なお，携帯電話以外にもペースメーカに電磁波障害を及ぼすことが指摘されている機器があります(表 I -4)。電子商品監視(EAS)機器や RFID 機器などでは，携帯電話と同様，その電波が植込み型医療機器へ及ぼす影響を防止するための指針が示されています。

一体どれくらい携帯電話を ME 機器から離せばよいか？

日本産業規格(JIS)が安全性を担保している推奨分離距離は約 1 m であるため，携帯電話は ME 機器から 1 m 離せばよいとされています(離隔距離)。ただし，病院独自に影響調査や電波状況の改善を行うことで，この離隔距離を 1 m 以下(制限なしも含む)に設定することも可能とされています。特に，病院内に屋内アンテナを配置すれば，電波状況が改善され，そのことで携帯電話の電波出力を桁違いに小さくでき，ME 機器への影響の心配はなくなります。しかし，その場合でも，ME 機器の上に携帯電話を置きっぱなしにするようなことは避けなくてはなりません。

携帯電話の病院内使用についてのルールの策定

携帯電話の病院内使用に関しては，ME 機器への影響の問題だけではなく，マナーの問題もあるため，そのことも含めた病院内の使用ルールを決める必要があります。「医療機関における携帯電話等の使用に関する指針」において，エリアごとの携帯電話端末使用ルール設定の例(表 I -5)が示されているため，参考にするとよいでしょう。

表 I -4　植込み型心臓ペースメーカに影響を及ぼす可能性がある主な機器

医療機器	非医療機器
・MRI※	・電子商品監視(EAS)機器
・電気メス	・パッシブタイプ RFID 機器※※
・ジアテルミー装置	・通信機器(携帯電話，トランシーバなど)
・高周波ハイパーサーミア	・IH 製品(電磁調理器，炊飯器など)
・体外式除細動器	・全自動麻雀卓
・低周波治療器	・金属探知機
・高電位治療器	・工業用電気機器
・放射線治療器	・電気自動車の充電器
・X 線 CT	・マッサージチェア

※条件付き MRI 対応型ペースメーカも登場
※※個別 ID をもった電子タグを電波で読み取ったり，書き込んだりする機器

表Ⅰ-5　エリアごとの携帯電話端末使用ルール設定

場所	通話等	メール・Web 等	エリアごとの留意事項
(1)食堂・待合室・廊下・エレベーターホール等	○	○	・医用電気機器からは設定された離隔距離以上離すこと ・使用が制限されるエリアに隣接する場合は，必要に応じ，使用が制限される ・歩きながらの使用は危険であり，控えること
(2)病室等	△※	○	・医用電気機器からは設定された離隔距離以上離すこと ・多人数病室では，通話等を制限するなどのマナーの観点から配慮が必要
(3)診療室	×	△(電源を切る必要はない)	・電源を切る必要はない(ただし，医用電気機器からは設定された離隔距離以上離すこと) ・診察の妨げ，他の患者の迷惑にならないよう，使用を控えるなどの配慮が必要
(4)手術室，集中治療室(ICU 等)，検査室，治療室等	×	×	・使用しないだけでなく，電源を切る(または電波を発射しないモードとする)こと
(5)携帯電話使用コーナー等	○	○	

※マナーの観点から配慮すべき事項は，一律に決められるべきものではないため，上記はあくまでも参考事例として，具体的には各医療機関で判断されることが重要である。
(電波環境協議会：医療機関における携帯電話等の使用に関する指針—医療機関でのより安心・安全な無線通信機器の活用のために．p5，2014)

医療機関における電波の安心・安全な利用

病院内で電波を利用する ME 機器として代表的なのが，入院患者の心電図などをモニタリングする医用テレメータですが，携帯電話・PHS や無線 LAN などの電波を利用する情報通信機器の普及も目覚ましく，医療スタッフだけでなく，病院を利用する患者・家族などの日々の生活においても欠かせないものとなっています。その一方で，特に医用テレメータならびに電子カルテ用の無線 LAN(Wi-Fi)に関しては，「電波が届かない」「うまくつながらない」など，電波に関するトラブルを経験することが少なくありません。

このような背景から，総務省の指示のもと，電波環境協議会(EMCC)の中に医療機関における電波の問題を検討する作業部会が立ち上げられ，厚生労働省との連携のもと関係識者による詳細な調査・検討が行われました。

その成果として，平成 28(2016)年 4 月に「医療機関において安心・安全に電波を利用するための手引き」が発行され，また手引きで提案されている電波管理の具体的な方法(ひな形)を紹介した「電波の安全利用規程(例)」も示されています。そのほか，トラブル事例やグッドプラクティス事例の紹介や，医療従事者を対象とした啓蒙・啓発用の動画の公開，電波に関する教育用 e-learning 教材の作成も行われています。これらはすべて電波環境協議会のホームページ(https://www.emcc-info.net/index.html)で閲覧・入手できるため，参考にしてください。

2 電気設備と医療ガス設備

ME 機器を安全に使用するためには使用する電気設備や医療ガス設備が整備されていることや，それらの仕組みを正しく理解して使用することも重要です。

電気設備の基礎知識

ME 機器の多くは電気を駆動源にしているため，漏電による感電事故や停電などが発生した場合には，患者や医療従事者に重篤な影響を与える危険性があります。そのため，病院やクリニックなどの電気設備には安全基準(JIS T 1022「病院電気設備の安全基準」)が設けられています。

保護接地

ME 機器を使用するすべての医用室にはクラスⅠの ME 機器(p5 参照)が使用できるように医用コンセント(3P コンセント)を設けることが必要になっています。この 3P コンセントには ME 機器の漏れ電流を地球に流すための保護接地(アース)があり，患者や医療従事者を感電から守ってくれます。つまり，ME 機器の 3P プラグを医用コンセントにそのまま差し込めば，自動的にアースがとれます(図Ⅰ-5)。

非常電源

ICU・CCU や手術室などでは，生命に直結するような ME 機器は一時の停止も許されません。そのため，停電時にも電源の供給を確保する非常電源設備が設置されています。この非常電源は，停電からの立ち上がり時間(復旧時間)などによって，一般，特別，無停電の 3 種類に分かれています(表Ⅰ-6)。無停電非常電源は無停電電源装置(UPS)と自家用発電設備(一般または特別)を組み合わせたもので，それぞれが連結されています。

非常電源には，人工呼吸器などの生命維持に必要な ME 機器のみを接続しましょう。一般

過電流警報装置が鳴ったときの対処

❶ ME 機器の電源プラグを電源コンセントに接続する前に，まず現在の電気使用量を確認し，使用可能な電気容量に十分余裕があるか確認しましょう。

❷過電流アラームの原因の多くは，1 つの電源系統に多くの ME 機器を接続したものですから，基本的な対処方法は，ME 機器をほかの電源系統に分散して使用することです。電源コンセントの位置が異なっていても，同じ電源系統になっていることがあるため，設備担当者に電源系統を確認することや電源系統を表示するなどの整備が必要です。

• 消費電気容量の確認

消費電気容量は ME 機器の銘板(型式などが記載されている表示板)から簡単に求められます。例えば消費電力が 100〔VA〕と記載されているときは，その値を 100〔V〕で割った値，すなわち 1〔A〕が消費電流になります。

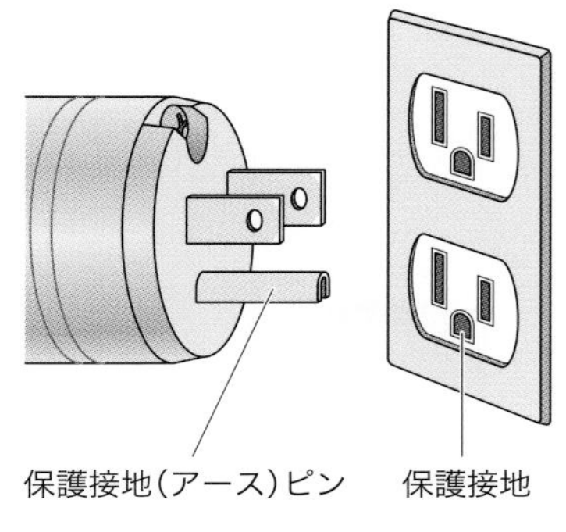

図Ⅰ-5　医用コンセントとアース

表Ⅰ-6　非常電源の種類と内容

非常電源の種類	電圧確立時間（立ち上がり時間）	連続運転時間（最小）
一般	40 秒以内	10 時間以上
特別	10 秒以内	10 時間以上
無停電	無停電	10 時間以上

無停電非常電源の UPS の蓄電池(バッテリ)は 10 分以上使用できなくてはならない

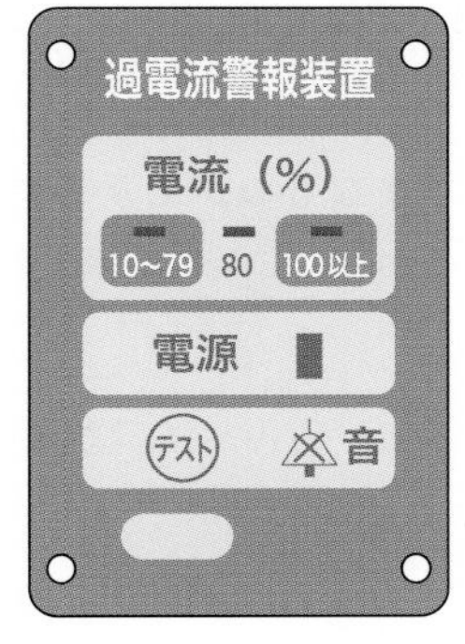

規定値を超えると，パネル表示とアラームで知らせる。

図Ⅰ-6　過電流警報装置の例

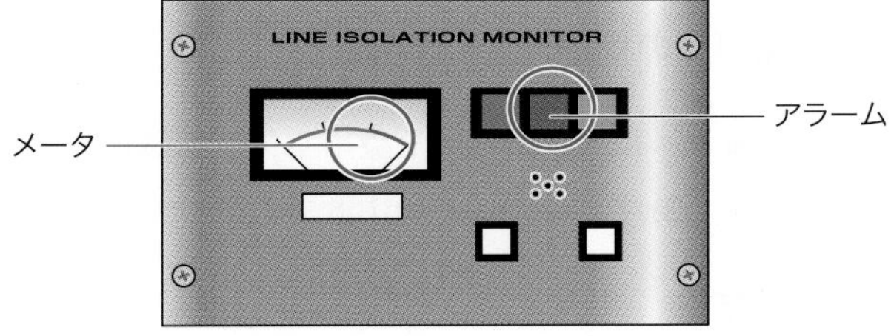

異常時はメータが振れ，真ん中のランプが点灯し，アラームが鳴る。

図Ⅰ-7　絶縁監視装置の例

非常電源および特別非常電源のコンセント外郭の色は「赤」，無停電非常電源では「緑」で表示されています。

電源設備のアラーム装置

1）過電流警報装置(電流監視装置)(図Ⅰ-6)

過電流警報装置は，電気の使い過ぎによる停電(ブレーカの遮断)を未然に防ぐための装置です。電気の使用量を監視し，電気の過剰使用により電源が遮断する恐れが生じたときに，アラームを鳴らして知らせるものです。

2）絶縁監視装置(アイソレーションモニタ)のアラーム(図Ⅰ-7)

手術中であれば，たとえ ME 機器が漏電を起こしたとしても，電源が遮断されることは許されません。そのため，手術室，ICU・CCU，新生児室などでは，ME 機器の絶縁劣化によって発生する漏電で起こるブレーカの遮断(ブレーカが落ちること)防止策として，「非接地配線方式」という電気配線が採用されています。

絶縁監視装置は，絶縁不良の ME 機器が医用コンセントに接続されたかどうかを連続的に監視しています。

医療ガス設備の基礎知識

医療ガスの中でも特に酸素は生命にとって重要なガスです。医療ガス配管設備になんらかの異常が起こった場合には，ガスの供給不良や停止などによって病院全体にわたるトラブルになり，医療ガスを使用している患者に重篤な影響を与えることになります。このため，法令や規格などで厳しく規制されています。

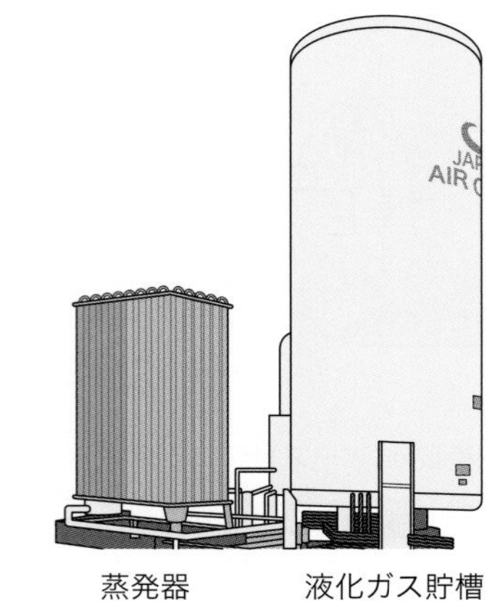

図Ⅰ-8　定置式超低温液化ガス貯槽による供給設備

医療ガスの種類

医療ガスには，酸素，治療用空気，亜酸化窒素(笑気)などさまざまなものがあります。詳しい種類と要素については，p168 を参照してください。

供給方法

1）配管設備による供給

医療施設内の決められた場所に医療ガスの供給源を設置し，そこから供給圧などの制御装置，遮断弁，医療ガス配管を介して各診療部署に設けられた配管端末器(アウトレット)に供給しています。これを中央配管方式といいます。

2）供給源の種類

● 定置式超低温液化ガス貯槽による供給設備

酸素や窒素などの液化ガスを大量に貯蔵できる貯槽と，液化ガスを気化させる送気用蒸発器，送気配管圧力調整部，予備供給装置などから構成されています(図Ⅰ-8)。

● 高圧ガス容器による供給装置(マニフォールド)

自動切り替え装置と圧力調整器の左右に複数のボンベを設置したもので(左右それぞれ複数のボンベの集合体をバンクといいます)，片方のバンクが空になると，もう一方のバンクから

絶縁監視装置が鳴ったときの対処

非接地配線方式では，電源コンセントに接続しているME機器が地絡事故(漏電)を起こしても電源が供給されます。アラームが鳴ったときには慌てず，以下の手順に従って処理をするとよいでしょう。

❶電源コンセントに接続したME機器が何だったかを調べましょう。同時に，その場所で使用しているME機器の種類や台数，使用状況も確認してください。

❷対象のME機器を電源コンセントからはずし，専門家にME機器の絶縁状態を確認してもらいましょう。また，ME機器の種類や台数，使用状況も伝えましょう。

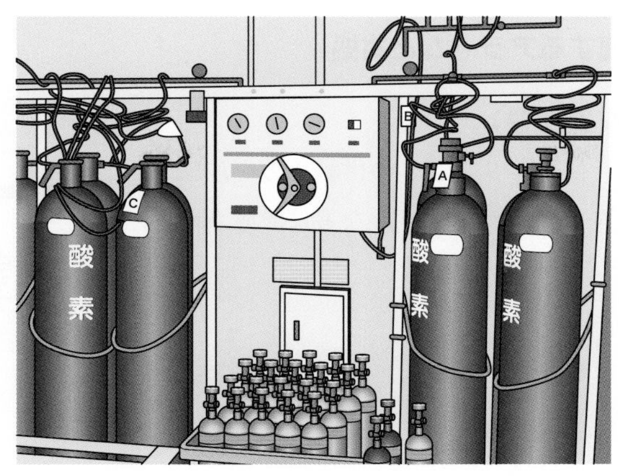

図Ⅰ-9　マニフォールド

表Ⅰ-7　医療ガスの貯蔵量(目安)

供給源装置	貯蔵量または容量
定置式超低温液化ガス供給設備	貯槽の 2/3 が推定使用量の 10 日分以上（2 基以上，定置式超低温液化ガス供給設備＋高圧ガス容器供給装置）
高圧ガス容器による供給装置	第 1 供給装置，第 2 供給装置とも推定使用量の 7 日分以上
空気圧縮機を使用する供給装置	1 基で推定使用量の全容量をまかなえること（2 基以上）
混合ガス供給装置	貯槽の 2/3 が推定使用量の 10 日分以上

表Ⅰ-8　配管の色分け

ガスの種類	識別色
酸素	緑
亜酸化窒素（笑気）	青
治療用空気	黄
吸引	黒

自動的にガスが供給され，連続して供給できる仕組みになっています(図Ⅰ-9)。ボンベについては p171 を参照してください。

● **治療用空気供給装置**

大気中の空気をコンプレッサによって圧縮し，その後，除湿，除塵，除菌して供給する方式と，液化酸素と液化窒素を気化混合(酸素 22%，窒素 78%)して合成空気を作り，供給する方式があります(混合ガス供給装置に供給)。一般的には前者の方式が用いられています。

3）医療ガスの貯蔵量

医療ガスは，十分な貯蔵量が確保されるように設計されています(表Ⅰ-7)。しかし，診療内容や病床数が変わって多量に医療ガスを使用するときは，再度貯蔵量を検討することが必要です。

配管と配管端末器の色分け

医療ガス配管は，配管造設工事などでほかのガス配管との誤接続を防止するために色分けされています(表Ⅰ-8)。ボンベの塗色とは異なるため，要注意です。p172 も参照してください。

医療ガス設備に関連するアラームと対処

1）遠隔監視モニタ(警報盤)

遠隔監視モニタは，使用エリアごとの供給圧力を連続監視するもので，スタッフステーションなどに設置されています(図Ⅰ-10)。

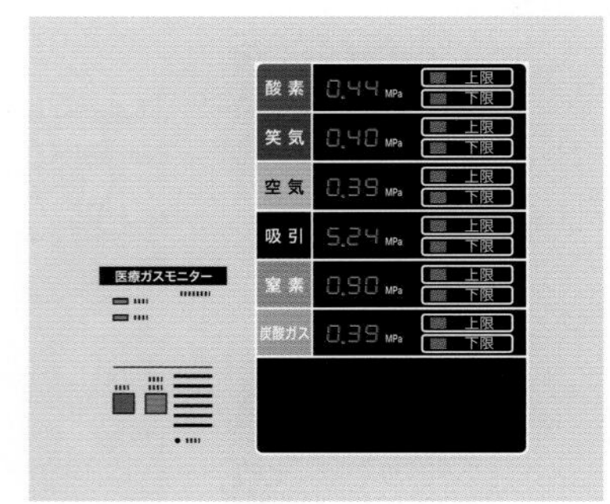

図Ⅰ-10　遠隔監視モニタの例

アラーム発生時の対応

異常が発生しているガスの種類を確認し，ただちにベッドサイドに駆けつけ，患者の状態を把握して的確に対応しましょう。

〔対応の例〕

- **人工呼吸器を使用している場合**

バッグバルブマスク(アンブ®バッグ)やジャクソンリース回路などで患者の換気を維持します。

※ジャクソンリース回路では，酸素の供給が必要です。

- **吸引が必要な場合**

電気吸引器，注射器(大きめのもの)，足踏み式吸引器などを準備します。

- **酸素療法をしている場合**

酸素ボンベを準備し，酸素投与します。また人工呼吸療法に酸素療法を併用しているときはバッグバルブマスクへ酸素を流して換気しましょう。

II

病院内で使用する ME 機器

1 心電計

重要度★★★

▶目的
- 心電図を計測し，記録する
- 心電図の異常な変化を的確に捉える
- 循環器疾患の診断，スクリーニングなど

▶気をつけること
- 電極がきちんと装着されているか確認する
- 交流雑音（ハム）の混入対策を忘れない
- 呼吸性変動や筋電図の混入に注意する

心電計とは

意義とメカニズム

心電計は読んで字のごとく「心電位」の「計測器」で，生体電気現象の１つである心電図を計測する最も代表的な ME 機器です。心電図のような生体電気現象は微小電気信号であるため，信号を大きくして読みやすくするための増幅器が必要です。心電計はこの増幅した信号を波形として記録する装置であり，モニタ画面上に写し出すのが心電図モニタ[NOTE 1]です。

心電計で計測される心電図には，最も一般的な標準 12 誘導心電図をはじめ，ベクトル心電図や胎児心電図などがあります。また，特殊な心電計として，体内にカテーテル電極を挿入し，ヒス（His）束心電図などの心内心電図を測定する心臓カテーテル検査用のポリグラフ装置（カテラボ装置）の心電計，携帯用の長時間心電図連続記録装置であるホルタ心電計などがあります。

ここでは，心電計の中でも最も一般的な標準 12 誘導心電計について説明します（図 1-1，2）。

各部の名称と役割

心電計は入力部分から順に，心電図を体表から導出するための電極および誘導コード，増幅部，演算処理部（コンピュータで処理する），記録部（記録紙に心電図を描く）があります。

NOTE 1 **心電図モニタの役割**：心電図モニタは正確な誘導の心電図記録というよりは，心電図の連続監視により信号の異常な変化を的確に捉えるものである。手術室や集中治療室のベッドサイドモニタから，一般病室における心電図テレメータまで，それぞれの用途に応じた製品が開発され使用されている。詳細は p20 を参照のこと。

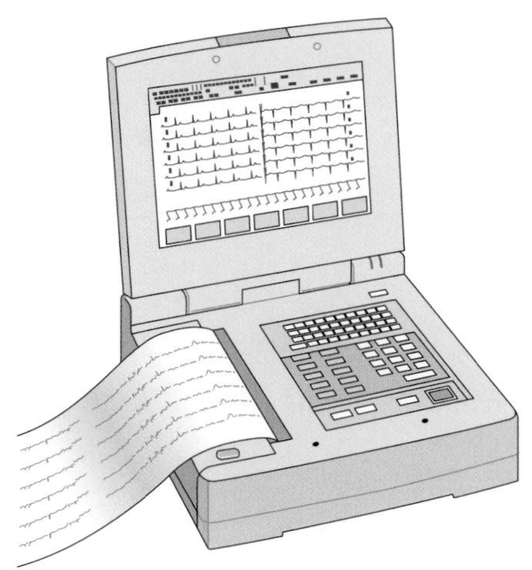

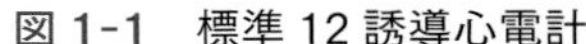
図 1-1　標準 12 誘導心電計

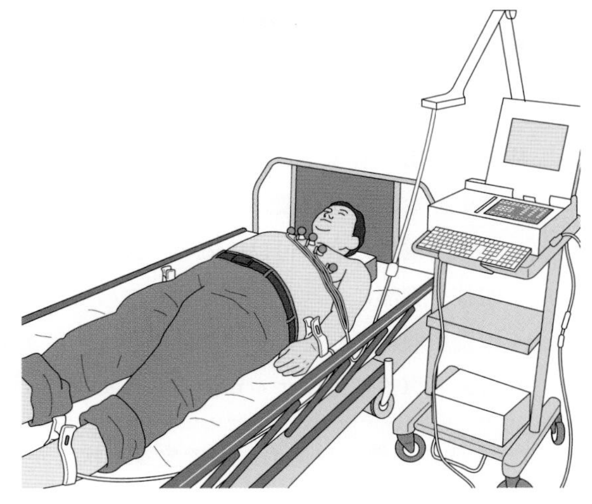
図 1-2　全体像

● **電極**

四肢につける 4 つのクリップ電極と，胸部につける 6 つの吸盤電極を使用します。

感染防止などの理由で，ディスポーザブル型電極[2]も使用されるようになってきています。

● **誘導コード**

身体に装着した電極から心電計まで心電図信号を導くコードで，電極に対応して四肢誘導用に 4 本，胸部誘導用に 6 本あります。

● **誘導セレクタ**

標準 12 誘導の記録パターンを切り替えるものです。

● **CAL(キャリブレーション)**

1 mV の標準信号を入れるものです。標準の感度 1 では記録紙上に 10 mm 振れ，感度 1/2 では 5 mm 振れます。

● **増幅器(アンプ)**

1 mV 程度の微小な心電図信号を増幅するものです。心電計の増幅器には，身体に誘導されてくる交流雑音(ハム，p19 参照)などを除去するために差動増幅器が使われます。

● **ハムフィルタ**

大きなハムが混入してきれいな心電図波形が得られないときに，ハムだけを消してしまうための仕掛けです。

● **記録器(レコーダ)**

心電図波形を感熱紙に記録するものです。以前は，ガルバノメータを使用した熱ペン式の記録器が使用されていましたが，現在は，ガルバノメータを使用しないサーマルアレイ式[3]の記録器になっています。

NOTE [2] **ディスポーザブル型電極**：心臓カテーテル室のカテラボ装置で使用されるディスポーザブル型電極は，心血管造影のじゃまにならないように X 線透過性が必要なため，電極の素材が炭素(カーボン)のカーボン電極が使用される。

取り扱い手順

心電計を検査室で使用する場合は，測定環境による問題は少ないですが，集中治療室や一般病棟で使用する場合は，ほかの機器と同時に使用することによる問題など，その測定環境に対して十分な注意が必要になります。

心電図電極の取り付け位置を，図 1-3 にまとめました。

四肢や胸部にリユーザブルタイプの電極を装着する場合は，通常は導電性のペースト，もしくは食塩液に浸したガーゼを使用します。ディスポーザブル電極の場合は，皮膚接触面に粘着性のある導電性固体ゲルが使用されます。

> 注意　発汗や体毛などで皮膚の状態が悪いと接触不良となり，安定した記録ができなくなるため，アルコール綿による清拭や剃毛など，適切な前処理が必要な場合もあります。

誘導	誘導記号	誘導名	誘導部位および極性	
			(＋)	(−)
基準肢誘導	I	第 I 誘導	左手(L)	右手(R)
	II	第 II 誘導	左足(F)	右手(R)
	III	第 III 誘導	左足(F)	左手(L)
単極肢誘導	aV_R	ゴールドバーガー誘導(右手)	右手	左手と左足の中間端子
	aV_L	ゴールドバーガー誘導(左手)	左手	右手と左足の中間端子
	aV_F	ゴールドバーガー誘導(左足)	左足	右手と左手の中間端子
単極胸部誘導	$V_{1\sim6}$	ウィルソン単極誘導	胸部	ウィルソンの結合端子

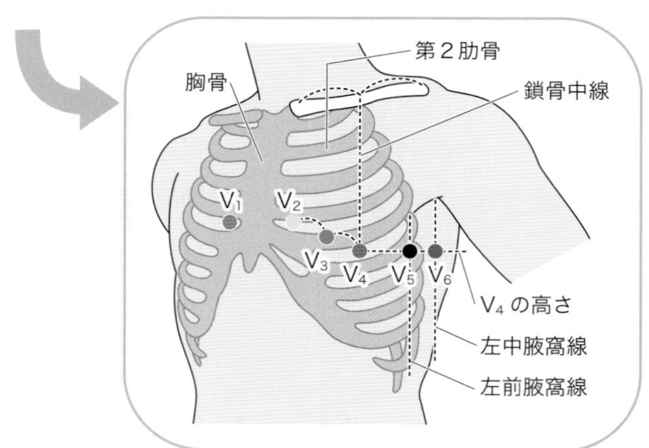

図 1-3　心電図の標準 12 誘導と胸部誘導の電極の取り付け位置

NOTE 3　**サーマルアレイ式レコーダ**：多数の発熱抵抗体(サーマルアレイ)が信号の振幅に応じて発熱し，その熱を使って感熱紙に波形を記録するものである。熱ペンのように動く部分がない構造で，通常の心電図の波形記録だけでなく，ヒス束心電図などの速い現象の波形記録にも使用できる。現在，心電計だけでなく，患者モニタ用記録器の大半はこのサーマルアレイ式レコーダである。

トラブル対応

●交流雑音(ハム)対策

体表面で得られる心電図は数 mV 程度の微小な電気信号であるため，心電計で心電図信号を体表面から誘導する際に，一緒に雑音も誘導してしまうことがあります。この雑音にはいろいろな種類のものがありますが，最も頻繁に心電図に混入してくるのがハム[4]です。

ハムは，心電図に一定の幅で帯状に混入してくるため，筋電図などのほかの雑音との識別は容易です。通常の紙送り速度の 25 mm/s ではよくわかりませんが，100 mm/s 程度の速度で記録すると，規則正しい波(正弦波)になっているのがわかります。

ハムは心電計に内蔵されているハムフィルタをオンにすることで除去可能ですが，必要な信号成分も一部除去してしまうため，なるべくハムフィルタを使用しないでハム混入のない心電図が得られるように努力してください。

異常	原因	対策
心電図の波形の異常(雑音)	心電計自身や一緒に使用している ME 機器が 3P-2P 変換アダプタ使用のため，接地(アース)されていないことによるハム混入	• 3P コンセントの場合，3P-2P 変換アダプタの使用をやめる • 3P コンセントに 3P プラグを接続して使用する
	患者に電気毛布を掛けていることによるハム混入	電気毛布の電源コードを抜く
	電源コードが患者の身体に近い位置にあることによるハム混入	電源コードを患者から離す
	電極面の接触不良によるハム混入	皮膚の前処理をしてから電極を付けなおす
	誘導コードの断線によるハム混入	新しいものに取り替える
	呼吸による胸郭の動きが，電位変化となって心電図に重畳された(呼吸性変動，図 1-4)	• 検査の場合は，一時的に呼吸を止めてもらう • 長時間のモニタリングでは，呼吸の影響の少ない部位に電極を貼り替える • ドリフトフィルタ[5]を利用する
	電極装着部近辺の筋肉が緊張することにより発生した，筋電図の混入(図 1-5)	緊張の原因となる心理的要因や，痛み・寒さなどの生理的要因を取り除く

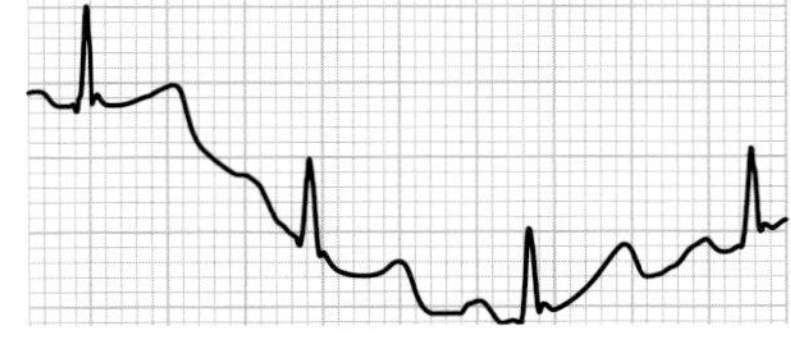

図 1-4　呼吸性変動

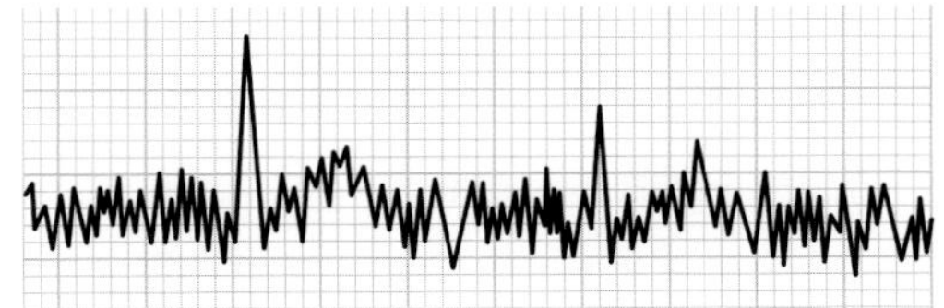

図 1-5　筋電図の混入

NOTE [4] **交流雑音(ハム)のミニ知識**：1 秒間に交流雑音の波の山がいくつあるかを数えると，東日本では 50，西日本では 60 で，これは商用交流電源の周波数の 50Hz または 60Hz に一致している。ハムは商用交流電源に由来するもので，これを電源とする電気機器(心電計自身も含む)ならびに電源コードが原因で発生する。

NOTE [5] **ドリフトフィルタ**：心電図波形の揺れを補正する。

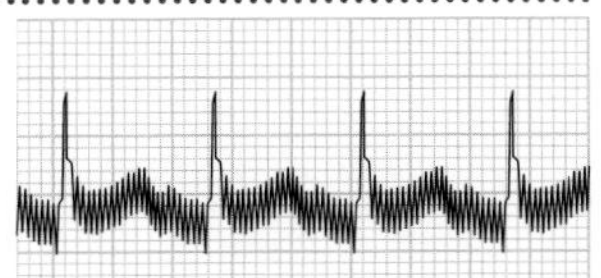

心電図に混入した交流雑音(ハム)

2 心電図モニタ

重要度★★★

目的

- 長時間にわたって心電図を監視(モニタリング)する
- 不整脈などの異常が発生したらすぐにアラームで知らせる

気をつけること

- 常にアラーム発生に注目する(絶対に無視しない)
- 誤アラームを防ぐために質のよい心電図信号を得る(努力が必要)
- 患者に合わせた適切なアラーム設定を行う
- モニタ開始時のＲ波とＶ波の識別を確認する
- 心電図テレメータの場合は電波の問題(受信不良，チャネル設定ミス，電池切れ)に注意する

心電図モニタとは

意義とメカニズム

心電図モニタは，心電図の心拍数や不整脈などを常時監視する装置です。設定により各種のアラームが発生します。アラーム発生時の波形や心拍数などの変化は内部に記憶され，必要に応じて呼び出すことができます。また，心電図そのものの異常だけでなく，電極はずれ，受信不良，電池電圧低下などの装置側の異常を知らせるメッセージも表示されます。

機種

心電図モニタには患者と装置が誘導コードで直接接続される有線式モニタと，電波を介して心電図を送る無線式モニタ(テレメータ)があります。

手術室やICU・CCUなどでは心電図以外のパラメータも測定できる有線式のベッドサイドモニタが一般的ですが，一般病棟や透析室などでは無線式の心電図テレメータが広く使用されています。

有線式ベッドサイドモニタにおける心電図モニタリング

メカニズム

手術室ではベッドサイドモニタが単独で使用されることが多いのですが，ICU・CCU の場合は，通常，患者ごとのベッドサイドモニタとそれらをまとめて観察できるセントラルモニタ(患者データ管理装置を含む)で構成されています(図 2-1)。

ベッドサイドモニタで得られた各種生体情報パラメータ(心電図，血圧，呼吸，体温，Spo_2，心拍出量など)はベッドサイドモニタ内部に記憶されると同時に，スタッフステーションなどに設置されているセントラルモニタで集中監視されます。

各部の名称と役割

● 電極コード

ベッドサイドモニタにおける有線式の心電図モニタリングでは，通常，電極コード 3 本(赤，黄，緑)で，第Ⅰ誘導では赤(－)，黄(＋)，緑(N)，第Ⅱ誘導では赤(－)，黄(N)，緑(＋)，第Ⅲ誘導では赤(N)，黄(－)，緑(＋)であり，誘導が替わるごとに胸部に貼られた電極の役割が替わります(図 2-2)。

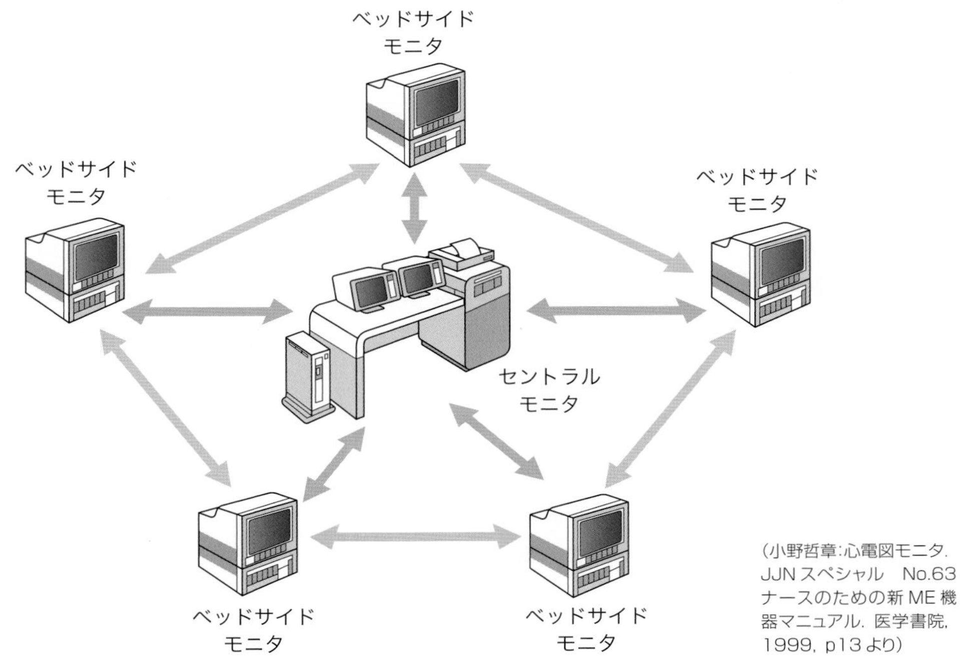

図 2-1　ICU・CCU の患者情報モニタリングシステム

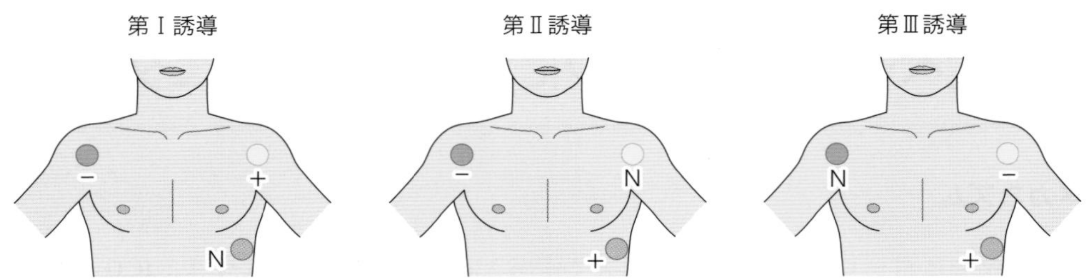

“−” “+”の部位で誘導波形が決まる。“N” は中性点で誘導波形に関係しない。

図 2-2　有線式心電図モニタにおける誘導切り替え

心電図テレメータ

メカニズム

心電図テレメータは患者に装着する送信機と，ベッドサイドから離れたスタッフステーションに設置されるセントラルモニタ(受信機モニタ)とで構成されます。

送信機は心電図などの生体信号を電波に乗せて，空中に放射する役目をします。一方，セントラルモニタはその電波を受け取って心電図波形をモニタ画面に表示するとともに，アラームの発生やデータの記憶などの役目をします。

各部の名称と役割

● **電極コード**

心電図テレメータの送信機の電極コードも通常 3 本ですが，通常は有線式の心電図モニタのように誘導切り替え機能はなく，赤(−)，黄(+)，黒(N)，もしくは赤(−)，緑(+)，黄(N)と，各電極の役割は固定されています(最近は誘導切り替え機能を持った機種もあります)。通常，ニュートラル(N)電極は送信アンテナ(ANT)を兼用しています(図 2-3)。ですから，電極コードを丸めたり束ねたりすると，十分に電波が飛ばなくなるため注意が必要です。

また，呼吸モニタ付きの心電図テレメータでは，3 つの心電図モニタ用電極のうち，胸郭を挟む 2 つの電極間に安全な微小電流(患者測定電流)を流して，その間のインピーダンス(「抵抗」とほぼ同じ意味で単位も「オーム(Ω)」)が呼気(小)と吸気(大)で変化する呼吸波形から，呼吸数と無呼吸を同時にモニタリングしています。有線式の場合も，同様な方法で呼吸数と無呼吸をモニタリングしています。

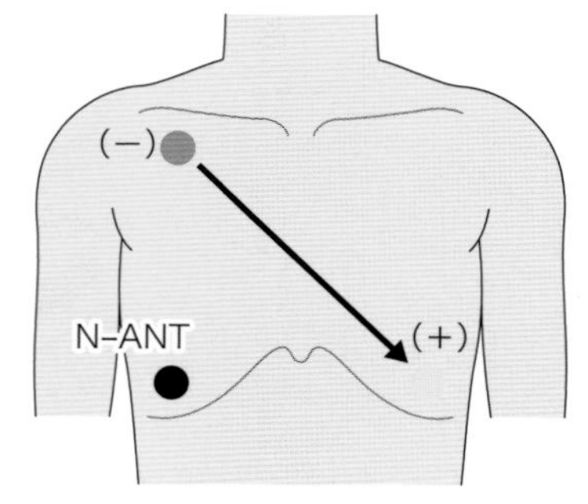

図 2-3　心電図テレメータの電極位置と役割

取り扱い方法と注意点

フロアごとのテレメータ管理

心電図テレメータの各送信機は，「チャネル番号」と呼ばれる4桁の数字で識別されます(図2-4)。同一病院内では，混信や電波障害防止のため，同じチャネルの送信機を使用することはできません。またチャネルは違っていても，送信機どうしの電波の組み合せの相性が悪いと電波障害を起こすことがあります。

これを防ぐために，相性のよいチャネルを同じグループに，相性の悪いチャネルを別々のグループに振り分けています。このグループのことをゾーンと呼んで，10のゾーンを10色に色分けしています(図2-5)。送信機には，一目でどのゾーンに属しているかがわかるように，その色のラベルが貼られています(図2-4)。

通常は，同一フロアでは同じゾーン(同じ色ラベル)のテレメータ送信機を使用することになります。しかし，施設によってはこのゾーンによる管理を行わないでも安全に運用しているところがあるため，チャネル管理担当の臨床工学技士などに確認してください。

注意　違うゾーン(違う色ラベル)の送信機が紛れ込まないように注意しましょう。

また，送信機と受信機のチャネルが一致していることを確認しましょう。これを取り違えると，目的の患者とは異なる患者のモニタリングをしてしまい，患者の急変に気づかなかったというようなことが起こりえます。

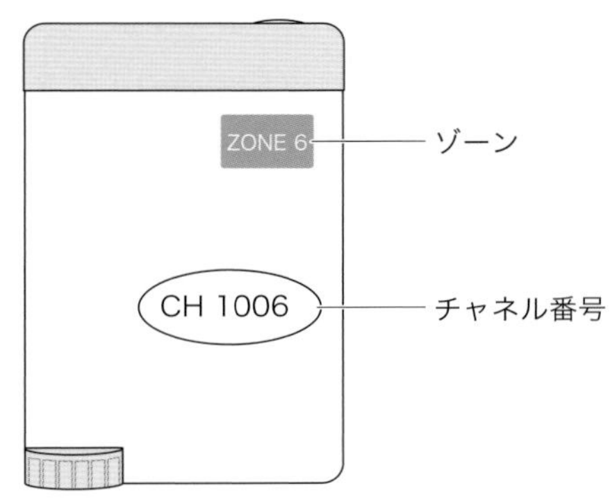

図2-4　送信機のチャネル番号表示とゾーンを示す色ラベル

ゾーン	1	2	3	4	5	6	7	8	9	10
色	茶	赤	橙	黄	緑	青	紫	灰	白	黒

図2-5　10のゾーンの表示色

アラームの設定と誤アラーム対策

モニタには，患者の異常を知らせるアラームがあります。心電図モニタのアラーム項目には，心拍数の異常な変化，不整脈の発生，STの上昇，その他装置側の異常など多岐にわたっています。ここではそれぞれの役割を，順を追ってみていきます。

●心拍数アラーム

最も基本的なアラーム設定は心拍数アラームの設定です。最初から患者の心拍数がアラームの上限値もしくは下限値からはずれているケースもあり，これではアラームは鳴り続けます。患者ごとにきちんと再設定しましょう(最近のモニタでは，モニタ開始時の患者の心拍数をもとにアラームの上限値ならびに下限値を自動的に適切な値に設定できる機能を持つ機種もあります)。

また，大きなP波や尖った形のT波も心拍とカウントして，心拍数が2倍に表示されてしまうダブルカウントの状態になることがあります(図2-6)。これは誘導を替えたり電極の装着箇所を替えることで，多くの場合は回避することができます。

●不整脈アラーム

次に不整脈アラームですが，心拍数の場合以上にモニタ開始時の注意が必要です。最も大切なことは，モニタ開始時の正常R波と心室性期外収縮波(V波)の識別です(図2-7)。この識別が最初からできていないと，誤アラームの頻発に悩まされることになります。

識別が不十分な場合は，まずモニタ自身のもつ学習機能を利用し，それでも解決しない場合は誘導の変更や電極の装着箇所を替えることが必要です。また，V波を誤認識する原因が患者の体動などによる波形の乱れ(アーチファクト)の場合は，電極の接触抵抗を下げることが有効策となります。そのためには電極装着時の皮膚の前処理[1]が重要です。

また，目的意識を持って不整脈アラームの設定に臨むことも重要です。

何でもアラームをオンにしておけばいいというものではありません。例えば，もともと心房細動でV波の頻発を監視したいという場合，最初から心房細動のアラームまでオンにしてい

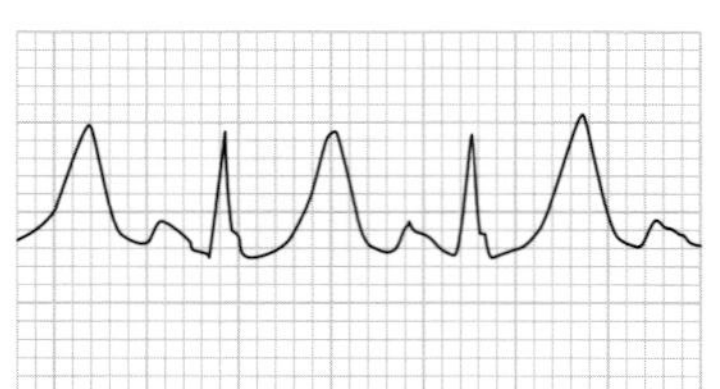

HR：214と表示されたが，実際の心拍数はHR：107

図2-6　高電位T波による心拍数のダブルカウント

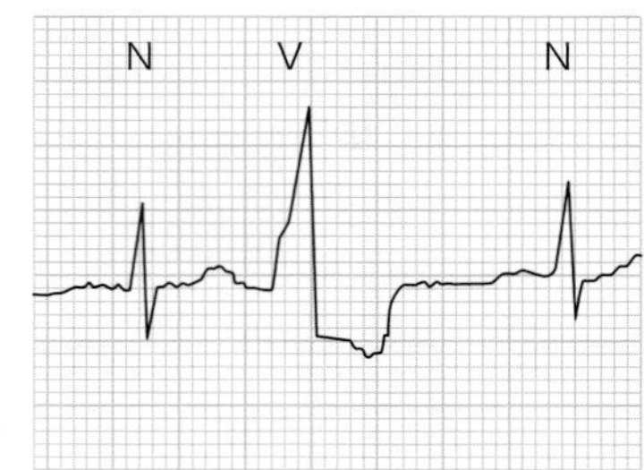

図2-7　正常R波(N)と心室性期外収縮波(V)の識別

NOTE 1　**電極装着時の皮膚の前処理**：電極を装着する前には，アルコール綿で拭いて皮脂を取り除く。角質層が問題になるようであるならばヤスリ様のもの(ガーゼなどである程度代用できるが専用の製品もある)で擦り落とすなどする。

れば，アラームは出続けることになります。使用者は何をモニタしたいのかという目的意識を持って，それに合ったアラーム設定をすべきです。

注意 体動などのアーチファクトによる誤アラームの原因として，モニタ自身の解析能力の問題も無視できません。特に旧タイプのモニタはV波とアーチファクトの識別があまりできない場合もあり，患者の体動が多いと誤アラームが頻発し，うるさいためアラームを切ってしまうということも少なくありませんでした。しかし，最近のモニタでは解析能力が向上して，体動で波形が乱れてもV波と誤認識しにくくなり，誤アラームに悩まされることが減ってきています。

心電図モニタの雑音障害

心電図波形に混入する雑音対策も重要です。交流雑音(ハム)，基線動揺，筋電図などの雑音とその対策については，「1. 心電計」の項(p16)を参照してください。そのほかに，手術室内で使用される患者モニタの心電図には，電気メスによる雑音の混入という大敵がいます。しかしながら，この電気メスによる雑音を完全に除去することはできないのが現状です。ですから，電気メス使用中のバイタルサインは，動脈圧モニタやパルスオキシメータの脈波で確認することも必要でしょう。

トラブル対応

現場で遭遇する心電図モニタのトラブルには，実にさまざまなものがあります。有線式・無線式に共通したトラブルで最も多いのが電極コードの断線や電極の接触不良ですが，無線式心電図テレメータには有線式心電図モニタにはない電波に関連したトラブルが含まれるのが特徴です。

心電図テレメータによるモニタリングを開始したら，まず“電波がきちんと届いているか？”“チャネルの間違いはないか？”をチェックしなくてはなりません。また，患者が送信機を携帯するため，電極がはがれやすい，基線の動揺が大きい，送信機を落とす，紛失するといったトラブルや，電池を電源としているため“電池切れを見逃す”といったトラブルもあり，注意が必要です。

このほか，患者が検査などに行くときは，送信機を必ずオフにして病棟に置いていくようにしましょう。そうでないと不要な電波切れのアラームが出たり，送信機が行方不明になったりすることもあります。

また，患者に装着していないときは，送信機の電源を必ずオフにしましょう。オンのままですと，不要なアラームが発生する原因になります。

現象	原因	対策
心電図の波形が大きく乱れたり途切れたりする	▶ 電極コードの断線	▶ 電極コードを新しいものと交換する(予備のコードを用意しておく)
	▶ ディスポ電極の接触不良	▶ ディスポ電極を新しいものに貼り替える
電波の受信状態が悪い(送信機が正常でも受信不良の表示やスパイク状のノイズが出る)	▶ 特定の病室でよく発生する場合は受信用のアンテナシステム(病棟の天井裏に設置)の問題の可能性が高い	▶ 専門家(臨床工学技士, メーカ技術者)に報告し, 調査依頼する
	▶ 送信機の電極コードを丸めたり束ねたりしている, 送信機の電極コードが患者の身体の下になっている	▶ 送信機の電極コードは送信用のアンテナにもなっているため, なるべく伸ばして身体の下にならないようにする
ほかの患者の心電図が表示される	▶ セントラルモニタにおけるチャネル設定ミス	▶ 使用開始時のチャネルの確認をダブルチェックする
	▶ 他病棟における同じチャネルの送信機の使用	▶ 専門家(臨床工学技士, メーカ技術者)に報告し, 調査依頼する
	▶ 近隣病院における同じチャネルの送信機の使用	▶ 専門家(臨床工学技士, メーカ技術者)に報告し, 調査依頼する
電池切れに気が付かない	▶ 「電池電圧低下」などの表示を見落とす(表示が目立たない機種が多い)	▶ •「電池電圧低下」などの表示が出る前に早めの電池交換を定期的に行う •「電池電圧低下」などの表示が明確な機種を選択する

3 観血式血圧計

重要度★★★

目的
- 体内各部の血圧を連続的にモニタリングする

気をつけること
- 血圧トランスデューサの位置(右心房の高さ)に注意する
- 動脈針およびカテーテルをしっかり固定する
- 血圧波形の異常を見逃さない

観血式血圧計とは

観血式血圧計は，直接血管内にカテーテルを挿入して測定するため，直接法とも呼ばれます。目的とする血管内にカテーテルを挿入することができれば，体内各部の動脈，静脈ならびに心臓内の連続的な血圧測定が可能ですが，人体に対して侵襲性があるのが欠点です。

メカニズム

血圧という物理的な圧力変化を，血圧波形という電気的な電圧変化に変換して，モニタディスプレイ上に波形を表示し，必要に応じて波形を記録します。この変換には，血圧トランスデューサという“圧→電気”変換器が必要です。

観血式血圧計は，動脈圧をはじめとして，肺動脈圧，静脈圧，心内圧などの各部血圧の測定に使用されます。特に動脈圧モニタとして使用されることが多く，血圧低下が著明で間接法によるコロトコフ音の聴取が困難な場合や，連続的な血圧モニタリングが必要な場合(循環動態が不安定な患者，薬剤による微妙な血圧コントロールをしている患者など)が主な適応となります。

各部の名称と役割(図 3-1)

● 装置本体

血圧アンプ，モニタディスプレイ，記録器で構成されます。

血圧アンプは，血圧トランスデューサによって電気量に変換された血圧信号を電圧の形で増幅します。これを血圧波形としてモニタディスプレイに表示し，必要なときは記録器により波形記録します。モニタディスプレイでは，血圧の最高値，最低値，平均値などを数値表示し，これらの値がある設定範囲を超えるとアラームが発生します。

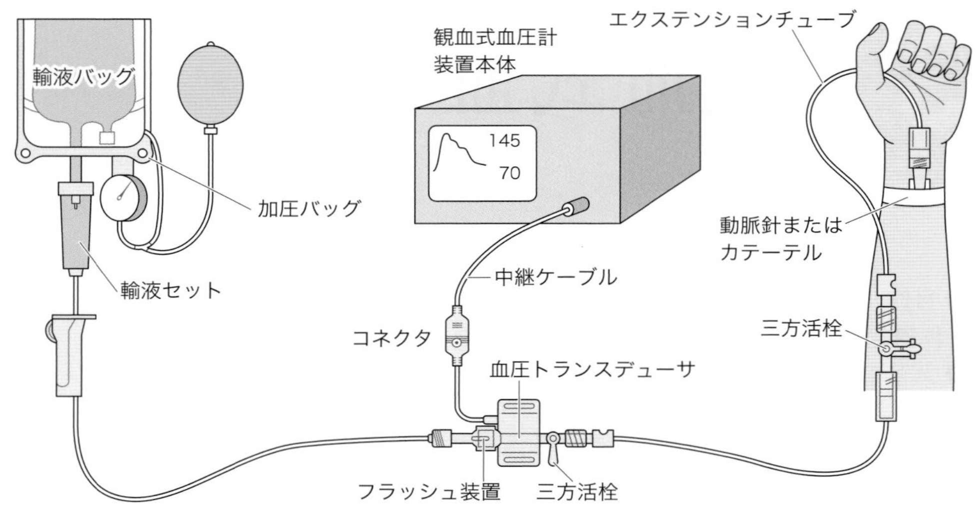

図 3-1　観血式血圧測定の全体構成

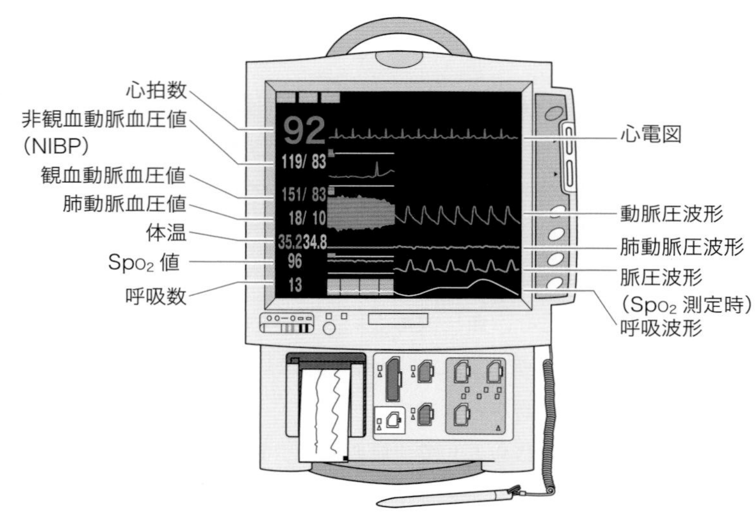

図 3-2　患者モニタ装置

実際の装置では，観血式血圧計単体のものはなく，心電図，呼吸，体温，動脈血酸素飽和度(Spo_2)，心拍出量など，ほかの生体信号の測定機能も有した患者モニタ(ベッドサイドモニタ)の形になっています(図 3-2)。

● **動脈針およびモニタリングライン**

モニタリングラインは血管内で発生している血圧を，生理食塩液を介して，血圧トランスデューサまで導く管で，目的に応じていろいろなタイプのものがあります。

動脈圧モニタの場合は，通常，動脈針を橈骨動脈内に経皮的に挿入し，モニタリングラインを介して血圧トランスデューサと接続します。モニタリングラインは，エクステンション

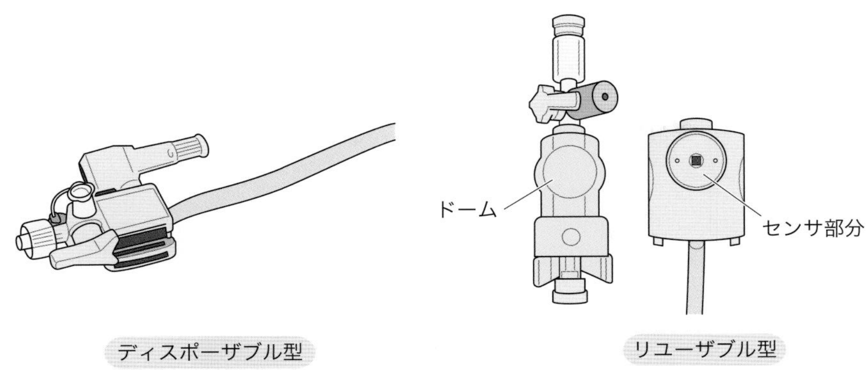

図 3-3　血圧トランスデューサ

チューブと三方活栓を中心に構成されています。

また，血栓防止のための持続的フラッシュ装置(血圧トランスデューサに付属している場合が多い)には，輸液セット，輸液バッグ(ヘパリン加生理食塩液)，加圧バッグが必要です。

肺動脈圧モニタリングの場合はスワンガンツ・カテーテルが使用されますが，必要な準備は動脈圧の場合と同様です(p56 参照)。

● **血圧トランスデューサ**(図 3-3)

動脈針(もしくはカテーテル)とモニタリングラインによって導かれた血圧を電気量に変換するセンサで，ディスポーザブル(使い捨て)型とリユーザブル(再使用)型に大別されます。ディスポーザブル型はフラッシュ装置を組み込んでいるものが多く，通常は，血圧スタンドに専用のホルダで固定して使用します。リユーザブル型の場合，本体の部分は繰り返し使用できますが，ドームの部分はディスポーザブルです。

取り扱い手順[1]

❶ 血圧トランスデューサ，エクステンションチューブ，三方活栓，輸液セット，フラッシュ装置などを組み立てる(最初から組み立てられたモニタリングキットを使用する場合が多い)。

❷ 加圧バッグに専用の輸液バッグ(ヘパリン加生理食塩液)をセットし，モニタリングラインに接続する。

❸ 血圧トランスデューサのドーム内およびモニタリングラインをヘパリン加生理食塩液で満たす。加圧バッグは 250〜300 mmHg 程度(動脈圧より十分高い圧)まで加圧しておく。

> **注意**　モニタリングラインに残留気泡がないことを確認しましょう。

NOTE 1　**準備するもの**：本体，血圧トランスデューサ，エクステンションチューブ，三方活栓，輸液セット，フラッシュ装置，輸液バッグ，加圧バッグ

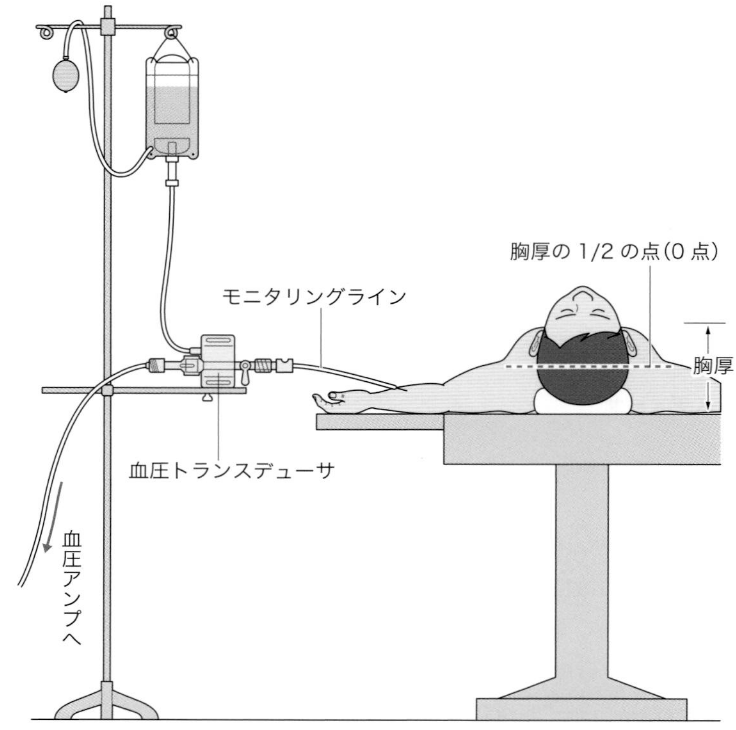

図 3-4　血圧トランスデューサの位置

❹ 血圧トランスデューサを三方活栓の操作で大気開放状態にし，血圧アンプのゼロ調節ボタンを押す。ゼロ調整が終了したら，三方活栓は元に戻す。

❺ 血圧トランスデューサの位置を右心房の高さ(胸厚の 1/2 の点または前腋窩線)に設置する(図 3-4)。

> **注意**　ベッドを上げ下げして患者の体位変換を行うときは，血圧トランスデューサの位置に十分注意しましょう。

❻ 動脈針もしくはカテーテルを経皮的に挿入し，モニタリングラインの先端部と接続する。

❼ ヘパリン加生理食塩液で十分にフラッシュする。

> **注意**　動脈針やカテーテル内に空気や血液が残留しないようにします。通常は，フラッシュ装置を急速フラッシュ状態にして行います。

❽ 適正な血圧波形がモニタリングされていることを確認する。

❾ 動脈針およびカテーテルは，患者の身体にしっかり固定する。

> **注意**　位置がずれたり，抜けたりしないように注意しましょう。テープなどによる補強が必要です。

トラブル対応

● **血圧トランスデューサの位置不良**

トランスデューサを右心房の高さに正しく位置させないと，高さの差の分の水柱圧だけ誤差になります。特に，ベッドを上げ下げして患者の体位を変えるときは，このことに十分注意してください(図 3-5)。

● **血圧波形の共振ひずみ**(図 3-6)[2]

心臓・血管内で発生した血圧は，動脈針またはカテーテルから，モニタリングラインを通して，血圧トランスデューサで感知されますが，これら血圧測定ラインの形状(長さ・太さなど)，物理的な性質(やわらかさなど)，気泡の混入の程度などによって，本来の波形とは異なったひずんだ波形となります。この共振ひずみにより，見かけ上の収縮期最高血圧が高くなり，間接法による値と合わない大きな原因となっています。この場合，最低血圧値に関してはその差がほとんどみられません。

<table>
<tr><td>血液の流出</td><td>▶</td><td>血圧測定ラインのはずれ</td><td>▶</td><td colspan="3">すぐに血液ラインを接続しなおす</td></tr>
<tr><td rowspan="4">血液の逆流</td><td>▶</td><td>接続部のゆるみ</td><td>▶</td><td>接続部をしっかり締める</td><td>▶</td><td rowspan="3">血圧測定ライン内をヘパリン加生理食塩液でフラッシュする</td></tr>
<tr><td>▶</td><td>三方活栓の操作ミス</td><td>▶</td><td>正しく操作する</td><td>▶</td></tr>
<tr><td>▶</td><td>加圧バッグの圧不足</td><td>▶</td><td>加圧する</td><td>▶</td></tr>
<tr><td>▶</td><td>血圧トランスデューサの破損・不良</td><td>▶</td><td colspan="3">専門家に連絡する</td></tr>
<tr><td rowspan="5">血圧波形の異常
(図 3-7)</td><td>▶</td><td>気泡の混入</td><td>▶</td><td colspan="3">三方活栓の操作を注意深く行い，急速フラッシュで気泡を除去する</td></tr>
<tr><td>▶</td><td>血栓による動脈針やカテーテルの先端孔の詰まり</td><td>▶</td><td colspan="3">注射器による吸引後のフラッシュで血栓の除去を試み，除去困難な場合は，新しい動脈針やカテーテルと交換する</td></tr>
<tr><td>▶</td><td>動脈針・カテーテルの先当たり</td><td>▶</td><td colspan="3">手首の角度を変えたり，針先やカテ先を少し引き抜くか移動させる</td></tr>
<tr><td>▶</td><td>● ゼロ調整を大気開放状態で行わなかった
● 経過中のゼロ点のずれ</td><td>▶</td><td colspan="3">ゼロ調整をしなおす</td></tr>
<tr><td>▶</td><td>血圧トランスデューサの位置不良</td><td>▶</td><td colspan="3">血圧トランスデューサを正しい位置に設置する</td></tr>
</table>

NOTE 2 **血圧波形の共振ひずみ**：血圧波形が振動的になり，特に収縮期の立ち上がりのピークが異常に高くなる現象のこと。

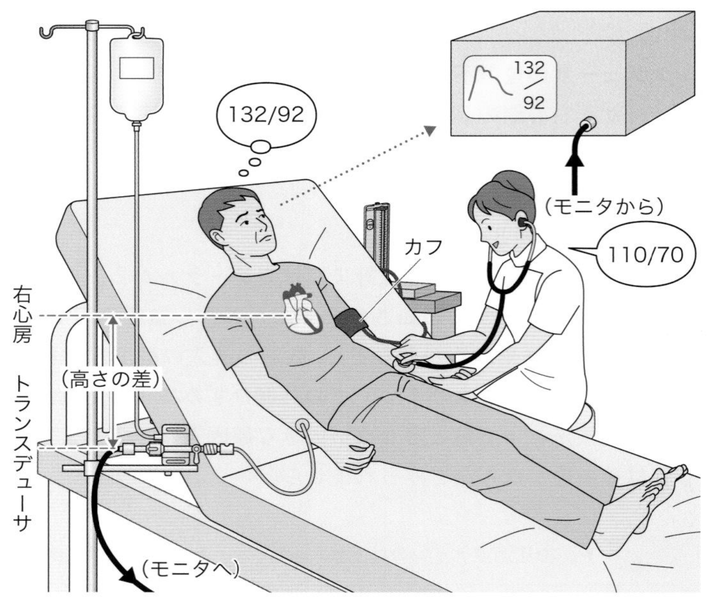

例えば，血圧トランスデューサの位置が右心房の高さより 30 cm 低い(高い)とすると，血圧値は 30 cmH_2O ≒ 22 mmHg だけ高く(低く)表示されることになる。
これは，300 mm(30 cm)H_2O ÷ 13.6(水銀の比重)≒ 22 mmHg の計算式による。

図 3-5　血圧トランスデューサの位置不良

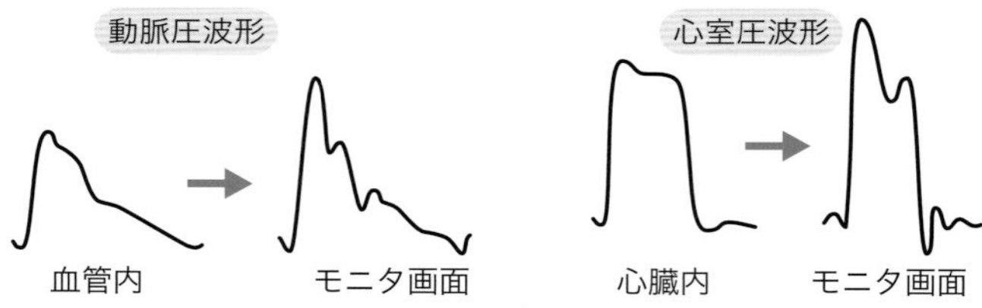

図 3-6　血圧波形の共振ひずみ

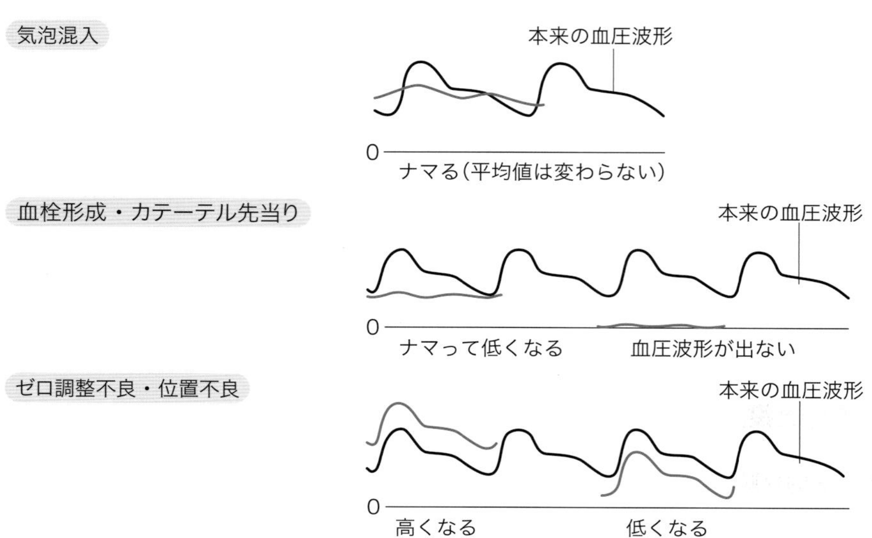

図 3-7　血圧波形の異常

4 非観血式血圧計

重要度★★★

目的

- 血圧を間接的，非侵襲的に測定する
- 連続的な血圧波形ではなく，一時的な血圧値を測定する

気をつけること

- 側臥位では上腕と心臓の高さに差ができ，測定誤差が生じることがある
- オシロメトリック式の非観血式血圧計の場合，カフに余分な振動がかからないよう注意する

非観血式血圧計とは

非観血式血圧計(non-invasive blood pressure：NIBP)は，観血式血圧計のように血圧を直接測定するのではなく，上腕部などにカフ(マンシェット)を巻き，間接的に血圧を測定するものです。カフの加圧・減圧を手動で行い，コロトコフ音を聴診器で判断する聴診法と，自動的に血圧測定が行える複数の方式の非観血式血圧計があります。

四肢(主に上腕部)の動脈圧をカフの加圧により間接的に測定するため，人体に対する侵襲性がないという利点はありますが，観血式血圧計のように連続的に血圧(血圧波形)を測定することはできません。外来に設置して患者自身が血圧測定を行うものから家庭用のものまで，さまざまなタイプのものが普及しています。

また近年は，NIBP モニタとして患者モニタ装置に組み込まれて使用されることも多いのですが，測定は連続ではなく間欠的(時間間隔が最小でも 1 分程度)に行われるため，循環動態が時々刻々と変化する重症患者などのモニタリングには観血式血圧計が必要になります。

聴診法による血圧測定

各部の名称と役割

最も一般的な聴診法による間接血圧測定は，カフ，送・排気機能付きの加圧ゴム球，血圧計(アネロイド式血圧計もしくは水銀柱血圧計[1])で構成されます(図 4-1)。最近は，デジタル表示で自動測定と聴診法の切り替えができる電子式血圧計も普及してきています(図 4-2)。

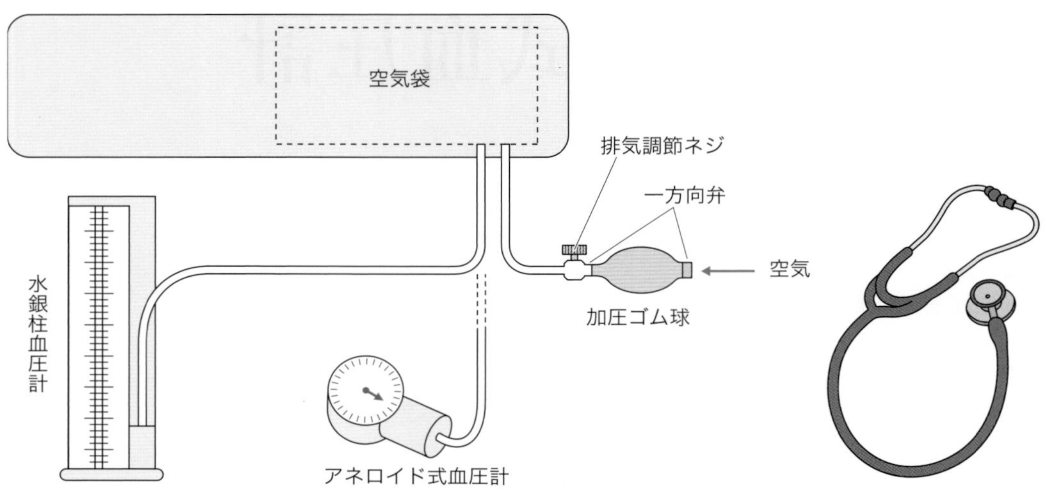

図 4-1　聴診法による非観血式血圧計の構成

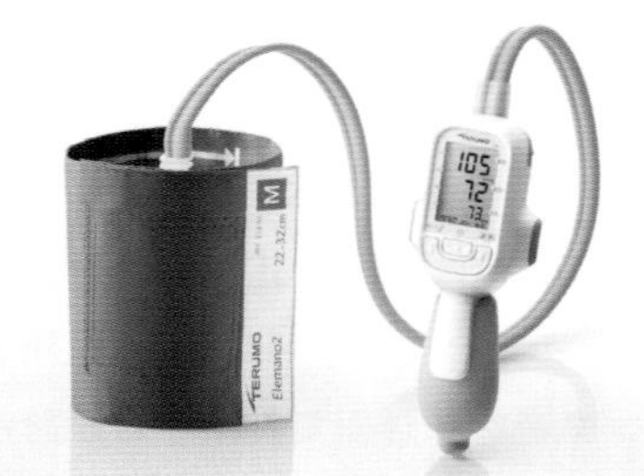

図 4-2　電子式血圧計
(エレマーノ®2，写真提供：テルモ株式会社)

聴診法では，上腕動脈で発生する血管音(コロトコフ音)を聴診器で判断して，血圧計の表示や目盛りから最高血圧と最低血圧を読み取ります。

測定手順

❶ 測定体勢

入院時は仰臥位で，外来や健診では座位で行います。いずれの場合もカフを巻く上腕は心臓の位置になりますが，側臥位では上腕と心臓の位置に高さの差ができ，測定誤差になるため注意が必要です(図 4-3)。

❷ 測定の手順

カフの下の上腕動脈が触れるところに聴診器を当て，カフに加圧ゴム球で送気し，十分に高い圧力に上げます。排気調節ネジでゆっくり減圧し，初めてコロトコフ音が聴こえる点(スワ

NOTE 1　**水銀柱血圧計**：以前最もよく使用されている血圧計だったが，水銀による環境汚染の問題もあり，現在は製造・販売されていない。ただ，血圧値の単位が mmHg(水銀柱の高さ)で血圧測定の基本であるため，水銀を使用しない水銀柱型の血圧計は市販されている。

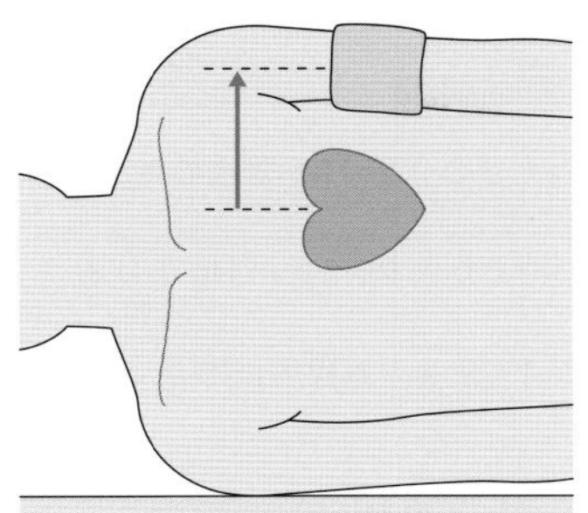

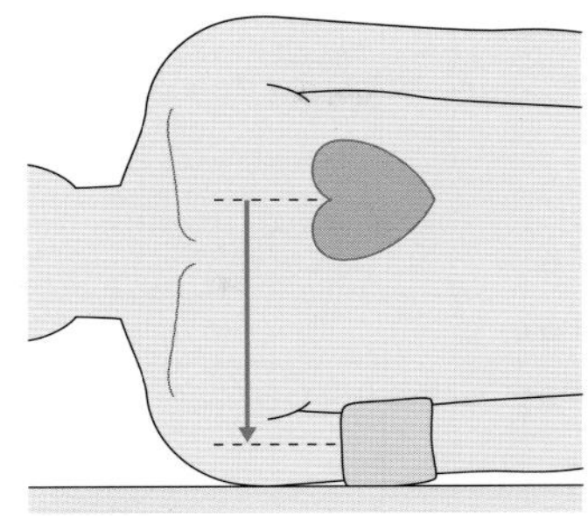

図 4-3 側臥位におけるカフと心臓の高さの差による測定誤差

ンの第 1 点)を最高血圧，聴こえなくなる前の点(スワンの第 5 点または第 4 点)を最低血圧と判定します。

注意 カフの幅や巻き方，測定体勢，測定部位などにより，測定誤差が生ずることがあるため，十分な対策と知識が必要です(表 4-1)。

オシロメトリック式の非観血式血圧計

現在広く普及している非観血式血圧計はその大半がオシロメトリック式のものです。そのほか，観血式血圧計のように連続的な血圧測定が可能な容積補償法やトノメトリ法による非観血式血圧計も開発されていますが，あまり普及していないため，ここではその説明は割愛します。

オシロメトリック式の非観血式血圧計は，1 回の測定に 1 分程度は必要なため，観血式血圧計のように時々刻々変化する血圧をフォローすることはできません。血行動態が安定した患者に使用します。

メカニズム

カフで動脈を圧迫するとカフ下部の動脈の拍動により，カフ内圧に振動現象が発生します。オシロメトリック式では，カフ圧を徐々に減圧していったとき，この振幅が急に大きくなったところを最高血圧，急に小さくなったところを最低血圧としています。また，振幅が最大となったところを平均血圧としています。

各部の名称と役割

加圧と圧測定を兼ねたカフと本体で構成されます。本体にはカフ内圧の振動を測定する圧力トランスデューサ，その振動パターンを識別するコンピュータが内蔵されています。非観血式

表 4-1 聴診法による血圧測定の誤差要因とその対策

誤差要因	測定血圧		対策
	最高	最低	
カフ幅が狭すぎる	↑	↑	腕の太さの 1.2〜1.5 倍幅のカフを使う
カフ幅が広すぎる	↓	↓	
脱気速度が速すぎる	↓	↑	1 心拍あたり 2〜3 mm Hg 下げる
カフの巻き方がゆるい	↑	↑	指が 1〜2 本入る程度に巻きつける
カフの巻き方がきつい	あまり変わらない	↓	
スワン第 4 点	−	↑	両点併記が望ましい
スワン第 5 点	−	↓	
測定場所が心臓より高い	↓	↓	心臓と同じレベルにする（仰臥位がよい）
測定場所が心臓より低い	↑	↑	
測定部位による違い	下肢のほうが最高血圧値が高い		血行力学的知識（部位により血圧波形が異なる）を持つ（コラム参照）

血行力学的知識

血圧波形は部位によって異なる（下記図）。また，最高血圧値は上腕部と下腿部では後者のほうが高い。平均血圧は心臓近くでも指先でもほぼ同じで，部位によって異なることはほとんどない。

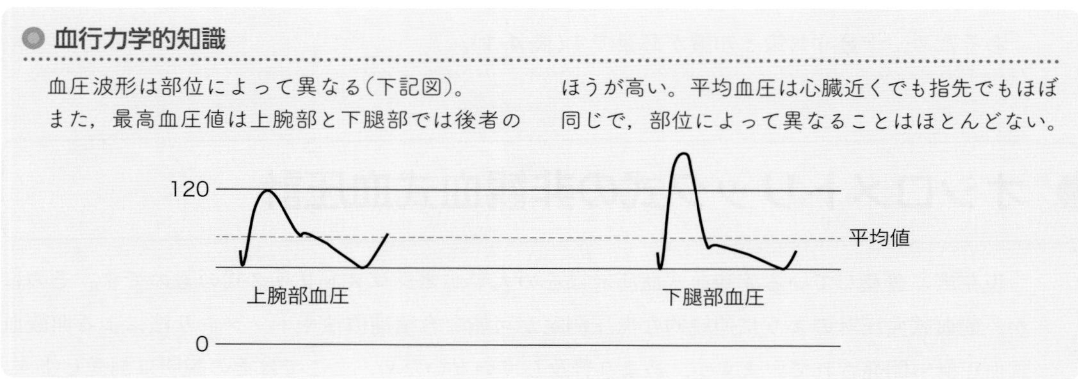

血圧計単体のものから，患者モニタ装置に組み込まれたものまで，さまざまなタイプの機種があります。

測定上の注意点

オシロメトリック式の非観血式血圧計を取り扱うにあたっては以下のようなことに注意します。

❶ カフと本体をつなぐチューブに屈曲はないか。

❷ カフ，もしくは機器との中継チューブ接続部のゆるみやはずれがないか。

❸ カフに接続する中継チューブの亀裂・破損による空気漏れがないか。

❹ カフの亀裂・破損による空気漏れがないか。

❺ 患者の体動などでカフに余分な振動が加わっていないか。

5 電子体温計

重要度★★★

目的
- バイタルサインの１つとして重要な体温を測定する
- センサとマイクロコンピュータによって短時間で正確に体温を測定する

気をつけること
- 用途や患者に合わせて体温の測定方式，プローブを選択する
- 体温の測定はできる限り毎回同じ場所で行う
- 落下に注意する。万が一落とした場合には，別のものを使用する

電子体温計とは

メカニズム

電子体温計は，温度を計測するセンサと，その電気信号を計算し表示するためのマイクロコンピュータ，温度を数値やトレンドグラフで表現するディスプレイ，電池や AC アダプタを使用した電源から構成されています。電子体温計には，温度により素子の抵抗値が変化する特性を利用したサーミスタ[1]のセンサが使用されています。

種類

電子体温計は，腋下温や口腔温を測定する従来からの水銀体温計と同じ形状をした小型のもの(図 5-1)，さまざまなプローブが装着可能な汎用型(図 5-2)，集中治療室などにおける重症患者の管理用の生体情報モニタのパラメータの１つとしてなど，用途に合わせて多種多様なものが存在します。

●実測式電子体温計

測定部位が完全に温まったときの温度を測定します。このときの温度を平衡温といいますが，体温測定を開始してから平衡温に達するまでに 10 分程度かかるといわれています。実測式電子体温計は，測定を開始しセンサの温度変化がなくなったとき，計測

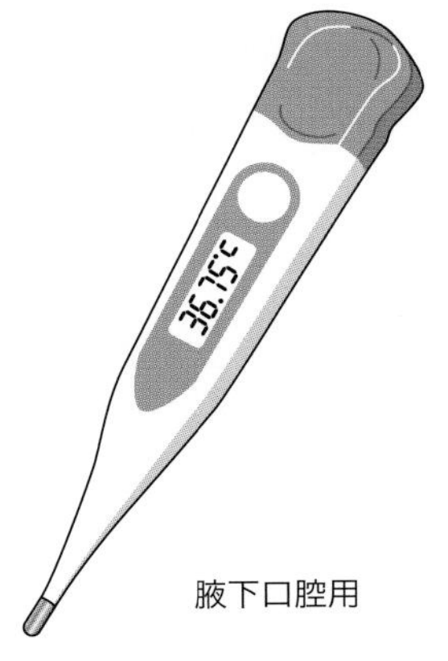

図 5-1　電子体温計

NOTE 1　**サーミスタ**：温度を電気信号に変換する素子。

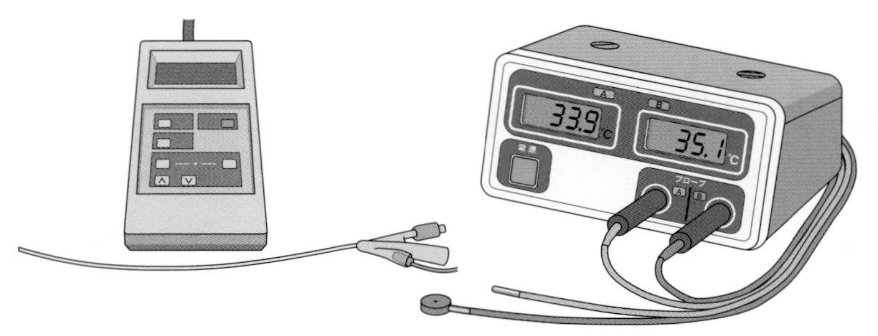

プローブは体表面用をはじめとして，膀胱用，鼓膜用，直腸や食道などの体腔用とさまざまな種類がある

図 5-2　汎用型電子体温計

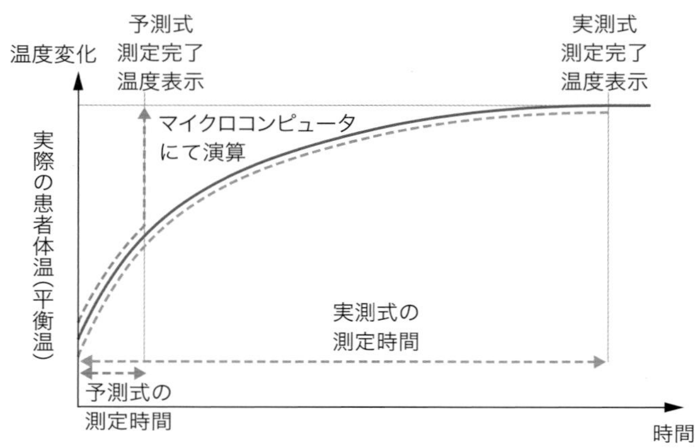

図 5-3　実測式と予測式

終了し温度を表示します。このため，高い精度で測定部位の温度を計測することが可能ですが，測定に時間がかかるという欠点があります。

● **予測式電子体温計**

予測式電子体温計は，実測式がもつ計測時間がかかるという欠点を補うため，センサの温度変化を短時間で計測し，その後の温度の変化をコンピュータで予測演算して温度を表示するメカニズムになっています。このため，数十秒～1 分程度と短時間で測定できるという利点がありますが，平衡温を演算処理にて表示するため実際の温度と違う可能性があるという欠点もあります(図 5-3)。

● **耳式電子体温計**

耳式体温計は，赤外線と呼ばれる電磁波の放射量が温度と相関する法則(ステファン・ボルツマンの法則)を使用しており，センサとして光学プローブと赤外線センサを使用し，鼓膜およびその周辺で発せられた赤外線を計測し，温度を表示しています。このため，ごく短時間で温度を測定できるという利点があります(図 5-4)。

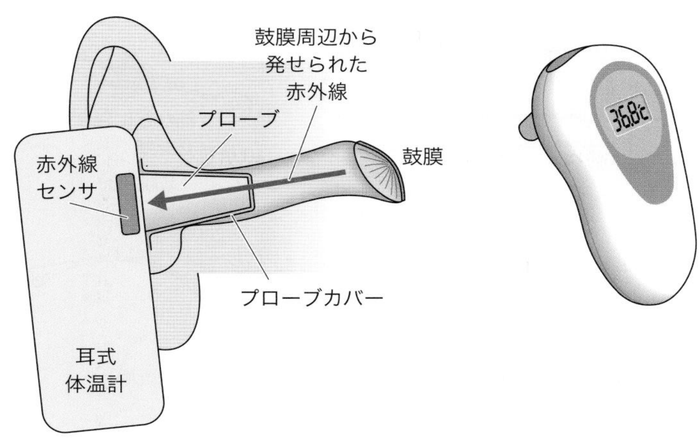

図 5-4　耳式体温計

● **皮膚赤外線温度計**

発熱スクリーニングのために，デパート・飲食店で使用される簡易型の非接触皮膚赤外線温度計(図 5-5)や，空港・ホテルなどで用いられるサーモグラフィは，耳式体温計と同じ原理を用いて測定部位表面温度を測定しています。正しく測るためには，温度計を測定環境の温度にあらかじめなじませておくことや屋外で使用しないこと，測定センサを清潔にする必要があります。

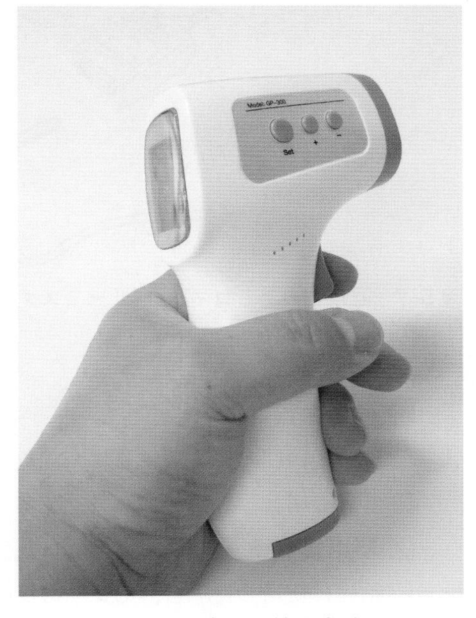

図 5-5　非接触皮膚赤外線温度計

各部の名称と役割

● **汎用型電子体温計プローブ（サーミスタ温度プローブ）**

医療用に使用する温度計のコネクタは同一規格であることが多く汎用性があります。プローブは体表面用をはじめとして，膀胱用，鼓膜用，直腸や食道などの体腔用とさまざまな種類があります(図 5-6)。測定部位にあったプローブを選択し，使用することが可能です。

汎用型温度プローブは統一規格のコネクタが使用され，互換性があります(図 5-7)。

保守点検

使用前点検

☐ センサは専用のものを使用していますか？

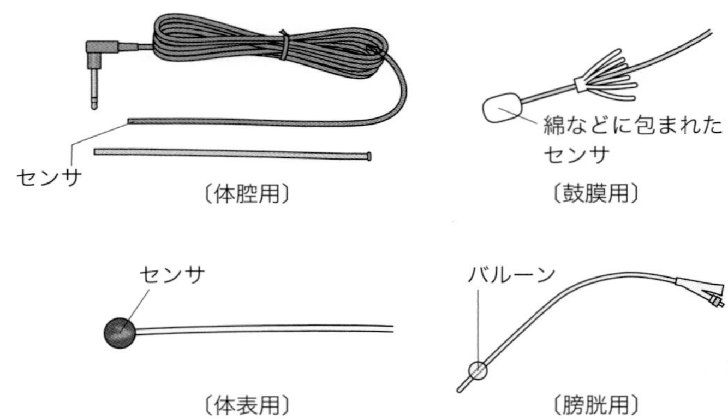

図 5-6　各種温度プローブ

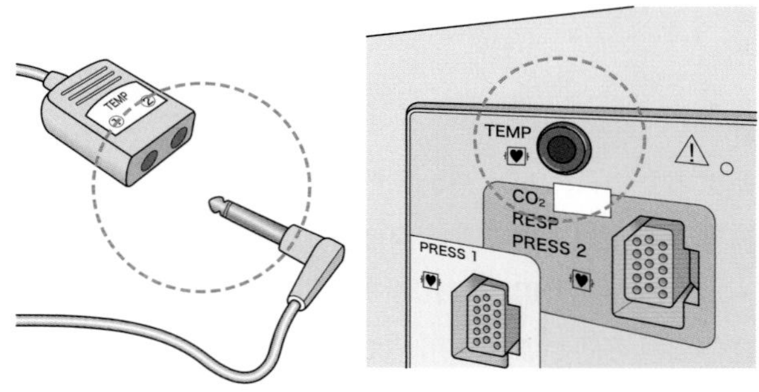

図 5-7　互換性のあるコネクタ(サーミスタコネクタ)の 1 例

使用中点検

- □ 直腸や口腔内に使用する場合，専用のセンサーカバーを使用していますか？
- □ 耳式の場合，専用のプローブカバーを使用していますか？

使用後点検

- □ 粘膜に使用した場合，センサの清拭消毒はしましたか？

トラブル対応

症状		原因		対処
測定値の異常	▶	測定方式による誤差(予測式の場合)	▶	実測式を使用する
	▶	プローブの向きが正しくない(耳式の場合)	▶	プローブを鼓膜方向に正しく向ける
	▶	カバーの装着忘れ(耳式の場合)	▶	専用プローブ，プローブカバーを装着する
	▶	センサの不良，間違い	▶	測定機にあったセンサを使用する

6 パルスオキシメータ

重要度★★★

目的
- 動脈血酸素飽和度と脈拍数を，皮膚を通して非侵襲的に測定する
- 酸素投与患者や人工呼吸器装着患者の呼吸管理に使用する
- 小型のものは，搬送中や在宅医療，病棟でバイタルサインの１つとして測定するために用いる

気をつけること
- 末梢循環不全患者やショック状態にある患者では正しく測定できない
- 異常ヘモグロビン量が多すぎたり，静脈拍動のある部位で測定した場合には，正しく測定できない場合がある
- 装着部などの熱傷や圧迫による皮膚障害に注意する

パルスオキシメータとは

メカニズム

パルスオキメータは，オキシヘモグロビンとデオキシヘモグロビンの吸光度の違いから，拍動する部分だけを抽出し，動脈血の酸素飽和度[1]を測定しています(図 6-1)。

プローブには発光部と受光部があり，発光部から出た光が，血液や組織により吸光され弱くなって受光部に透過していきます。発光部から発せられる光は，主に 660 nm の赤色光と，940 nm の赤外光を使用しています(図 6-2)。このため，プローブの発光部から赤い光が点灯しているのをみることができます。透過した光の強さをコンピュータで演算処理し，酸素飽和度として表示します。

各部の名称と役割

パルスオキシメータは，装置本体，プローブ，中継ケーブルからなります。

● **プローブ**

プローブには大きく分けて，リユーザブルのものとディスポーザブルのものがあります。リ

NOTE [1] **経皮的動脈血酸素飽和度(Spo_2)**：パルスオキシメータによる Sao_2(動脈血酸素飽和度)の測定値≒ Spo_2
Spo_2 から動脈血の酸素飽和度(Sao_2)と酸素分圧(Pao_2)を推測することにより，血液中にどの程度，酸素が含まれているかを知ることができる。
酸素飽和度＝オキシヘモグロビン量 / 全ヘモグロビンの量

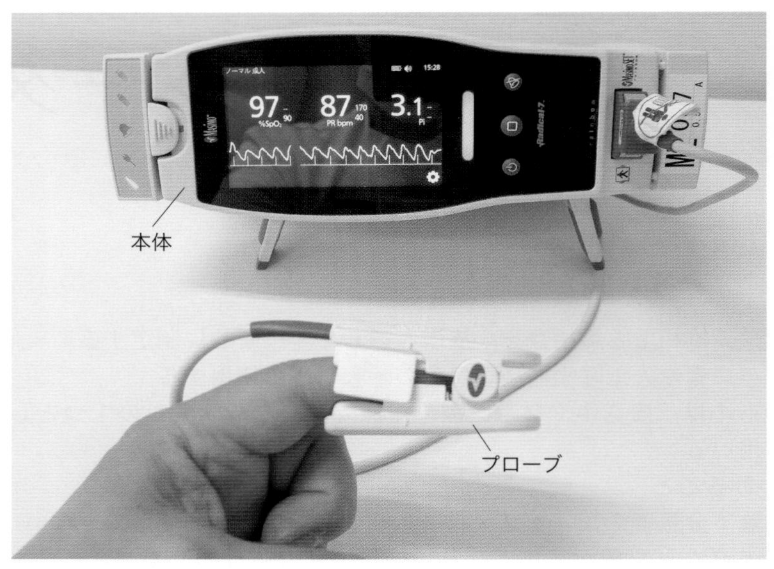

図 6-1　パルスオキシメータ

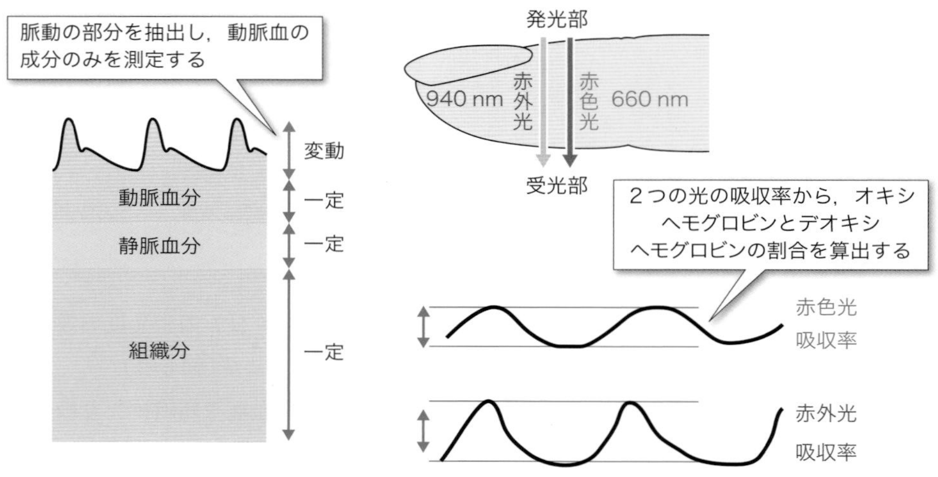

図 6-2　測定原理

ユーザブルのものの多くはクリップタイプのばね構造を持っていて，測定部位をプローブで挟むことができます。一方ディスポーザブルのプローブは，テープなどを用いて測定部位に巻き付けたり，直接貼り付けて使用します。

プローブは中継ケーブルを介して装置本体に接続されます。

● **装置本体**

本体には表示部があり酸素飽和度を表示するほか，心拍数や脈の拍動を波形として表示するものもあります。装置内部には，バッテリを内蔵していて，患者搬送時に使用可能です。最近では，センサと本体が一体型となった安価でコンパクトなタイプも増えています。

プローブの種類

● **一体型**（図 6-3）

主に指用のタイプですが，センサに表示部とマイクロコンピュータが内蔵されており，電池で作動します。価格も数万円程度と，リユーザブルのセンサと同等の価格であることも魅力の1つです。またコンパクトなサイズで，ポケットに入れて常に持ち運ぶことが可能です。しかし，アラーム機能がないものや表示部が小さいものがほとんどであり，長期使用には向きません。

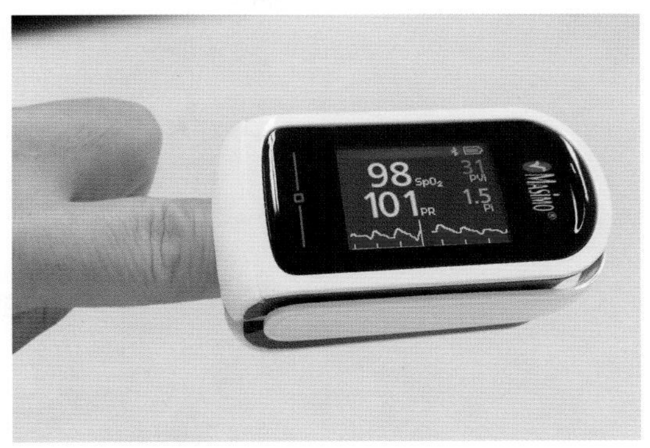

図 6-3　一体型

● **リユーザブルタイプ**（図 6-4）

主にクリップタイプの指用が主流であり，再使用可能なセンサです。ばねの力で指などを挟んで装着します。テープ部分を交換して多くの部位に対応できる汎用タイプや，消毒薬で浸漬消毒可能なセンサもあります。

プローブは使用することにより素子の劣化が起こるので，通常は2年程度で新しいものと交換する必要があります。

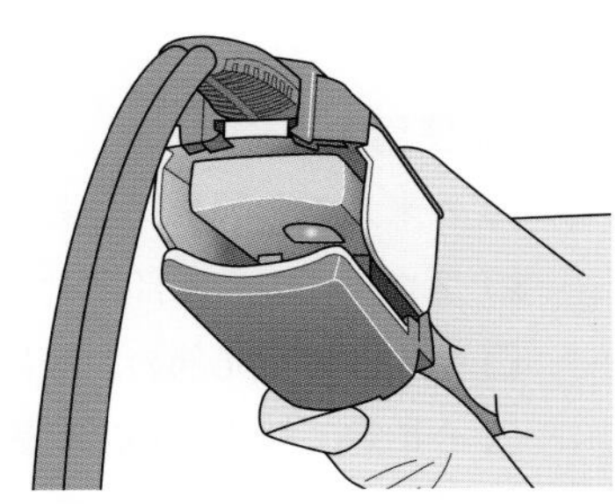
図 6-4　リユーザブルタイプ（クリップタイプ）

● **ディスポーザブルタイプ**（図 6-5）

単回使用のセンサで，粘着性がありテープやシールで患者に装着するタイプが主流です。種類も多く，指用，耳用，額用と装着部位別や，新生児用，小児用，成人用と体格に合ったもの，一体型，分離型といった多種多様なセンサが使用できることがディスポの利点です。一方で，リユーザブルに比べて壊れやすく，素子の劣化も起こるため，通常は患者ごとに新しいものと交換する必要があります。

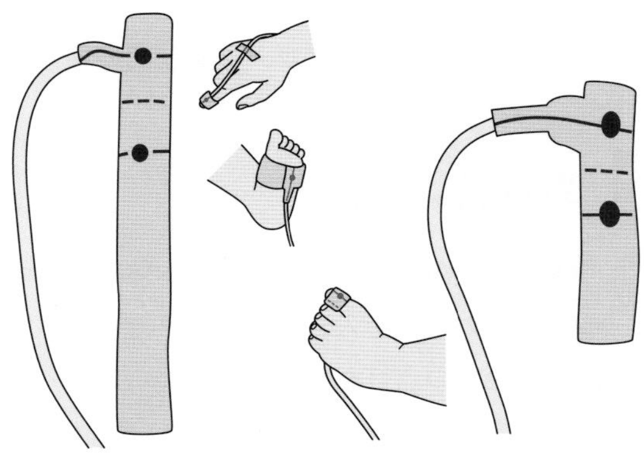
図 6-5　ディスポーザブルタイプ

保守点検

☑ 使用前点検

☐ プローブは専用のものを使用していますか？

☐ プローブは赤色の光を発光していますか？

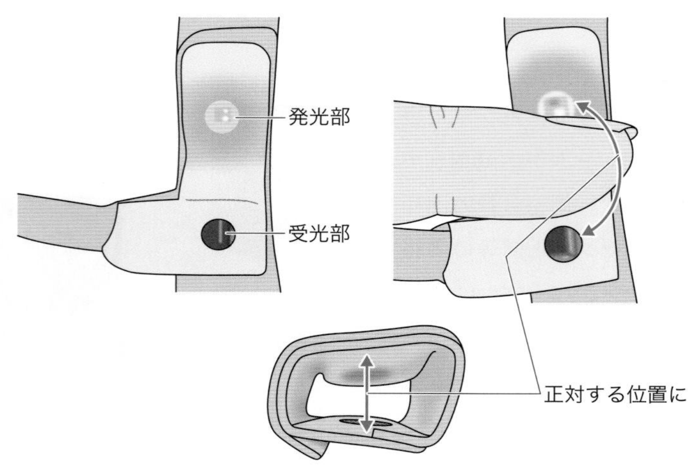

図 6-6　ディスポーザブルプローブの貼り方

☑ 使用中点検

- □ 外来光の影響を受けるような場所で使用していませんか？
- □ プローブの発光部と受光部は正対していますか(図 6-6)？
- □ 発光部と受光部の距離はセンサの推奨範囲内ですか？
- □ 心拍数，酸素飽和度は表示されていますか？
- □ 装着部位は定期的に変更していますか？
- □ 装着部の熱傷や圧迫壊死はありませんか？

☑ 使用後点検

- □ リユーザブルのプローブを使用の場合には，清掃消毒はしましたか？

取り扱い手順[2]

❶ プローブと中継ケーブルを本体に接続する。
❷ 本体の電源を入れる。
❸ 赤色光の点灯を確認する。
❹ 患者にプローブをセットする。
❺ 表示を確認する。
❻ アラームをセットする。

NOTE 2　**準備するもの**：装置本体，プローブ，中継ケーブル，アラーム指示票

注意　プローブの発光部は通常 2～3℃ 程度温度が上昇するため，熱傷を起こしたり，ばねによる装着部位の圧迫壊死を起こす場合があります。これらを予防するため，通常 4～8 時間ごとに装着部位を変える必要があります。特に，末梢循環不全のある患者や新生児などに装着する場合には，装着部位を頻繁に変更する必要があります。

最近では，腕時計や健康器具などでもパルスオキシメータを内蔵したものが増えてきました。しかし，それらのすべてが精度を保証しているものではありません。パルスオキシメータを医療現場で使用する場合には，必ず医療機器に係る承認(認証)番号の付いたものを使用しましょう。見分け方として，図 6-7 のような添付文書があることを確認して判断できます。

トラブル対応

パルスオキシメータは拍動する部分を動脈成分として測定するため，末梢循環不全やショック時などでは，脈動成分を検出することができず，酸素飽和度を測定できません。

症状	原因	対応
測定値の異常または測定されない(表 6-1)	プローブに赤色光が点灯していない	プローブを交換する
	• プローブの発光部と受光部が正対していない • 発光部と受光部の距離が離れすぎている	プローブの装着を確認する
	• 爪にマニキュアが塗られている • 付け爪がついている	マニキュア，付け爪を取り装着部をきれいにする
	外来光の影響を受けている	布団や衣服などでプローブを覆う
	ショック状態や末梢循環不全になっている	装着部を加温する
熱傷がある	プローブの温度上昇	定期的(1 日 3 回以上)な装着部位の変更

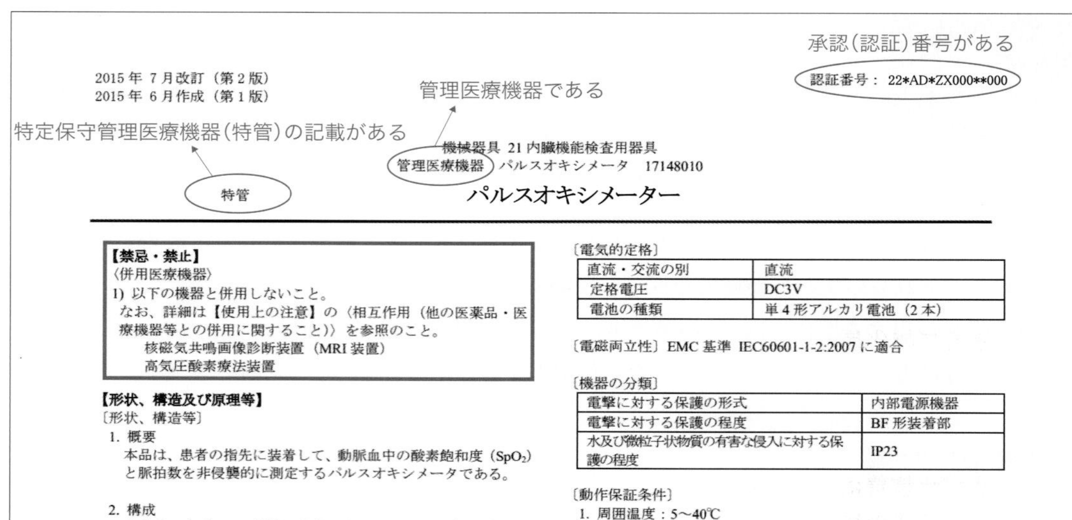

2015 年 7 月改訂（第 2 版）
2015 年 6 月作成（第 1 版）

認証番号： 22*AD*ZX000**000

特管

機械器具 21 内臓機能検査用器具
管理医療機器 パルスオキシメータ 17148010

パルスオキシメーター

【禁忌・禁止】
〈併用医療機器〉
1) 以下の機器と併用しないこと。
なお、詳細は【使用上の注意】の〈相互作用（他の医薬品・医療機器等との併用に関すること）〉を参照のこと。
核磁気共鳴画像診断装置（MRI 装置）
高気圧酸素療法装置

【形状、構造及び原理等】
〔形状、構造等〕
1. 概要
本品は、患者の指先に装着して、動脈血中の酸素飽和度（SpO_2）と脈拍数を非侵襲的に測定するパルスオキシメータである。

2. 構成
本品は、オプション機能の有無によって 3 つのモデルがある。

〔電気的定格〕

直流・交流の別	直流
定格電圧	DC3V
電池の種類	単 4 形アルカリ電池（2 本）

〔電磁両立性〕EMC 基準 IEC60601-1-2:2007 に適合

〔機器の分類〕

電撃に対する保護の形式	内部電源機器
電撃に対する保護の程度	BF 形装着部
水及び微粒子状物質の有害な侵入に対する保護の程度	IP23

〔動作保証条件〕
1. 周囲温度：5～40℃
2. 相対湿度：10～95%

図 6-7　添付文書での確認のポイント

表 6-1　パルスオキシメータに影響を与える因子

因子	原因と対策
動脈拍動による組織の脈動，静脈の拍動	3 波長方式，4 波長方式による補正
マニキュアや装着部の汚れ	透過光に影響
無影灯や太陽光	外来ノイズ(強い光)による影響
体動など	脈波への影響

7 カプノメータ

重要度★★

▶目的
- 呼気二酸化炭素分圧を測定し，肺による換気の状態を評価する
- 呼気終末二酸化炭素分圧を測定し，動脈血二酸化炭素分圧の指標とする
- 人工呼吸器装着患者のトラブルや呼吸回路の外れなどを早期発見する

▶気をつけること
- センサ装着による死腔の増加に注意する
- 呼吸回路の接続不良や汚れ，分泌物の貯留がないかチェックする
- 回路リークがないかチェックする

カプノメータとは

メカニズム

カプノメータ[1]は，呼気中に含まれる二酸化炭素の濃度(分圧)を非侵襲的に測定する装置です(図 7-1)。二酸化炭素が 4.3 μm の赤外光をよく吸収する性質を利用して，呼気に赤外光を当てて受光部での光の強さをセンサで探知し，二酸化炭素の濃度を測定します。

表示部に，カプノグラムと呼ばれる二酸化炭素濃度の変化を波形表示するタイプもあります(図 7-2)。この波形を解析することにより，食道への誤挿管や人工呼吸器の呼吸回路のはずれなどをモニタリングできます(図 7-3)。

カプノメータの種類

測定方式はセンサの場所によって，メインストリームとサイドストリームの 2 種類があります(図 7-4)。

●メインストリーム

呼吸回路内に専用のセンサ装着用コネクタ(エアウェイアダプタ)を挿入して，センサを装着するタイプのカプノメータです。呼吸回路装着用エアウェイアダプタとセンサ，装置本体には測定値を表示するディスプレイが内蔵されています。

NOTE 1 **カプノメータとガス療法**：麻酔ガスや揮発性麻酔薬，各種のガス療法(ヘリウムや一酸化窒素)を行っている場合には，測定値に誤差が生じる場合があるが，中には，麻酔ガスの種類を設定すると自動的に補正をかける機能をもつ機種もある。

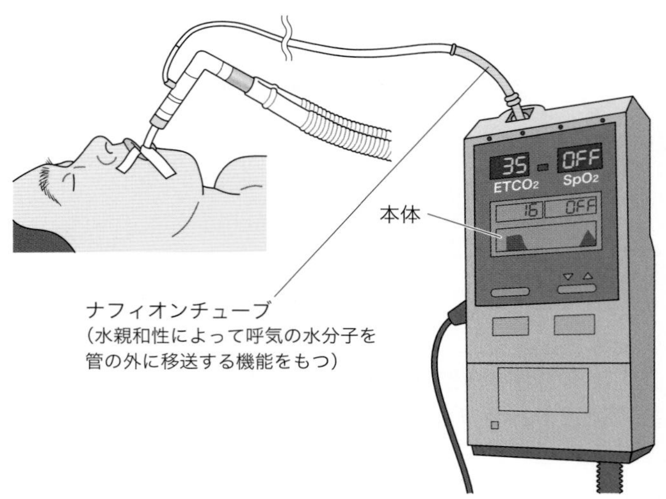

図 7-1　カプノメータ(サイドストリーム)

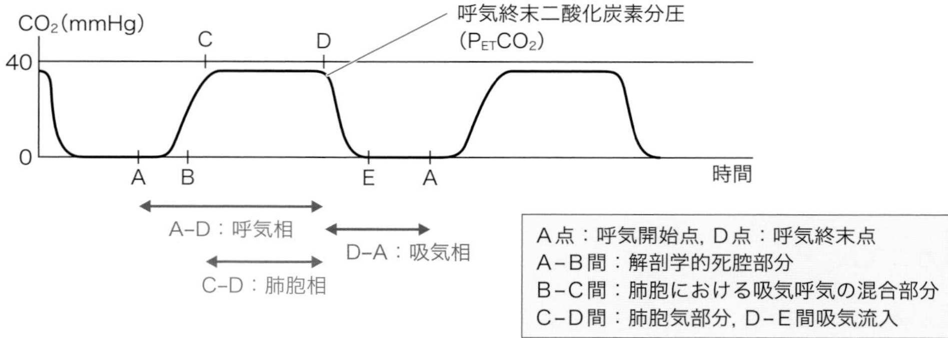

図 7-2　カプノグラムの読み方

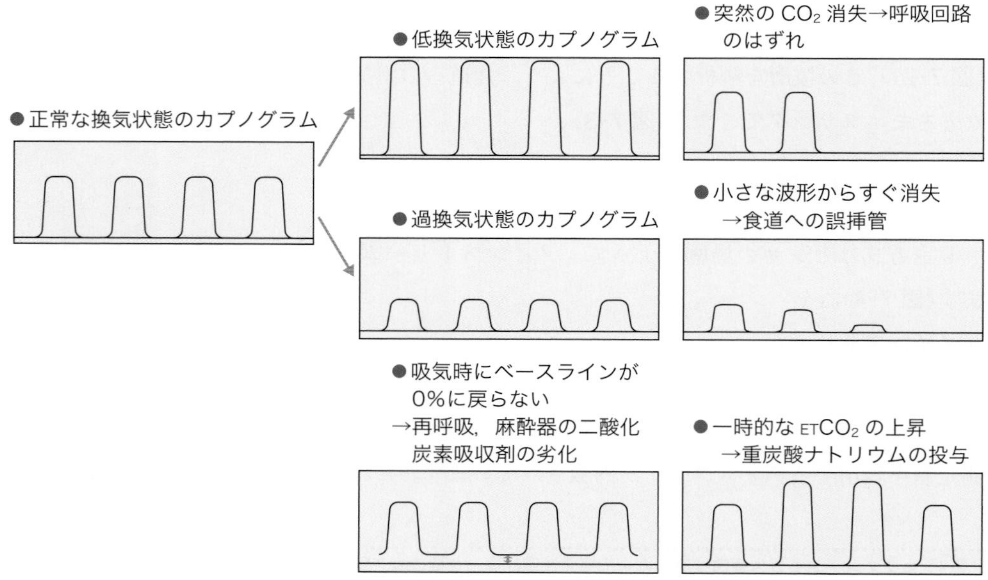

図 7-3　代表的なカプノグラム

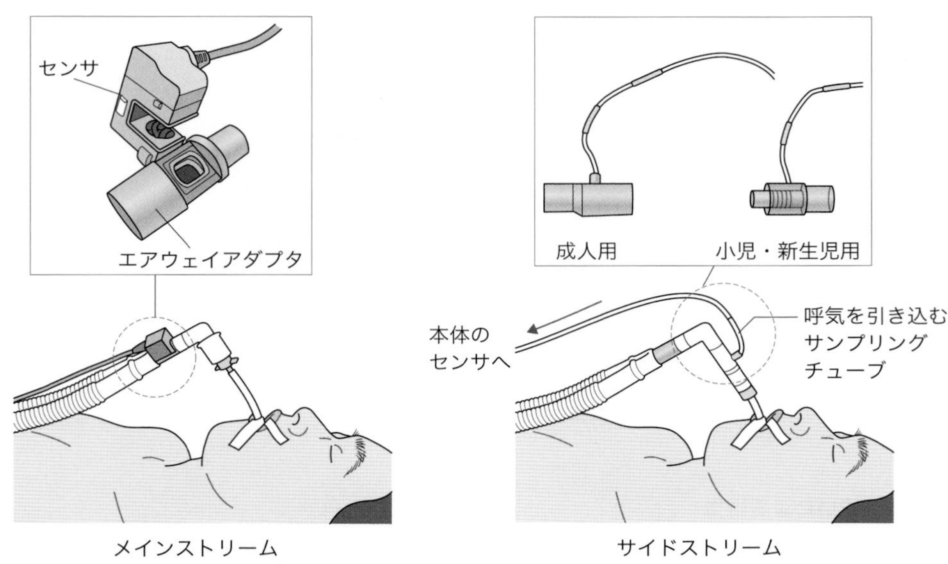

図 7-4　メインストリームとサイドストリーム

長期間安定して使用でき，エアウェイアダプタの曇り防止のためのヒーターを内蔵しています。センサが大型で重量があり，呼吸回路をセンサが引っ張ってしまう欠点がありますが，最近では，電池で作動する小型のタイプも使用されています。

エアウェイアダプタは各種サイズがあり，対象外のものを使用すると人工呼吸回路の抵抗が増えたり，死腔[2]が極端に増えたりと測定値が正確に得られない場合があります。

●サイドストリーム

呼吸回路から装置本体内部に呼気を引き込むチューブがあり，センサはカプノメータ装置本体内にあります。さらに，装置内部にガスを吸引するポンプが内蔵されており，装置本体のサイズは比較的大型になります。

患者の呼気をサンプリングチューブで吸引し，機器内部で解析を行います。患者の呼吸回路に余分な装置を装着する必要がないため，人工呼吸器回路などに余計な緊張がかからないといった利点があります。また，装置内部で測定するため，二酸化炭素のみならず，酸素や麻酔ガスの濃度を測定できるといった機器もあります。さらに，経鼻カニューレを使用することで，人工呼吸器を装着していない患者でも測定できます(図 7-5)。

しかし，サンプリングチューブが長い場合には測定値の遅延を起こし，さらにチューブ内に水が貯留しやすいため，長時間の使用には不向きです(表 7-1)。

NOTE 2 **死腔**：この場合，呼吸回路による死腔を意味する。解剖学的死腔と同様で，再呼吸される。

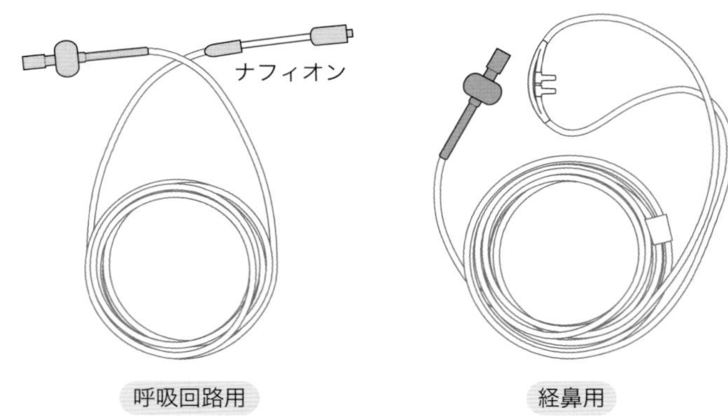

図 7-5　サイドストリーム用サンプリングチューブ

表 7-1　方式の違いによる特徴

	メインストリーム	サイドストリーム
応答	速い	やや遅く，時間の遅れあり
精度	高い	速い呼吸では低下
呼吸回路装着部の重量	比較的重い	軽い
死腔	比較的大きい	小さい
長時間測定	容易	サンプリングチューブが詰まりやすいため不向き
他ガスの測定	不可能	麻酔ガスも測定可能
主な対象患者	救急医療の必要な患者，人工呼吸療法施行患者	麻酔中，在宅医療，新生児，非挿管患者

※□はよいほうを表す

保守点検

使用前点検

- □ サイドストリームの場合，吸引ポンプが正しく作動しますか？
- □ エアウェイアダプタやサンプリングチューブは専用のものを使用していますか？

使用中点検

- □ アダプタが分泌物や水蒸気で曇っていたり，汚れていませんか？
- □ サンプリングチューブ内に水分や分泌物が貯留していませんか？
- □ 吸気時に二酸化炭素値は 0 mmHg になりますか？

使用後点検

- □ ディスポーザブルのエアウェイアダプタやサンプリングチューブは廃棄しましたか？
- □ サイドストリームの場合吸引ポンプが正しく作動しますか？

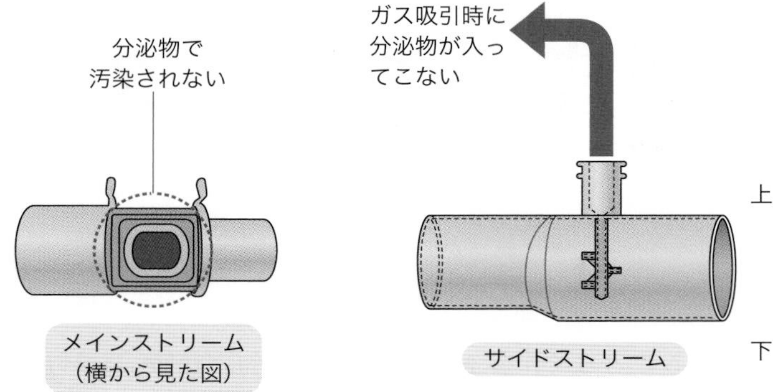

図 7-6 コネクタの向き

取り扱い手順[3](メインストリーム)

❶ 本体の電源を入れる。
❷ センサ装着用コネクタを人工呼吸器回路内に挿入する。
❸ エアウェイアダプタにセンサをセットする。
❹ 表示を確認する。
❺ アラームをセットする。
❻ 測定を開始する。

注意　カプノメータは，呼吸回数が異常に多い場合や不規則な場合には，測定できなかったり，値が不正確になる場合があります。経鼻用フィルタラインを使用している場合には，口呼吸をしたり呼吸が弱いと値が測定されない場合があります。

トラブル対応

症状	原因	対応
測定値の異常または測定されない(図 7-6)	エアウェイアダプタの汚れ	汚れを拭き取る
	センサとエアウェイアダプタがはずれかかっている	センサの装着を確認する
	• センサが故障している • サンプリングチューブ内に水分や分泌物が貯留している	センサまたはサンプリングチューブを交換する

NOTE 3 **準備するもの**：装置本体，メインストリーム用センサ，センサ装着用コネクタ，サンプリングチューブ，ウォータートラップ，アラーム指示票

8 経皮ガスモニタ

重要度★

目的

- 動脈血を採血することなく，体表より経皮酸素分圧(tcPo$_2$)，経皮二酸化炭素分圧(tcPco$_2$)を計測する
- 酸素療法や人工呼吸器使用患者などの動脈血ガス分圧を連続測定する

気をつけること

- センサの表面を乾燥させない
- 使用前には，規定のガスを用いてセンサの較正を必ず行う
- 適宜，動脈血ガス分析との相関を確認する
- 長時間の連続使用は熱傷を起こす危険性がある

経皮ガスモニタとは

メカニズム

経皮ガスモニタは，皮膚表面より常に拡散している酸素(O_2)および二酸化炭素(CO_2)を，皮膚表面に張り付けた O_2 センサ，CO_2 センサによって測定する装置です(図 8-1)。

センサで皮膚表面を加温し，皮下の毛細血管を動脈化させるとともに，ガス拡散を促進させ皮膚透過性を高めて，センサの表面に張り付けた酸素ガス測定電極(白金電極・銀塩化銀電極)と二酸化炭素ガス測定電極(pH ガラス電極・銀塩化銀比較電極)を用いて測定します。

各部の名称と役割

● センサ

センサ表面には各種電極が装着されており，内部には加温用のヒーターが入っています(図 8-2)。また，センサ表面を電解液で満たしてガス透過性のメンブレン(膜)で覆う構造となっており，皮膚とメンブレンはコンタクト液というガス溶解性のよい液体を介して装着します。こうして，皮膚から拡散されたガスは，センサ表面の電極へと導かれ測定できる構造となっています(図 8-3)。

● キャリブレーションガス

センサの較正[1]は，機器専用のキャリブレーションガスを用います(図 8-4)。センサ較正

NOTE 1 **較正(キャリブレーション)**：計測器具の偏りを基準量によって正すこと。

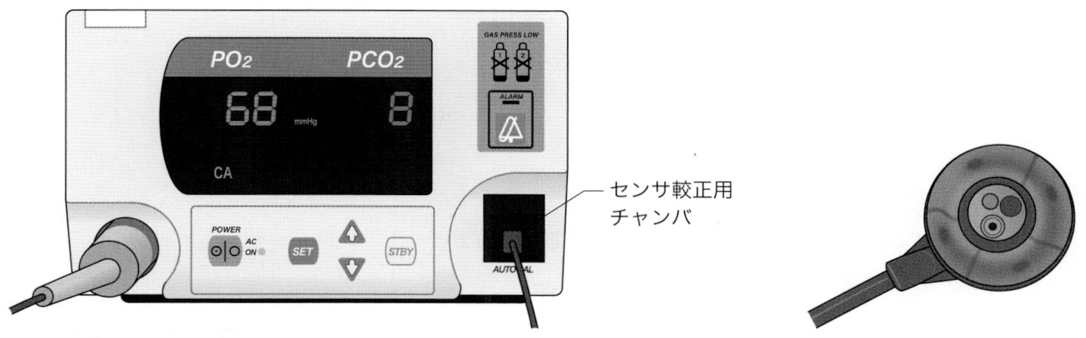

図 8-1　経皮ガスモニタ

図 8-2　センサ表面

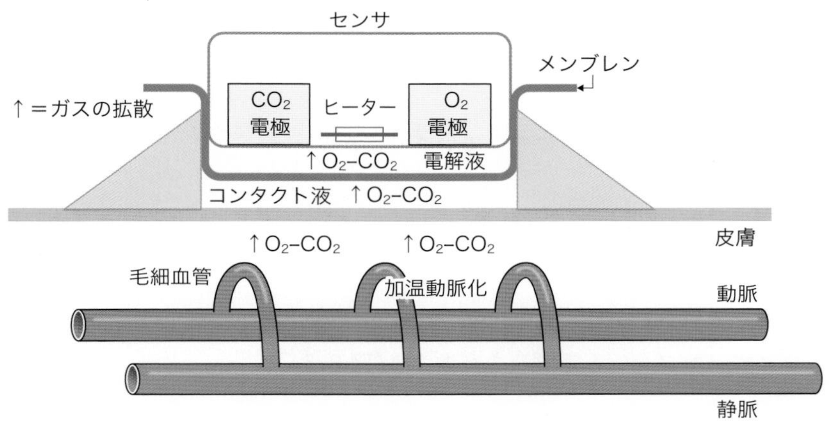

図 8-3　測定の模式図

用チャンバにセンサをセットし，自動キャリブレーションボタンを押すことにより開始します。

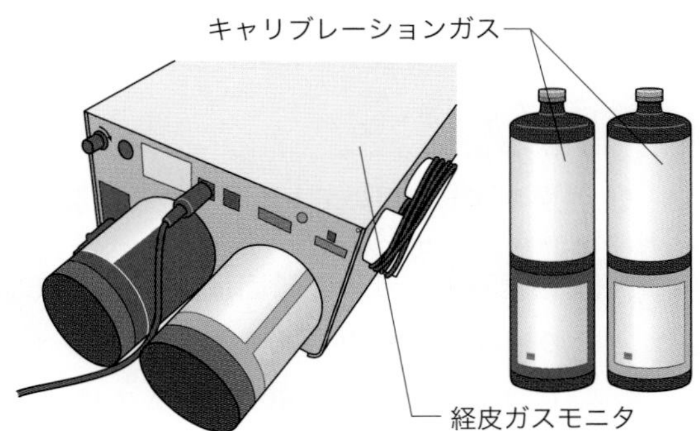

図 8-4　キャリブレーションガス

新生児の場合，経皮酸素分圧(tcPo_2)と動脈血酸素分圧(Pao_2)は，ほぼ同じとなるため補正の必要はありませんが，経皮二酸化炭素分圧(tcPco_2)と動脈血二酸化炭素分圧(Paco_2)は異なります。このため，通常の較正は，経皮値の実測にて行います。なお，臨床比較データより得られた値であらかじめ補正を行うことにより，tcPco_2 を Paco_2 に近づけることができる機能をもった機器もあります。

保守点検

☑ 使用前点検

- □ メンブレンは正しく装着されていますか？
- □ 記録紙は正しく装着されていますか？
- □ キャリブレーションガスの残量は十分にありますか？
- □ センサの較正は通りましたか？
- □ 測定開始時間は記録しましたか？

☑ 使用中点検

- □ 規定の時間を超えて装着していませんか？
- □ 装着部の熱傷は起こっていませんか？

☑ 使用後点検

- □ キャリブレーションガスは空になっていませんか？

取り扱い手順[2]

❶ 本体の電源を入れる。

❷ 必要に応じてメンブレンと電解液を交換する(図 8-5)。

> **注意** 通常，センサのメンブレンは 2 週間程度で交換する必要があります。しわが寄っていたり，電解液が漏れていては正しく測定することができません。

❸ センサのガス較正を行う。

> **注意** 患者装着前には，必ず専用のキャリブレーションガスを用いてセンサの較正を行ってください。

❹ 専用キットを用いてセンサを皮膚に装着する。

> **注意** センサの装着面は通常 42～45℃ に加温して測定します。このため，同一部位での連続測定は熱傷の危険性があります。連続使用の目安としては，新生児は 42～43℃ で 4 時間程度，小児・成人では 44～45℃ で 2～4 時間程度，43℃ 以下なら 8 時間以内です。

❺ 測定項目を設定する。

❻ センサ温度を設定する。

❼ アラームをセットする。

NOTE [2] **準備するもの**：キャリブレーションガス，センサ，電解液，メンブレン，メンブレン装着器具，コンタクト液，センサ装着用キット

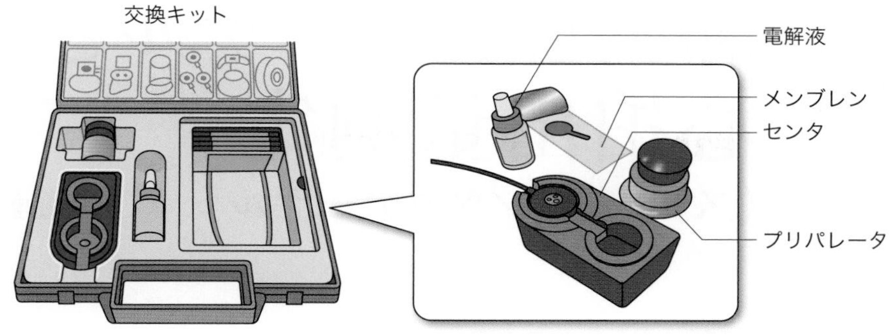

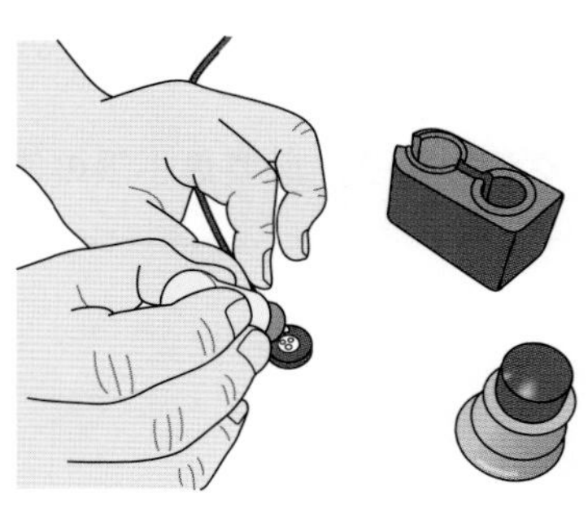

図 8-5　メンブレンと電解液の交換

トラブル対応

較正が通らない	▶ キャリブレーションガスが空になっている	▶ キャリブレーションガスを交換する
	▶ メンブレンや電解液が古くなっている	▶ メンブレン・電解液を交換する
	▶ センサ表面の電極成分が溶出し，センサの表面に付着している	▶ メンブレンと電解液を交換する。交換後もキャリブレーションエラーが点灯する場合は専門家に連絡する
	▶ センサに傷が付いている	▶ センサを交換する

9 肺動脈カテーテルと心拍出量測定（スワン-ガンツカテーテル）

重要度★★★

目的

- 心不全やショック時の血行動態の評価に用いる
- 右心房圧（中心静脈圧），右心室圧，肺動脈圧，肺動脈楔入圧，心拍出量，混合静脈血酸素飽和度を測定する

気をつけること

- カテーテル関連血流感染や血栓症のリスクが高いため，確実な固定と清潔の維持に努める
- 侵襲度の高いモニタリング法であり，必要最小限の使用にとどめる

肺動脈カテーテルとは

メカニズム

肺動脈カテーテルは，商品名であるスワン-ガンツ(Swan-Ganz)カテーテルとも呼ばれます(図9-1)。カテーテルには薬液注入や血圧測定に使用するポートだけでなく，バルーン(風船)や温度センサが付いています。バルーンを膨らませることで血流に乗せてカテーテルを進めることができます。温度センサは血液温や心拍出量の計測に使用します。

カテーテルは内頸静脈や大腿静脈などから経皮的に挿入します。バルーンを利用して心内へ進め，カテーテル先端を肺動脈まで到達させます。カテーテル挿入中は先端で測定される血圧波形を表示させておくことで，カテーテル先端の位置を把握することができます。このため，X線を用いて先端位置を透視することなく，ICUなどのベッドサイドで挿入することも可能です(図9-2)。

役割

● 心内圧測定

観血式血圧測定によってカテーテル先端部の血圧を計測します[1]。計測する血圧は右心房

NOTE 1 心内圧の名称
- 右心房圧　RAP：right atrial pressure
- 右心室圧　RVP：right ventricular pressure
- 肺動脈圧　PAP：pulmonary arterial pressure
- 肺動脈楔入圧　PCWP：pulmonary capillary wedge pressure
- 左心房圧　LAP：left atrial pressure

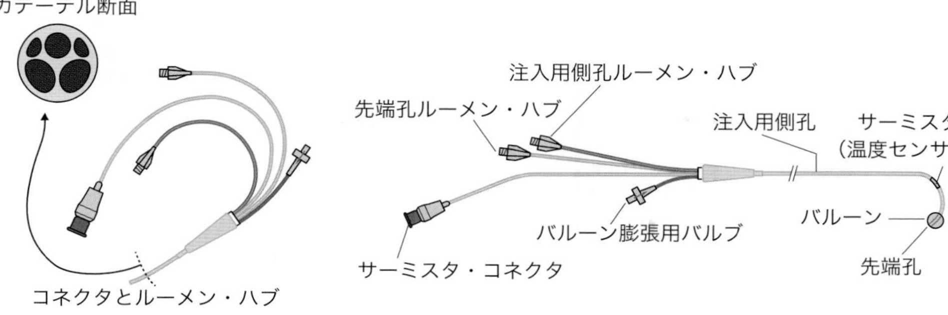

図 9-1　肺動脈カテーテルの構造

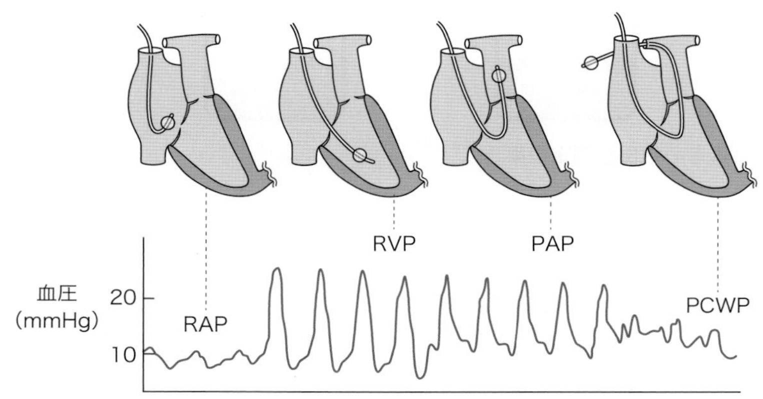

RAP：右心房圧，RVP：右心室圧，PAP：肺動脈圧，PCWP：肺動脈楔入圧

図 9-2　カテーテルの先端位置と血圧波形

圧(RAP)，右心室圧(RVP)，肺動脈圧(PAP)，肺動脈楔入圧(せつにゅう)(PCWP)です。肺動脈楔入圧はカテーテルを肺動脈の奥まで進め，先端のバルーンを膨らませて血管を閉塞させた状態で，その先の血圧を測ります。肺動脈楔入圧は左心房圧(LAP)を反映しており，左心室の前負荷の指標になります。

● **心拍出量測定**

心拍出量(CO：cardiac output)とは，1 分間に心臓から拍出される血液の量のことです。単位は L/ 分が用いられます。心臓のポンプ機能の指標になりますが，体格による影響を除くため，心拍出量を体表面積で割った心係数(CI：cardiac index)がよく使用されます。

心拍出量の測定法は肺動脈カテーテルを利用した熱希釈法が代表的です。図 9-3 は，熱希釈法の測定原理を簡単に表したものです。血液に一定量の冷水を加えると，血液の温度は低下します。このとき血液量が多ければ血液の温度の低下はわずかですが，血液量が少なければ血液の温度は大きく低下します。この関係を利用し，冷水を加えた時の血液の温度変化を測定することで，心拍出量が測定できます。

肺動脈カテーテルの先端を肺動脈に留置すると，温度センサが肺動脈に，側孔が右心房に位置します。温度センサを心拍出量計につないで血液の温度を計測します。この状態で注入用側孔から 5〜10 mL の 0℃ の冷水(5% ブドウ糖液または生理食塩液)を一気に注入して右心房の

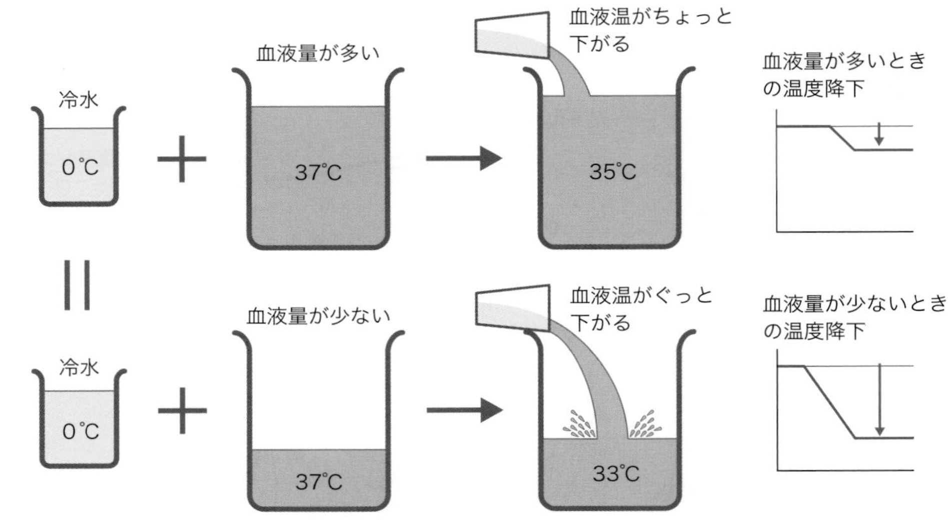

図 9-3　熱希釈法による心拍出量測定の原理

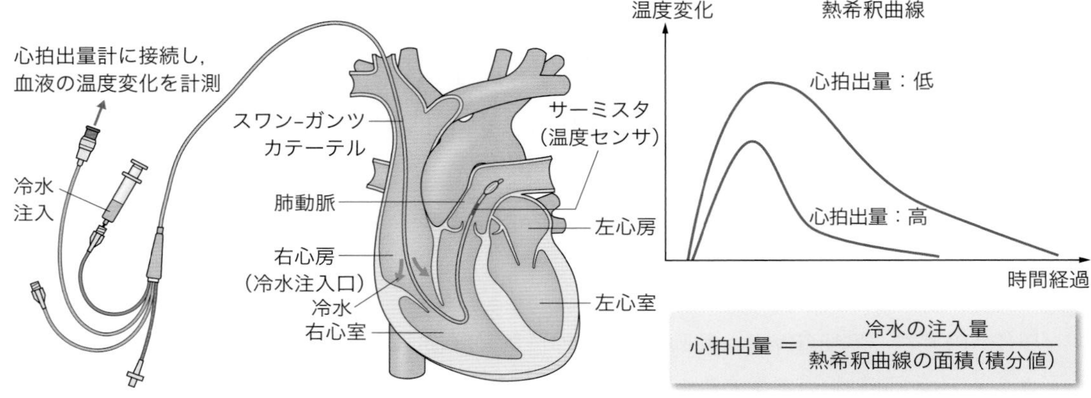

図 9-4　冷水注入による心拍出量測定

血液に温度変化を与え，肺動脈にある温度センサで，流れてきた血液の温度変化[2] を検出して心拍出量を測定します(図 9-4)。

肺動脈カテーテルによって測定される肺動脈楔入圧(PCWP)と心係数(CI)から心不全の程度を分類することができます。これを Forrester 分類と呼び，循環動態の評価と治療方針の目安になります(図 9-5)。

● **混合静脈血酸素飽和度測定($S\bar{v}O_2$)**[3]

混合静脈血とは上大静脈，下大静脈，冠静脈などから流れてきた血液が混合されたもので，肺動脈を流れる血液を指します。全身で酸素を消費された血液が集まる部分です。混合静脈血酸

NOTE [2] **温度変化の与え方**：温度変化は冷水を注入するだけでなく，専用のカテーテルに内蔵されたサーマル・フィラメントと呼ばれるヒーターで加温する方法もある。周期的に加熱を行い血液の温度変化を計測することで，連続的な心拍出量(CCO：continuous cardiac output)の測定ができる。

NOTE [3] **$S\bar{v}O_2$ と肺動脈カテーテル**：通常，$S\bar{v}O_2$ は肺動脈から採血して血液ガス分析によって測定するが，専用の肺動脈カテーテルを用いることで連続的に測定することもできる。カテーテル内の光ファイバを通して先端から赤色光と赤外光を血管内に照射し，パルスオキシメータと同様の原理で酸素飽和度の測定ができるものである。

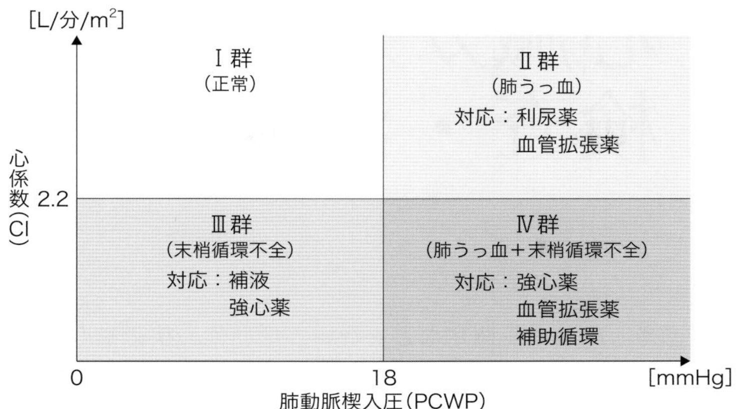

肺うっ血の指標として肺動脈楔入圧 18 mmHg，末梢循環不全の指標として心係数 2.2 L/分/m^2 を基準として心不全の程度を分類したもの

Ⅰ群：心臓のポンプ機能の失調は認められない
Ⅱ群：左心室前負荷が増加し，肺うっ血を伴う心不全
Ⅲ群：循環血液量の不足による心機能低下
Ⅳ群：心原性ショック

図 9-5　Forrester 分類と治療方針

素飽和度($S\bar{v}O_2$)は混合静脈血の酸素飽和度のことで，全身の酸素の需要と供給のバランスの指標になります。心機能や末梢循環，呼吸機能の状態の評価に使用します。正常値は 60〜80％です。

測定における注意点

冷水注入前に注入用のシリンジとカテーテル内腔を冷やしておく必要があります。そのため，カテーテルを冷水で一度フラッシュしておきます。また，冷水の注入速度が遅いと右心房に注入される前に温められてしまい，測定誤差の原因となります。

心房細動などの不整脈がある場合には，一回拍出量が一心拍ごとに変化するため測定値のばらつきが大きくなります。このような時は複数回の計測によって平均の心拍出量を求めます。なお，三尖弁閉鎖不全症などの逆流疾患や心房中隔欠損症などの短絡疾患がある場合，熱希釈法では正確な測定ができません。

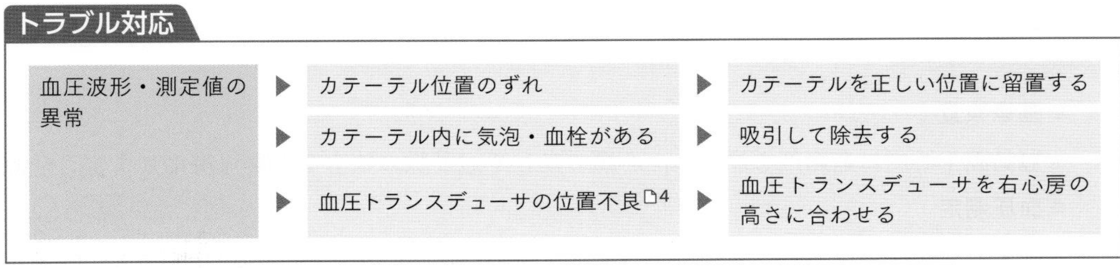

NOTE 4　**血圧トランスデューサの位置不良**：右心系の低い血圧を測定するため，血圧トランスデューサの高さのずれは大きな誤差となって測定値に表れてしまう。

10 心臓カテーテル検査・治療

重要度★★

目的
- 冠動脈の造影や心内の血圧測定などを行い，虚血性心疾患や心不全などの評価を行う
- 冠動脈狭窄部や閉塞部の治療を行う
- 心房細動などの不整脈の検査や治療を行う

気をつけること
- 局所麻酔で検査・治療が行われるため，患者への適切な声かけを行い，不安の解消に努める
- X線を用いて検査するため，被曝やその防護について正しく理解しておく

心臓カテーテル検査・治療とは

カテーテルを体表面から経皮的に血管内に挿入し，先端を心内や冠動脈などへ進めます。造影剤[1]を使用して心血管の状態の観察や，各部位での血圧の測定，血管内治療などを行います。

カテーテルの挿入血管は，右心系や肺動脈などへ進めていく場合は内頸静脈，大腿静脈，鎖骨下静脈が使用されます。冠動脈や左室などの場合は橈骨動脈，上腕動脈，大腿動脈が使用されます(図10-1)。

安全にカテーテルを体の中へ進めていくため，X線を使用した透視画像で常に位置を確認する必要があります。そのため，必要な設備の整った心臓カテーテル室で実施します。

心臓カテーテル検査

● 画像検査

冠動脈や心内に造影剤を注入し，心臓の動きや冠動脈の狭窄などを可視化します。

● 血圧測定

観血式血圧測定によってカテーテル先端部位の血圧を測定することができます。測定部位は

NOTE 1 **造影剤**：画像診断において特定の部位を強調して撮影するために使用する薬剤。心臓カテーテル検査・治療では化学構造にヨードを含むヨード系造影剤が使用される。副作用にアナフィラキシーショックや腎障害がある。

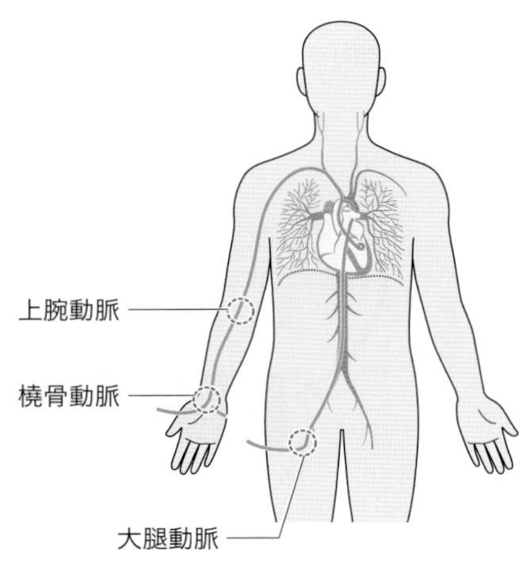

a. カテーテル挿入血管(動脈)

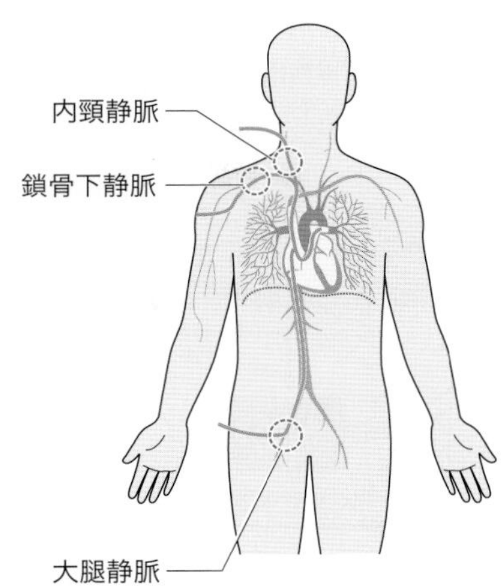

b. カテーテル挿入血管(静脈)

図 10-1　心臓カテーテル挿入部位

心内や肺動脈，大動脈などです。

● **その他の検査**

右心系を利用して心拍出量の測定や心筋生検，心臓電気生理学的検査[2]などを行うことができます。また，心内各部位の酸素飽和度を計測して，心内短絡の評価を行うこともあります。

カテーテルの種類と役割

心血管造影用，心内圧測定用，心筋生検用，心臓電気生理学的検査用など，部位や目的に応じてカテーテルを使い分けます。

カテーテルを目的部位へ進めるには，ガイドワイヤーが必要です。ガイドワイヤーを目的部位の先まで進めておき，その後ガイドワイヤーを通してカテーテルを進めていきます。肺動脈カテーテルのような静脈から挿入して右心系に進めるカテーテルでは，先端に風船(バルーン)が付いているため，風船を血流に乗せてカテーテルを進めていきます(p56 参照)。

心血管撮影装置

心血管撮影装置本体，検査台，支持装置(C アーム)，デジタルイメージング装置によって構成されます(図 10-2)。

検査台に仰臥位になった患者の背側から X 線を照射し，対向して設置された X 線検出装置で撮影します。C 型のアームを様々な方向に回転させたり，検査台を動かしたりすることで目

NOTE 2　**心臓電気生理学的検査(EPS：electrophysiological study)**：複数の電極カテーテルを使用して心内の電気活動(心内心電図)を検出することで，不整脈の診断を行う検査。

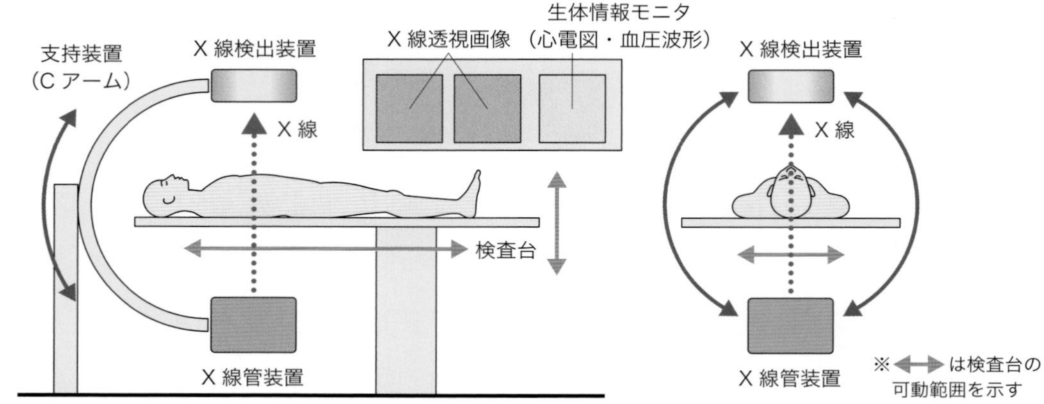

図 10-2　心血管撮影装置

標とする部位を撮影します。撮影された映像は術者用のモニタに表示されます。

放射線被曝による副作用を抑えるため，撮影時間は必要最低限とするとともに，医療従事者も適切な被曝防護[3]が必要です。

注意　検査や治療中は心電図や血行動態のモニタリングを行い，急変時には体外式ペースメーカや除細動器，大動脈内バルーンポンプ(IABP)などの生命維持管理装置による対応が必要になります。

心臓カテーテル検査用のポリグラフ(カテラボ装置)

ポリグラフは患者の心電図や血圧波形を表示，記録，解析する装置で，「カテラボ装置」とも呼ばれます(図 10-3)。心電図[4]ならびに血圧波形は，術者用のモニタにも表示されます。熱希釈法を使用した心拍出量測定や心内短絡率の計算もポリグラフで行います。

注意　心拍数の変化や異常波形の出現(ST 変化，期外収縮，心室細動など)，血圧の急激な変化などが認められた場合，速やかに術者に報告し適切な対処を行いましょう。

NOTE 3　**被曝防護**：患者は X 線装置から直接被曝をするが，医療従事者は患者や器具で散乱した X 線に被曝することになり，どこから被曝するかわからない。被曝防護三原則である距離・遮蔽・時間に従い，医療従事者は自身の被曝低減に努めなくてはならない。

NOTE 4　**心電図**：心臓カテーテル検査・治療中は 12 誘導心電図をモニタリングする。心電図電極は X 線画像に写らないようにカーボン素材が用いられている。

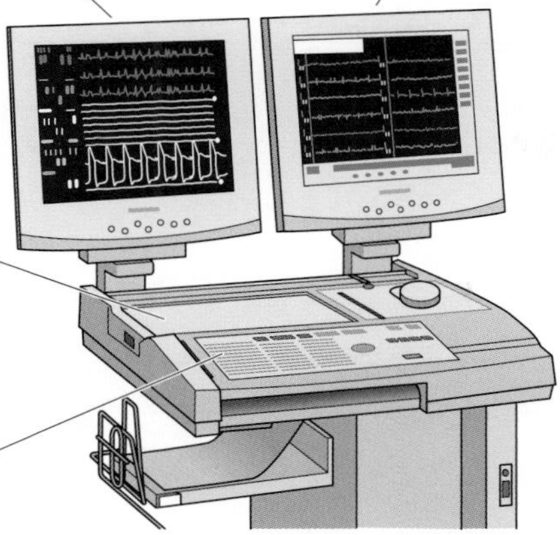

モニタリング用ディスプレイ
(リアルタイムの心電図，血圧
波形が表示される)
解析用ディスプレイ
(サンプルされた波形の計測を行う。記録用
にラベルやコメントの挿入などを行う)
サーマルアレイ
レコーダ
(画面に表示され
ている心電図や
血圧波形を記録
紙に印刷する)
キーボード

図 10-3　心臓カテーテル検査用のポリグラフ

カテーテルインターベンション

心血管に対するカテーテルを用いた低侵襲の治療[5]が広く行われています。虚血性心疾患では狭窄部位に対してバルーンやステントなどを用いた経皮的冠動脈インターベンション(PCI)による治療が行われています(図 10-4)。心房細動などの頻脈性不整脈にはカテーテルアブレーション(心筋焼灼術)が行われています。

バルーンによる血管拡張

冠動脈の狭くなった部分を風船(バルーン)によって高い圧力で押し広げます。この方法はバルーン冠動脈形成術(POBA：plain old balloon angioplasty)と呼ばれています。

ステントの留置

バルーンで押し広げた血管の拡張状態を維持するため，ステントと呼ばれるチューブ状の金網で内側から押さえつけます。ステントには金属ステント(BMS：bare metal stent)や薬剤溶出性ステント(DES：drug eluting stent)[6]があります。

NOTE [5] **心血管に対するカテーテルによる治療**：冠動脈のカテーテル治療は経皮的冠動脈インターベンション(PCI：percutaneous coronary intervention)と呼ばれる。他にも僧帽弁狭窄症に対する経皮的僧帽弁交連切開術(PTMC：percutaneous transluminal mitral commissurotomy)，動脈管開存症に対するコイル塞栓術，大動脈狭窄症に対するバルーン拡張術，完全大血管転位症へのバルーン心房中隔裂開術(BAS：balloon atrial septostomy)などがある。

NOTE [6] **DES**：金属ステント内の再狭窄予防のため，免疫抑制剤や細胞増殖抑制剤で被覆したステント。

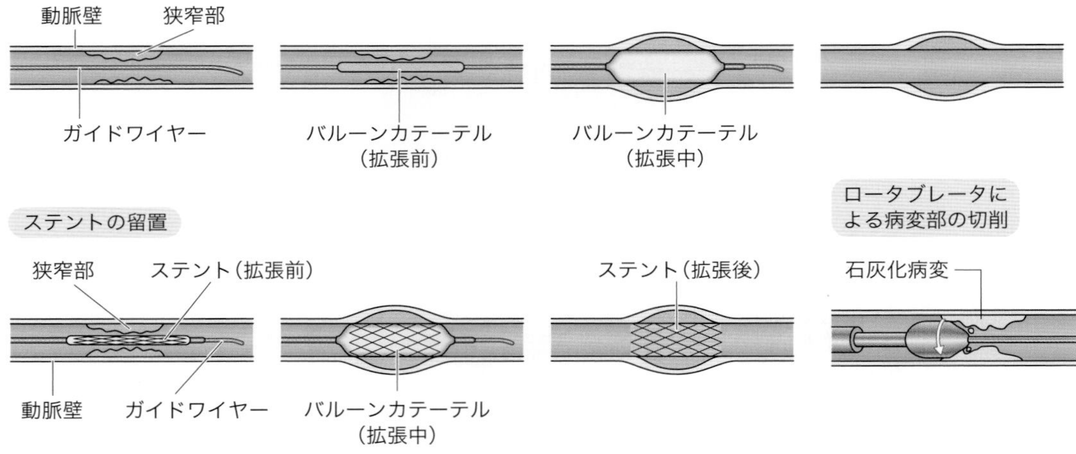

図 10-4　PCI による冠動脈治療

その他の冠動脈治療

ロータブレータは血管の石灰化が著しい症例に使用します。微小な人工ダイヤモンドで覆われたドリルを 1 分間に約 20 万回転させて，動脈硬化病変部を切削します。治療の補助として虚血の程度を評価する冠血流予備量比[7]の測定や，血管内超音波による血管内のエコー検査[8]などが行われます。

カテーテルアブレーション

心房細動や心房粗動のような頻脈性不整脈のカテーテル治療です。先端に複数の電極が設置された電極カテーテルで心内心電図を確認しながら，不整脈の原因となっている異常な伝導路を専用の電気メスなどで焼灼するものです(図 10-5)。

NOTE 7　**冠血流予備量比(FFR：fractional flow reserve)**：冠動脈狭窄部の機能的な評価法で，狭窄による血流阻害の程度の指標になる。狭窄部前後の血圧比を計測したもの。

NOTE 8　**血管内超音波(IVUS：intravascular ultrasound)**：カテーテル先端の超音波探触子によって，冠動脈内側から血管の断層像を得る検査。組織性状の評価もできる。

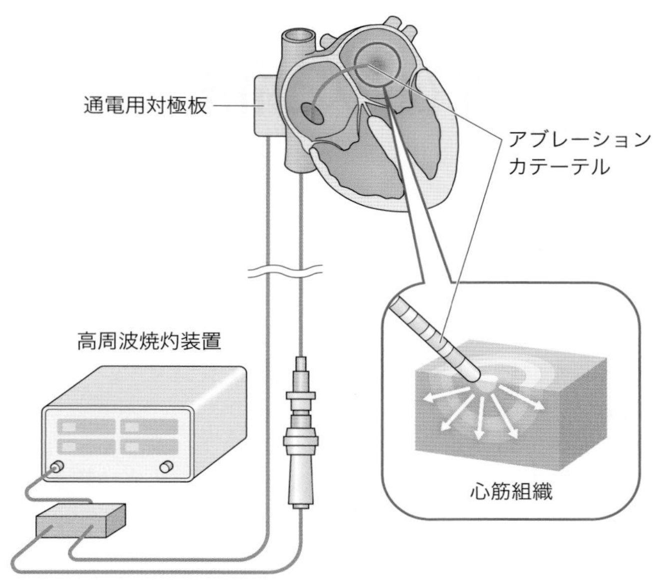

図 10-5　カテーテルアブレーション治療

心臓カテーテル検査・治療に伴う合併症

合併症を防ぐには，検査・治療にかかわる各スタッフの知識と技量が要求されます。カテーテル手技に集中しがちな術者が見落としやすい患者の変化(心電図，血圧，意識，呼吸状態など)に，周囲のスタッフがいち早く気づいて術者に知らせ，合併症への対応を行うことが重要です。

表 10-1　心臓カテーテル検査・治療の合併症

・急性心筋梗塞(冠動脈解離，冠動脈血栓症など)	・血管迷走神経反射
・狭心症の悪化(空気塞栓を含む)	・腎機能障害・腎不全
・心タンポナーデ	・肺血栓塞栓症
・血管損傷(血管穿孔，動脈解離など)	・気胸・血胸
・不整脈	・縦隔血腫
・血圧低下	・造影剤・局所麻酔剤アレルギー
・急性心不全	・穿刺部合併症(出血，血腫，仮性動脈瘤，動静脈瘻，動脈閉塞，感染，神経障害など)
・脳血管障害(脳塞栓，脳出血，一過性脳虚血発作など)	

11 血糖測定器

重要度★★

▶ 目的
- 血糖を測定し，血糖コントロール状況を把握する
- 糖尿病患者の指導や血糖管理に用いるツールの１つ

▶ 気をつけること
- 温度変化のある場所では使用しない
- 感染予防のため，採血前に穿刺部位を必ず消毒し，十分に乾かす
- 一度使用した針や測定用チップは再使用しない
- 採血後は絆創膏などで必ず止血する

血糖測定器とは

血糖とは血液中のブドウ糖(グルコース)のことで，私たちのエネルギー源として大切なものであり，常に体内に一定量存在することが重要です。しかし，糖尿病のように血液中のブドウ糖濃度が高くなると，眼や腎臓，神経などに障害を起こすことがあります。そのため，血糖の測定は，血糖コントロール状況を把握し，治療にフィードバックするために重要な検査です。最近では糖尿病患者の指導や血糖管理法の１つとして，患者自身が自宅などで簡単に使用できる簡易的な血糖自己測定装置が普及しています。また，微量の血液で血糖値が測定でき患者への負担が少ないことや，簡単な操作で測定できることもメリットです。これによって，血糖値を把握しながら快適な生活を送ることができます。

メカニズム(図 11-1)

血糖測定器は，その原理から酵素比色法と酵素電極法の２つに大きく分類されます。酵素比色法は，血液中のブドウ糖を測定センサにあるブドウ糖酸化酵素と反応させたときに生じる

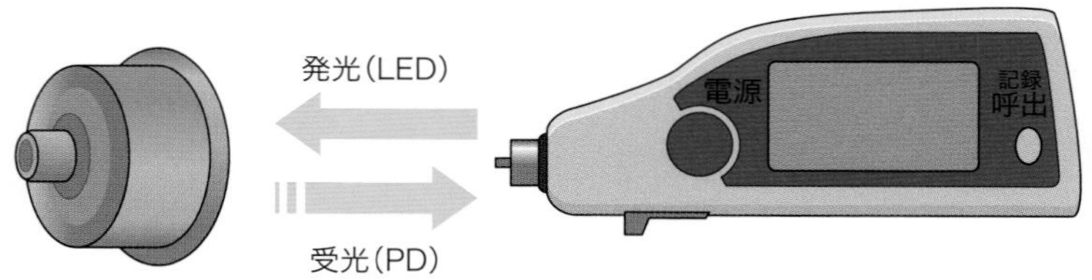

図 11-1　血糖測定の原理

色(濃度の度合い)の変化を，光を利用して測定(反射光を測定)するものです。酵素電極法は，血液中のブドウ糖を測定センサ(バイオセンサ)にあるブドウ糖酸化酵素と反応させたときに生じる電流の変化を測定するものです。

保守点検

使用前点検

□ モニタの日付や時刻は合っていますか？

□ 測定用チップ装着後のセルフチェックはクリアできましたか？

使用後点検

□ 使用した針や測定用チップは廃棄しましたか？

取り扱い手順(図 11-2)[1]

❶ 測定用チップを装着する。

測定用チップには使用期限があるため，確認しましょう。

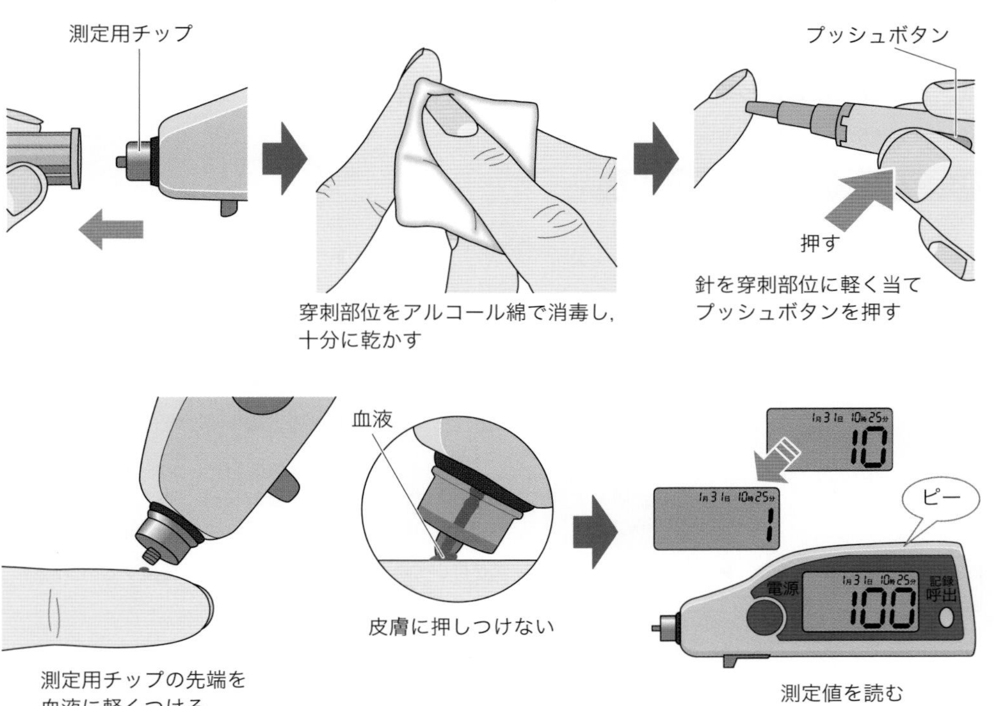

図 11-2　取り扱い手順(酵素比色法の例)

NOTE [1] **準備するもの**：血糖測定器，測定用チップ，穿刺用具(穿刺ペン)，アルコール綿，穿刺針のキャップ

❷ 消毒する。

穿刺部位を消毒し，十分乾かします。

❸ 穿刺する。

穿刺用具で指の側面や手掌を穿刺します(図 11-3)。

❹ 測定する。

血糖測定器の測定用チップの先端を血液に軽くつけます。

> ❗ 注意　測定用チップの先端を離すタイミングには注意しましょう。血液を無理やり押し出して，測定してはいけません。血液を出してから，できるだけ早く吸引し，採血部を絆創膏などで止血します。測り直すときは血液を拭き取り，初めからやりなおしましょう。

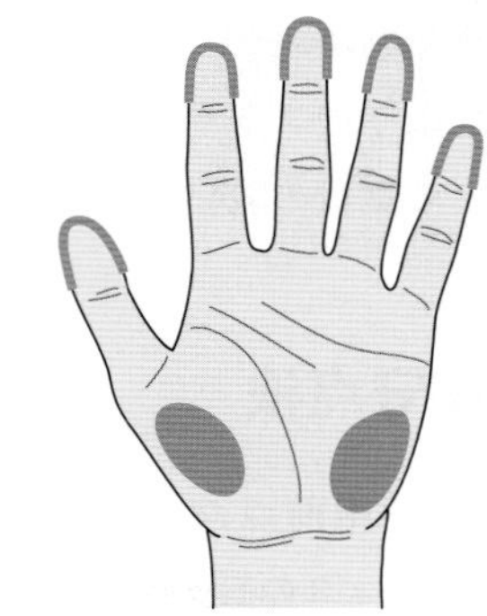

図 11-3　穿刺部位

❺ 測定用チップをはずし，廃棄する。

> ❗ 注意　一度使用した針や測定用チップは再利用してはいけません。必ず廃棄しましょう。

温度変化の激しいところでは正しい測定ができません。また，患者自身が測定を行う場合には，取り扱いなどについて説明を行うなど，患者教育が必要です。

トラブル対応(酵素比色法の場合)

症状	原因	対応
温度異常が表示された	適温以外の場所である	適温(10～35℃)場所に移動し，20分程度待って再度測定する
測定できない	本体の故障	専門家に連絡する
	測定窓が汚れている	綿棒などで測定窓の汚れを取り除く
	測定用チップが付いていない	測定用チップを付ける
	周りが明るすぎる	• 測定用チップを暗いほうに向ける • 直射日光が当たらない場所へ移動する
	使用済み測定用チップが付いている	新しいものと交換する

● 穿刺が不要の血糖測定器(FreeStyle リブレ)

専用の小型センサ(使い捨て，直径 35 mm ×厚さ 5 mm，重さ 5 g)を腕に貼付し，そこに読取機(reader)をかざすことで血糖濃度や血中ケトン体を測ることができる装置です。指先穿刺なしで，連続的に測定・記録することができます。

読取機にはセンサを交換する時期であることを知らせるメッセージが表示されたり，過去の履歴を見ることができます。

12 除細動器

重要度★★★

目的
- 致死性不整脈である心室細動(VF)，心室頻拍(VT)の治療
- 心房細動(AF)や心房粗動(AFL)などの心房性の頻脈性不整脈の治療

気をつけること
- 心静止には除細動治療の効果はない
- 緊急時に使用するものであるため，あらかじめ設置場所や使用方法を確認しておく
- 通電直前に周囲の人が患者に触れていないことを確認する

除細動器とは

心臓を2つの電極で挟み込み，大きな電流を流すことで，電気的除細動(電気ショック)を行い，頻脈性不整脈[1]の治療を行う生命維持管理装置です。異常に早くなった心臓のリズムを正常に戻すものであり，心静止(asystole)には効果がありません。

除細動器は体外式と植込み式の2種類に分類できます(表12-1)。いずれの場合も基本的な除細動治療の流れは同じです(図12-1)。

体外式除細動器(DC)

各部の名称と役割

体外式除細動器本体と，2つの通電電極で構成されます(図12-2)。本体には出力設定ツマミ，充電スイッチ，通電スイッチ，心電図モニタ，R波同期スイッチがあります。機種によっては徐脈に対して経皮的にペーシングを行う機能があります(表12-2)。

NOTE 1 除細動治療の適応となる頻脈性不整脈

心室細動

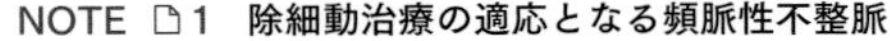

心室頻拍

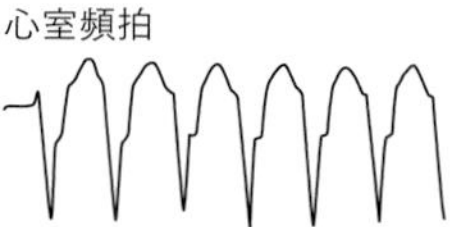

心房細動

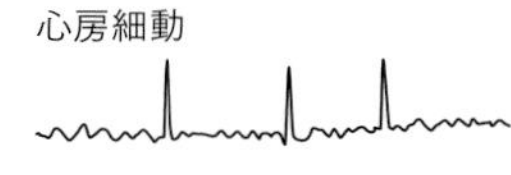

表 12-1　除細動器の種類と特徴

	体外式		植込み式
	体外式除細動器（DC）	自動体外式除細動器（AED）	植込み型除細動器（ICD）
適応	心室性頻脈，心房性頻脈	心室性頻脈	心室性頻脈
設置場所	医療機関	・医療機関 ・公共施設（駅，学校，商業施設など人が集まる場所）	患者体内へ植込み

	不整脈の確認	出力の設定	充電（チャージ）	不整脈の再確認	通電（電気ショック）
DC	医療従事者	医療従事者	医療従事者	医療従事者	医療従事者
AED	自動	自動	自動	なし	手動
ICD	自動	自動[*1]	自動	自動[*2]	自動[*2]

*1 植込み時に医療従事者により設定。植込み後でも体外からの設定変更が可能。
*2 不整脈の停止など除細動が不要と判断された場合，通電は行われない。

図 12-1　除細動治療の流れ

● **通電電極**

通電には体外パドルや使い捨てパッドを使用します。本体付属の体外パドルには通電用のスイッチがあり，2つのスイッチを同時に押すことで通電されます。使い捨てパッドは患者に貼り付けて使用し，通電は本体の通電スイッチで行います。通電電極は通電だけでなく心電図計測の役割もあります。心臓手術などで直接心臓に対して使用する場合は直接通電用パドルを使用します。

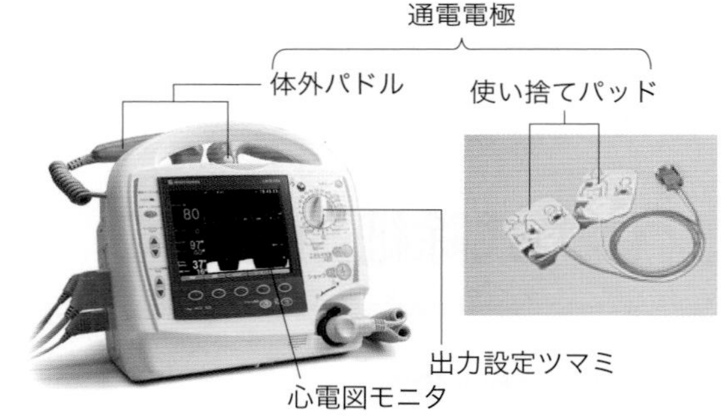

図 12-2　体外式除細動器
（デフィブリレータ TEC-5600 シリーズ，写真提供：日本光電工業株式会社）

通電方式

● **出力波形**（図 12-3）

出力波形には単相性（モノフェージック）と二相性（バイフェージック）があります。単相性は電流が一方向に流れるもので，二相性は電流が途中で反転して二方向に流れるものです。二相性の方が低エネルギーで除細動が可能で，心筋へのダメージが少ないという特徴があり，最近

表 12-2 出力エネルギーの設定

<table>
<tr><th colspan="2" rowspan="2"></th><th colspan="3">心室性頻脈</th><th colspan="2">心房性頻脈</th></tr>
<tr><th colspan="2">体外通電</th><th>直接通電</th><th>心房細動</th><th>心房粗動</th></tr>
<tr><td rowspan="2">成人</td><td>二相性出力</td><td>初回
2 回目以降</td><td>120〜200 J
初回と同等以上</td><td>20〜60 J</td><td>120〜200 J
適宜増</td><td rowspan="2">初回　50〜100 J
2 回目以降　適宜増</td></tr>
<tr><td>単相性出力</td><td>初回〜
2 回目以降</td><td>360 J</td><td>20〜60 J</td><td>200 J
適宜増</td></tr>
<tr><td colspan="2">小児
(体重 25 kg 以下)</td><td>初回
2 回目以降</td><td>体重(kg)× 4 J</td><td>5〜20 J</td><td colspan="2"></td></tr>
</table>

(JRC 蘇生ガイドライン 2015 より)

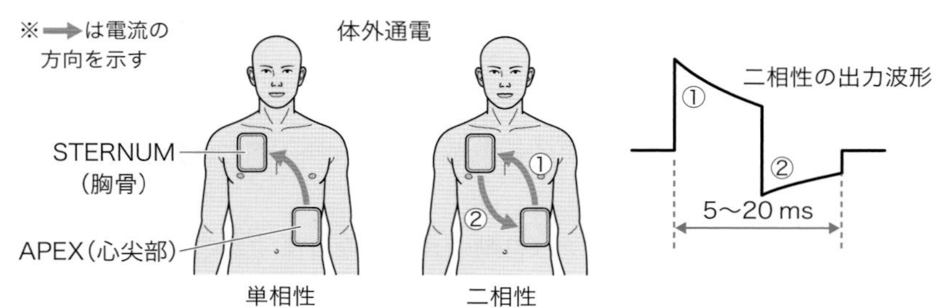

図 12-3 通電電極の装着位置と出力波形

の除細動器は二相性を採用しています。

● **R 波同期通電**(図 12-4)

心房性の頻脈と血行動態が維持された心室頻拍の治療は，心室筋の動きに合わせて通電する必要があります(同期通電，またはカルディオバージョンと呼びます)。心室筋の受攻期[2]に心臓へ電気刺激が加わると，心室細動を起こす危険性があります。これを避けるためにR波同期通電では心電図のR波を検出し，R波の直後の絶対不応期[3]に通電します。

保守点検

☑ 使用前点検

- □ ペースト，ゴム手袋，心電図ケーブル，心電図電極はありますか？
- □ 使い捨てパッドの使用期限は過ぎていませんか？
- □ 直接通電用パドルの滅菌期限は切れていませんか？
- □ 出力設定ツマミあるいはスイッチで，適切に設定が変更できますか？
- □ 本体およびパドルの通電[4]スイッチで，通電ができますか？
- □ 本体起動時，R 波同期機能はオフになっていますか？

NOTE 2 **受攻期**：心筋の興奮性が一過性に高まる時期。相対不応期の中にあり，心電図上のＴ波の頂点付近に存在する。
NOTE 3 **絶対不応期**：心筋が外部からのいかなる刺激にも反応しない時期。
NOTE 4 **パドルの通電確認**：本体のテストモード機能や簡易動作チェックを行うことで点検が可能。

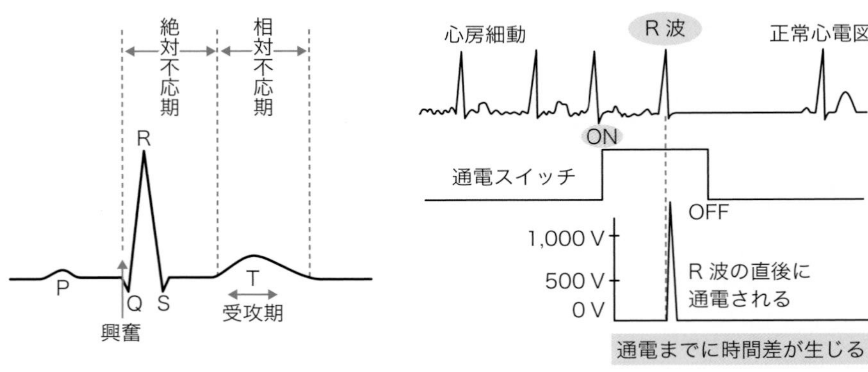

図 12-4　R 波同期通電

□ R 波同期機能をオンにすると，心電図に R 波の検出を示すマーカが表示されますか？

☑ 使用後点検

□ R 波同期通電後，R 波同期スイッチは自動でオフになりますか？

□ パドルにペーストの拭き残しなどの汚れはありませんか？

□ 決められた設置場所に戻し，AC 電源に接続して充電をしましたか？

□ 使用した物品を補充しましたか。

取り扱い手順[5]

● **非同期通電**[6]

❶ AC 電源に接続，あるいはバッテリの充電状態を確認し，電源を入れる。

❷ 医師の指示のもと，出力エネルギーを設定する。

❸ 患者胸部を確認し，濡れていれば乾いたタオルで拭く。

> **注意**　患者の胸部周囲に酸素が流れていないことを確認しましょう。

❹ 体外パドルに除細動用ペーストを塗る。2 つの電極面をすり合わせ，ペーストを均一に延ばす。

> **注意**　パドルの電極面に素手で触れたり，はみ出たペーストに指などが触れたりすると感電の恐れがあります。

NOTE 5　**準備するもの**：除細動器本体，除細動用ペースト，使い捨て除細動パッドおよび本体接続ケーブル，直接通電用パドル，手袋，心電図ケーブルおよび心電図電極，心肺蘇生のための物品(用手換気装置など)

NOTE 6　**非同期通電**：心室細動および血行動態破綻の心室頻拍は，可及的速やかに除細動しなければならないため非同期通電を行う。通常，除細動器の電源を入れたときは，非同期通電ができる状態になっている。

注意　ペーストは除細動器専用のものを使用します。超音波検査用のゼリーは導電性がないため，使用してはいけません。体外パドルにペーストを塗らないで通電すると皮膚に熱傷ができたり，無効通電の原因になります。

❺ 体外パドルを通電部位に押し当てる。使い捨てパッドを使用する場合は，ペーストは使用せず通電部位に貼付する。

注意　左手はSTERNUM(胸骨)側パドルを胸骨右縁鎖骨下に，右手はAPEX(心尖部)側パドルを前腋窩線上の左乳頭下の胸壁にしっかりと押し当てます(図12-3)。

❻ 充電スイッチを押し，充電完了をモニタ画面，充電完了音で確認する。
❼ 周囲の人に声をかけ，患者に触れている人がいないことを確認する。

注意　通電中に患者に触れてしまうと，感電の恐れがあります。

❽ 体外パドルを通電部位に強く押し当て，体外パドルあるいは本体の通電スイッチを押して通電する。
❾ 直ちに心肺蘇生を再開する。
❿ 心電図モニタを確認する。不成功の場合，出力エネルギーを調整し再度除細動を施行する。
⓫ 除細動成功時には，通電した部位に熱傷がないか確認する。
⓬ 体外パドルに付着したペーストを完全に拭き取る。

注意　パドルの汚れは除細動効果の低下や通電部位の熱傷の原因になります。

⓭ 所定の設置場所へ戻し，本体をAC電源に接続してバッテリを充電状態にする。

● **R波同期通電**[7]

❶ 除細動器の心電図ケーブルを使用して患者の心電図をモニタし，十分な大きさのR波が表示されていることを確認する。
❷ R波同期スイッチをオンにし，心電図のR波に検出確認用のマーカが表示されていることを確認する。
❸ 麻酔下の患者に呼びかけを行い，意識状態を確認する。呼びかけに反応しなければ，医師の指示のもと，適切な出力エネルギーに設定する。
❹ 再度R波同期がオンであることを確認し，充電を開始する。
❺ 充電完了後，通電スイッチを押す。スイッチは通電されるまで押し続ける。

注意　通電スイッチが押された後のR波に同期して通電されるため，通電までに時間差が生じます。

❻ 通電後の手順は非同期通電と同様に行う。

NOTE 7 **R波同期通電と麻酔**：意識のある患者への通電となるため，静脈麻酔下で行う。

トラブル対応

トラブル	原因	対処
・除細動が無効であった📄8 ・通電部位に熱傷を起こした	ペーストの塗布が不十分	ペーストは適度な量をはみださないように塗布する
	パドルの押し付けが弱い	パドルを十分に押し付ける
	パドルの汚れ	使用後のパドルの清拭を徹底する
併用する機器にトラブルが起こった	機器への除細動からの過大電流の流入	ME 機器に表示されている図記号📄9を確認し，除細動保護回路を備えた機器を使用する

自動体外式除細動器（AED）

AED（automated external defibrillator）は心停止後に早期の除細動を行うため，一般市民でも扱うことができる除細動器です。AED は除細動までの一連の動作を音声で指示し，心電図を解析して自動で除細動の必要性を判断します。除細動が必要と判断された場合は，操作者が通電ボタンを押して通電できるようになります。

使用時の心電図データや通電記録は内部メモリに保存され，後で確認することができます。公共施設のほか，医療機関への設置も増えています。

取り扱い手順と注意点

6 歳未満の小児には小児用パッドを使用するか，小児モードに切り替える，または小児キー（鍵）を本体に差し込みます。これにより出力エネルギーを小児用に低減することができます。小児に成人用パッドを代用することは可能ですが，小児用パッドを成人に用いてはいけません。

胸部が濡れている場合は，乾いたタオルなどで拭きましょう。ペースメーカなどが植え込まれている場合は，本体の真上を避け，8 cm 以上離してパッドを貼りましょう。

NOTE 📄8 **除細動の無効**：通電電極と体の接触が不十分だと，皮膚表面でエネルギーが消費され，通電部位の熱傷につながるだけでなく，心臓に十分なエネルギーが通電されない。

NOTE 📄9 **耐除細動形を示す図記号**

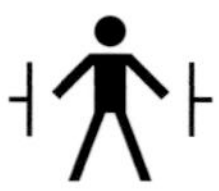
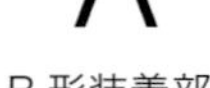
B 形装着部

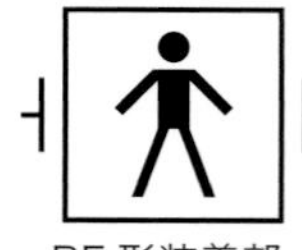
BF 形装着部

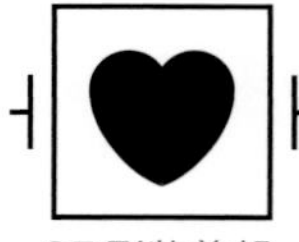
CF 形装着部

※除細動の高電圧から装置を保護する回路が内蔵されている医療機器を示している。

植込み型除細動器(ICD)

ICD(implantable cardioverter defibrillator)は致死性不整脈による心臓突然死を予防するための体内植込み型の除細動器です(図 12-5)。過去に心室細動や心室頻拍を起こしたことがある場合や，ブルガダ症候群などの突然死をきたす疾患が適応になります。ICD は不整脈を検出すると自動的に除細動治療を行いますが，徐脈に対するペースメーカの機能も備えています。

本体はペースメーカと同様に胸部皮下に植え込み，除細動用の電極リードを右心室に挿入します。出力エネルギーは最大でも 40 J 程度と体外式除細動器より低エネルギーで，出力波形は二相性です。

ICD 植え込み後の注意点

ICD による治療が行われた場合，患者は速やかに病院を受診し，適切な治療が行われたかについて不整脈専門医や臨床工学技士によるチェックを受ける必要があります。ICD は心室性以外の頻脈の誤認識や電磁干渉(EMI：electromagnetic interference)による不適切作動を起こす可能性があるためです。

ICD 植込み患者に電気メスや CT 検査などの X 線診断装置を使用する場合には，臨床工学技士や取り扱い業者による立会いのもとで設定変更など適切な対応を行う必要があります。また，日常生活においては電磁干渉を防ぐため，IH 調理器や電気自動車の充電器などの使用に注意が必要になります。

最近は ICD の情報を自宅などから電話回線を通じて自動送信し，医療機関で確認することができる遠隔モニタリングの利用も増えています。

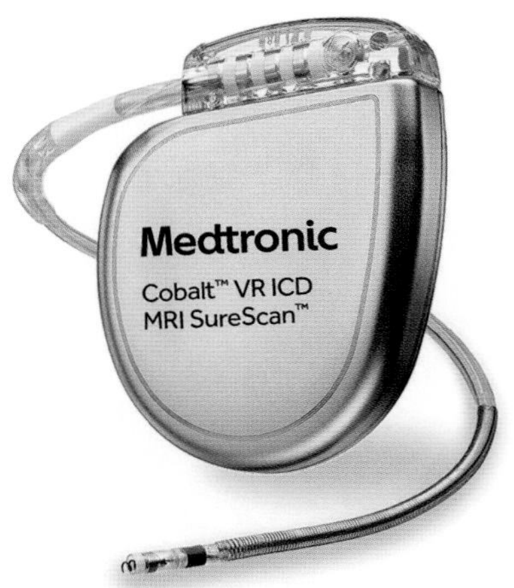

図 12-5　植込み型除細動器(ICD)
(Cobalt™ VR ICD，写真提供：日本メドトロニック株式会社)

13 輸液ポンプ

重要度★★★

目的

- 微量な薬剤を定常性を維持しながら一定時間投与するときに使用する

気をつけること

- 輸液開始前に流量表示なのか，予定量表示なのか確認する
- 長時間使用する場合は，チューブの状態(変形など)に注意する

輸液ポンプとは

メカニズム

輸液ポンプには容積制御方式(流量制御型)と滴下制御方式(滴数制御型)の2種類があります(図 13-1，2)。いずれの方式においても，閉塞，気泡混入，流量異常，空液，バッテリ，ドアアラームなどのアラーム機能がついています(図 13-3)。

● 容積制御方式

専用の輸液セットを用いて，時間あたりの輸液量を制御する方式です。定常性に優れた正確な輸液量の持続投与ができます。

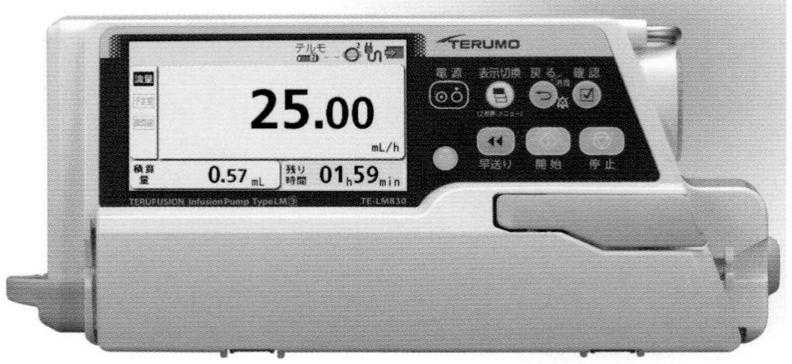

図 13-1　輸液ポンプ(流量制御型)
(テルフュージョン® 輸液ポンプ LM 型 3，画像提供：テルモ株式会社)

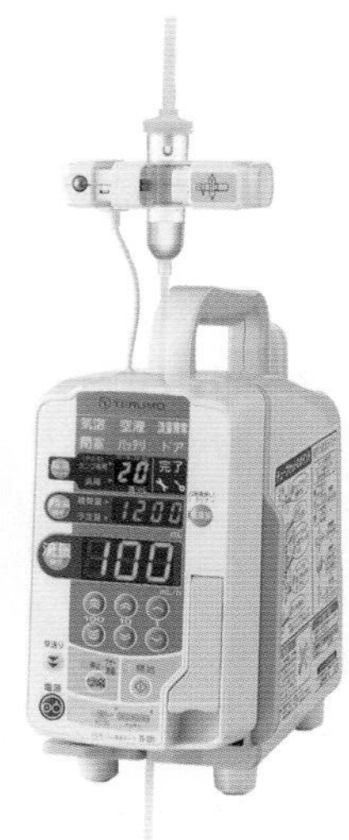

図 13-2　輸液ポンプ(滴数制御型)
(テルフュージョン® 輸液ポンプ TE-131，画像提供：テルモ株式会社)

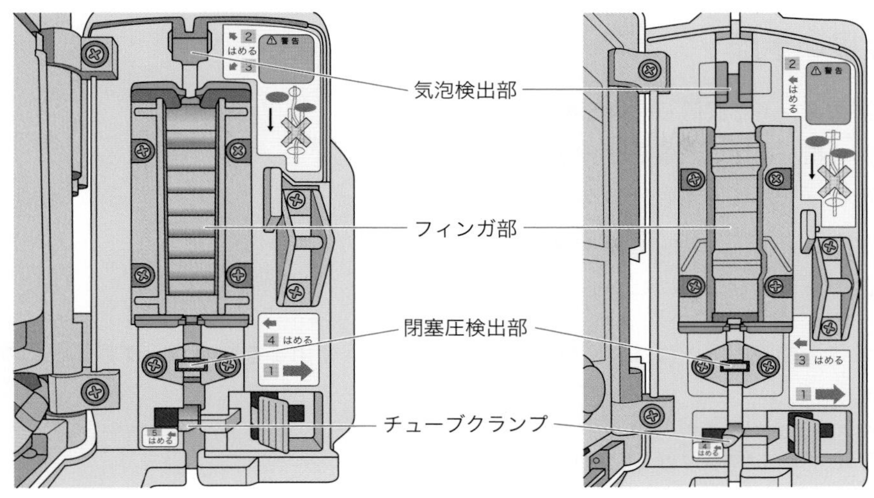

図 13-3　輸液ポンプの構造

● **滴下制御方式**

滴下数を数えて流量を制御する方式です。ドリップチャンバに滴下センサを取り付け，滴下数を検出して流量をコントロールします。滴下する薬液の粘度や注入速度，ドリップチャンバの傾きの変化により 1 滴の量が変化すると，流量誤差が生じるため注意が必要です。

保守点検

☑ 使用前点検

☐ セルフチェックは正常ですか？
☐ チューブクランプを解除しドアを開けたとき，チューブクランプは閉じていますか？
☐ 滴下センサは正しい位置に接続されていますか？
☐ 積算量はクリアされていますか？
☐ 輸液セットや流量の設定は合っていますか？
☐ 開始スイッチは操作できますか？
☐ 架台にしっかり固定されていますか？

☑ 使用中点検

☐ クレンメは全開ですか？
☐ 薬液の減り具合は正常ですか？
☐ 輸液セットや流量の設定は合っていますか？
☐ 滴下の具合と滴下検出ランプは正常に作動していますか？
☐ 積算量は合っていますか？
☐ 穿刺部位周辺に異常はないですか？

取り扱い手順[1]

❶ 点滴スタンドを設置し，電源を入れる。

❷ 医師の指示に従い，薬剤を準備する。

❸ 輸液セットを準備する。

❹ プライミング[2]を行い，クレンメを閉じておく。

❺ 輸液セットをポンプにセットする。

> **注意**　輸液セットにはいくつか種類があります。使用する輸液ポンプ専用のものを必ず使用しましょう。

❻ 滴下センサを取り付ける（次頁図 13-5）。

> **注意**　表示が，流量なのか，予定量なのか輸液開始前に必ず確認しましょう。

❼ 設定を確認する。

❽ クレンメを開け輸液を開始する。

❾ 輸液中の観察を行う。

輸液開始後はドリップチャンバ内の滴下を目視にて確認しましょう。

> **注意**　ポンプ部ではチューブをしごきながら輸液するため，同一チューブを長時間使用すると，チューブの劣化や破損，変形により，輸液量が変化する可能性があります（図 13-4）。したがって，取扱説明書に記載されている時期を超えない範囲で使用します。

❿ 輸液を終了する。

> **注意**　フリーフロー[3]防止のクリップがついた輸液セットもありますが，輸液ポンプのドアを開けるときは，必ずクレンメを閉じましょう。

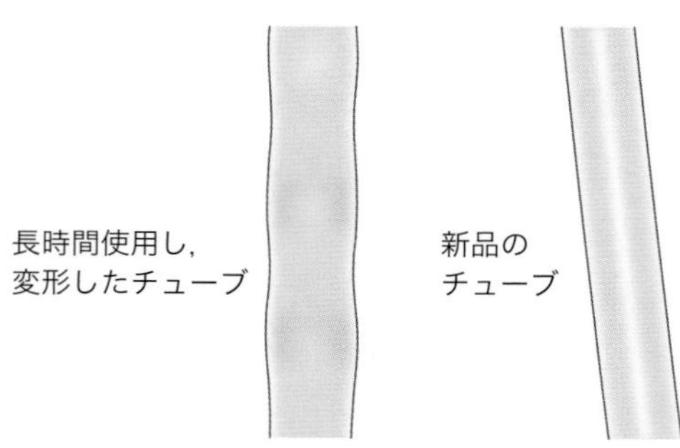

図 13-4　チューブの劣化

NOTE 1 **準備するもの**：専用の輸液セット，薬剤，点滴スタンド，三方活栓，輸液ポンプ

NOTE 2 **プライミング**：回路内の空気を充填液と置換すること。

NOTE 3 **フリーフロー**：輸液ポンプの制御に関係なく，輸液が急速に注入される現象のこと。主にクレンメを閉めずに輸液ポンプのドアを開け，チューブクランプを解除することで起こる。

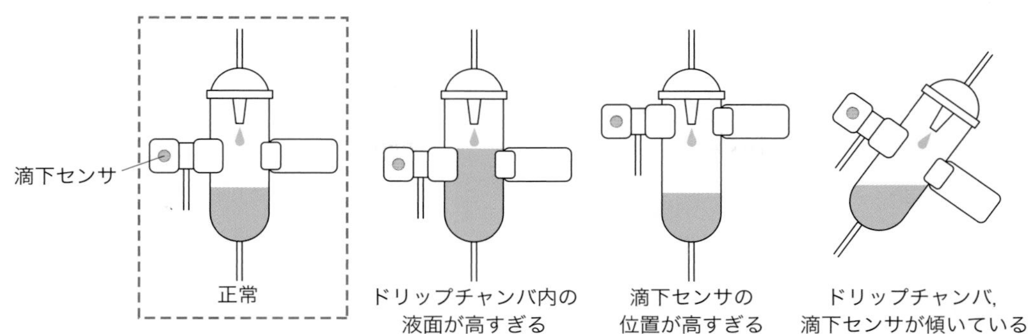

図 13-5　滴下センサの位置

トラブル対応

アラーム	原因	対応
閉塞アラームが鳴る	輸液チューブの折れ，つぶれ，静脈針や輸液ラインの詰まり	ボーラス注入を防ぐため，輸液ラインの下流を閉じ，輸液ラインの内圧を開放してから閉塞の原因を取り除く
	高粘度輸液，細径輸液ルートの使用	適切な閉塞圧の感度設定を行う
気泡混入アラームが鳴る	輸液ボトルが空になり，空気が送られた	新しい輸液ボトルをセットする
	輸液チューブ内に気泡が発生した	気泡を取り除く
	輸液チューブが正しくセットされていない	輸液チューブを正しくセットしなおす
流量異常アラームが鳴る	• 滴下センサが傾いた状態で使用し，滴下を感知できていない • 滴下センサが滴下ノズルや液面に近すぎて滴下を感知できていない	滴下センサの位置（図 13-5）を変更する
	本体の設定と違う輸液セットを使用している	設定した輸液セットを使用する
空液アラームが鳴る	滴下センサが感知できていない	滴下センサの位置を変更する
	輸液ボトルが空になっている	新しい輸液ボトルをセットする
ドアアラームが鳴る	ドアがきちんと閉まっていない	クレンメを閉じ，ドアを閉めなおす
	輸液チューブがきちんと装着されていない	輸液チューブを正しくセットする
電圧低下アラームが鳴る	バッテリ電圧が低下している	コンセントに接続して充電する
	バッテリが劣化している	点検を依頼する

14 シリンジポンプ

重要度★★★

▶目的
- 輸液ポンプと同様に，指定された一定の速度で薬液を持続的に確実に投与する
- 未熟児や新生児などで，微量の薬物を長時間にわたって正確に投与したいときに使用する

▶気をつけること
- 専用のシリンジを使用する
- シリンジが正しくセットされているか，必ず確認する
- プライミングを行った際，シリンジと本体に隙間がないか確認する

シリンジポンプとは

メカニズム

シリンジポンプ[1]（図 14-1）は，注射筒（シリンジ）を用いて微量の薬液を輸液するためのポンプです。設定した速度で，シリンジをモータで押すことにより送液します。

主なアラーム機能には，シリンジ外れ，押し子外れ / クラッチ外れ，閉塞，残量，開始忘れ，バッテリアラームなどがあります

保守点検

☑ 使用前点検

□ シリンジは確実にセットされていますか？

□ 使用するシリンジポンプ専用のシリンジですか？

□ 積算量はクリアされていますか？

□ 流量の設定は合っていますか？

□ 架台にしっかり固定されていますか？

☑ 使用中点検

□ 三方活栓の向きは正常ですか？

NOTE 1 **シリンジポンプの精度**：流量精度は一般的に± 3％程度で，高精度で輸液が可能。

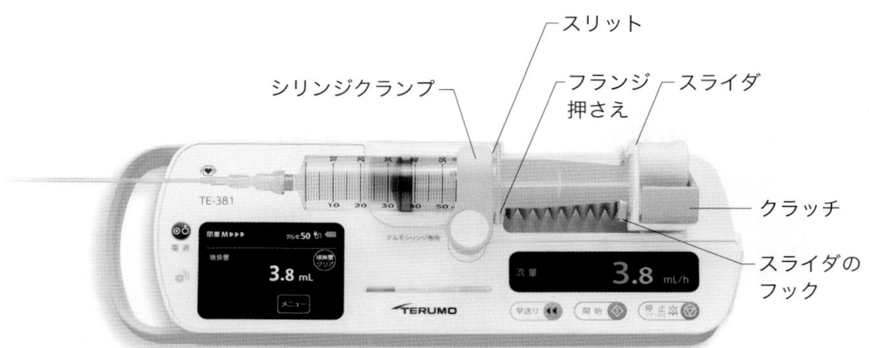

図 14-1 シリンジポンプの構造
（テルフュージョン™ シリンジポンプ 38 型，写真提供：テルモ株式会社）

□ 薬剤の減り具合は正常ですか？
□ 積算量は合っていますか？
□ 穿刺部位周辺に異常はないですか？

取り扱い手順[2]

❶ 規定のシリンジを準備し，医師の指示に従い薬液を準備する。
❷ 輸液ライン，三方活栓をエア抜きのために満たす。
❸ シリンジの押し子，外筒のツバ(フランジ)を確実にシリンジポンプにセットする。

> **注意** 正しくシリンジがセットされているか確認しましょう。機種によって使用するシリンジが決められており，専用でないシリンジを使用すると，設定した投与量を正確に送れないことがあります。

❹ 小数点などの桁に注意し，医師から指示された流量に設定する。
❺ 早送り機能を使用し，エア抜きを行い，シリンジの押し子，外筒のツバ(フランジ)とスリットの隙間がないことを再度確認してから，輸液ラインを接続する(図 14-2)。

> **注意** シリンジを確実にセットし，サイフォニング現象[3]や逆流現象に注意しましょう。

❻ ルートに閉塞や屈曲がないこと，三方活栓の向きが正しいことを確認する。
❼ 正常に作動しているか確認する。

NOTE 2 **準備するもの**：専用シリンジ，輸液ライン，三方活栓，薬剤，シリンジポンプ，点滴スタンド，点滴スタンド用ホルダ

NOTE 3 **サイフォニング現象**：シリンジポンプの位置が患者より高い位置にあり，シリンジの押し子が何らかの原因で固定されていないとき，落差で薬液が急速に大量注入されること。

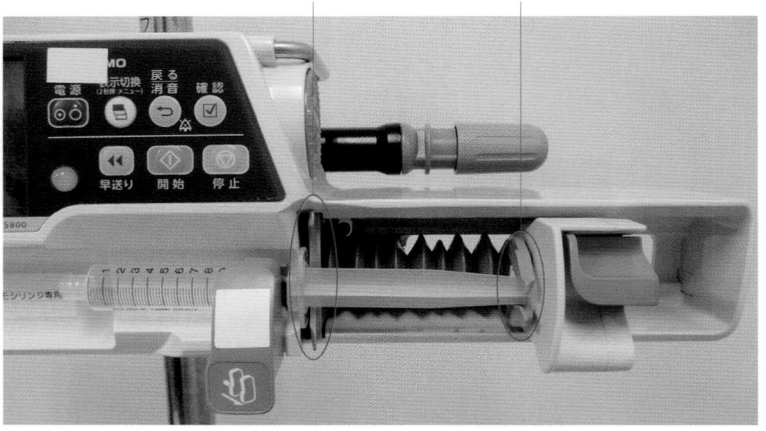

図 14-2　隙間の生じる箇所

トラブル対応

輸液を開始してから設定流量に安定するまでの流量特性(図 14-3)を理解し，プライミングなどを確実に行うことが大切です。また，シリンジをセットしなおした際には，隙間によるタイムラグや逆流防止のため必ず早送りを押してプライミングを行いましょう。

機種によってバッテリの充電時間が異なるため，取り扱い説明書などから充電時間がどのくらいなのか把握しておきましょう。

トラブル	原因	対応
シリンジアラームが鳴る	●シリンジが確実にセットされていない ●シリンジがはずれてしまった ●シリンジセレクタがずれた	シリンジを確実にセットする
閉塞アラームが鳴る	輸液チューブの折れ，つぶれ，静脈針や輸液ラインの詰まり	ボーラス注入を防ぐため，輸液ラインの下流を閉じ，輸液ラインの内圧を開放してから閉塞の原因を取り除く
	高粘度薬液や細径輸液ルートの使用	適切な閉塞圧の感度設定を行う
サイフォニング現象，逆流現象が起こった(図 14-4)	患者よりシリンジポンプの位置が高い(低い)	シリンジポンプの設置位置を患者と同じ高さにする
	本体にシリンジが正しくセットされていない	本体とシリンジを確実にセットする

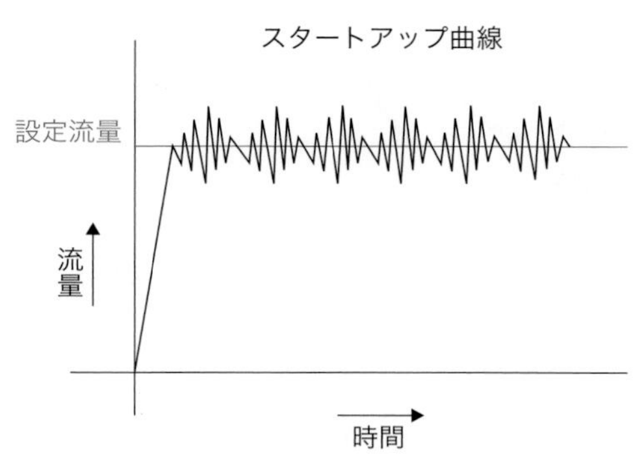

トランペット曲線

流量誤差

観測窓時間

スタートアップ曲線：ポンプによる輸液開始直後から流量が安定するまでの特性

トランペット曲線：安定状態における流量誤差の変動の特性

図 14-3　流量特性

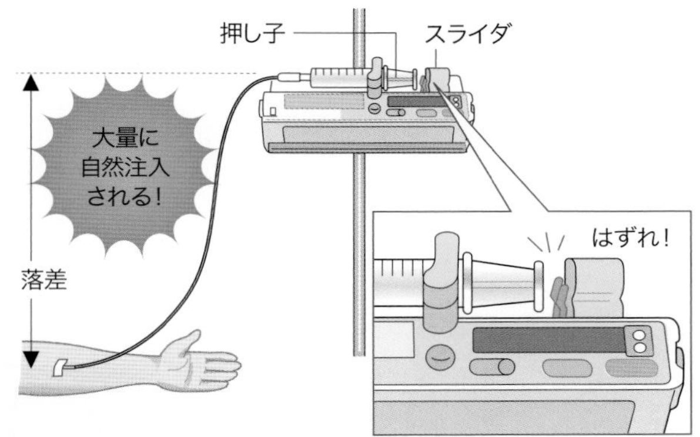

シリンジの押し子の固定が外れた時にポンプの位置が
患者より高いと，高低落差で薬液が急速に大量注入される

図 14-4　サイフォニング現象

15 経腸栄養ポンプ

重要度★

▶目的
- 経口摂取ができない患者に対し，設定した速度(流量)で経腸的に栄養剤を注入する

▶気をつけること
- 静脈カテーテルとの誤接続
- フリーフローの防止

経腸栄養ポンプとは

メカニズム

経口摂取ができない患者に対し，経鼻カテーテルや胃瘻カテーテルを用いて，消化管に栄養剤を注入する機器です。

注入方法は装着した栄養セットのチューブを蠕動式フィンガで押圧して，栄養剤を送り出すペリスタリックフィンガ方式です(図 15-1)。

主なアラーム機能には閉塞，空液，バッテリ，ドアアラームなどがあります。

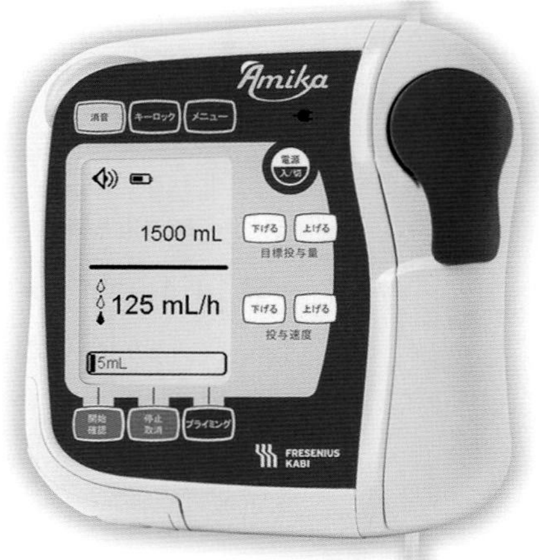

図 15-1 ペリスタリックフィンガ方式の経腸栄養ポンプ
(Amika®，写真提供：フレゼニウス カービ ジャパン株式会社)

保守点検

☑ 使用前点検

☐ 専用栄養セットが装着されていますか？
☐ 積算量はクリアされていますか？
☐ 予定量，流量の設定は合っていますか？
☐ 架台にしっかり固定されていますか？

☑ 使用中点検

☐ 栄養剤の減り具合は正常ですか？
☐ 専用セットが装着されていますか？

□ 積算量は合っていますか？

□ 栄養カテーテルとの接続部にゆるみはないですか？

取り扱い手順[1]

❶ 電源を入れる。

❷ 栄養剤を容器に入れる。

❸ 専用栄養セットのクレンメを閉じ，プライミングをする。

❹ 本体に専用栄養セットを装着する。

❺ 流量，予定量の設定をする。

❻ クレンメを開き，栄養カテーテルと接続する。

❼ ルートに閉塞や屈曲がないことを確認する。

❽ 送液を開始する。

トラブル対応

アラーム	原因	対応
閉塞アラームが鳴る	ルートの詰まり，屈曲，つぶれ	●クレンメを閉じた後ドアを開け，閉塞の原因を取り除く ●専用栄養セットを正しく装着しなおす
	クレンメの開放忘れ	クレンメを開ける
空液アラームが鳴る	容器が空になっている	栄養剤を容器に追加する
	●空液検出部の汚れ ●専用栄養セットが正しく装着されていない	専用栄養セットを本体に正しく装着しなおす
ドアアラームが鳴る	ドアがきちんと閉まっていない	クレンメを閉じ，ドアを確実に閉める
	専用栄養セットが正しく装着されていない	ドアを開け，専用栄養セットを正しくセットしなおす

NOTE 1 **準備するもの**：専用栄養セット，経腸栄養ポンプ，点滴スタンド，医師の指示による栄養剤

16 ペースメーカ

重要度★★★

目的
- 体内に留置し，生命を維持・管理する
- 徐脈[1]のみられる患者に対し，正常な心拍数と同じだけの電気刺激を心臓に与え，全身の血液循環を維持する
- 心不全に対する心臓再同期療法専用ペースメーカ(CRT-P)[2]も使用される

気をつけること
- 電池の消耗による機能の低下
- ペーシングとセンシングが適正に行われていること

ペースメーカとは

種類とメカニズム

体外式ペースメーカと植込み型ペースメーカの2種類があります(図16-1)。

●体外式ペースメーカ

心臓内あるいは表面に取り付けられた電極リード(電極カテーテル)を，体外の本体と接続して用いる方式です。植込み型ペースメーカを装着する時間の猶予がない緊急時などに，一時的に用います。このため，テンポラリペースメーカとも呼ばれます。

●植込み型ペースメーカ

電池を内蔵した本体(ジェネレータ)と電極リードが体内に植え込まれ，植え込み後は電池残量などの定期的なチェックを行えば，患者は日常生活を送ることができます。電池消耗時に本体の交換手術を行うことで半永久的に使用できます。

各部の名称と役割

[電極リード]

大腿静脈，頸静脈，鎖骨下静脈から挿入し，電極先端は心臓の内壁に固定されます。心室で

NOTE [1] **徐脈**：洞不全症候群や完全房室ブロックなど，成人で安静時60回/分以下の心拍数が継続している状態を徐脈という。徐脈によりめまいや息切れ，失神や意識消失などの症状が現れ，死に至ることもある(アダムス・ストークス症候群)。

NOTE [2] **心臓再同期療法専用ペースメーカ**：右心房，右心室，そして冠静脈洞を経由して左心室側壁の冠静脈に電極リードを留置する。右心室と左心室を同時にペーシングすることで，拡張型心筋症の心室間伝導遅延による心不全を改善する。

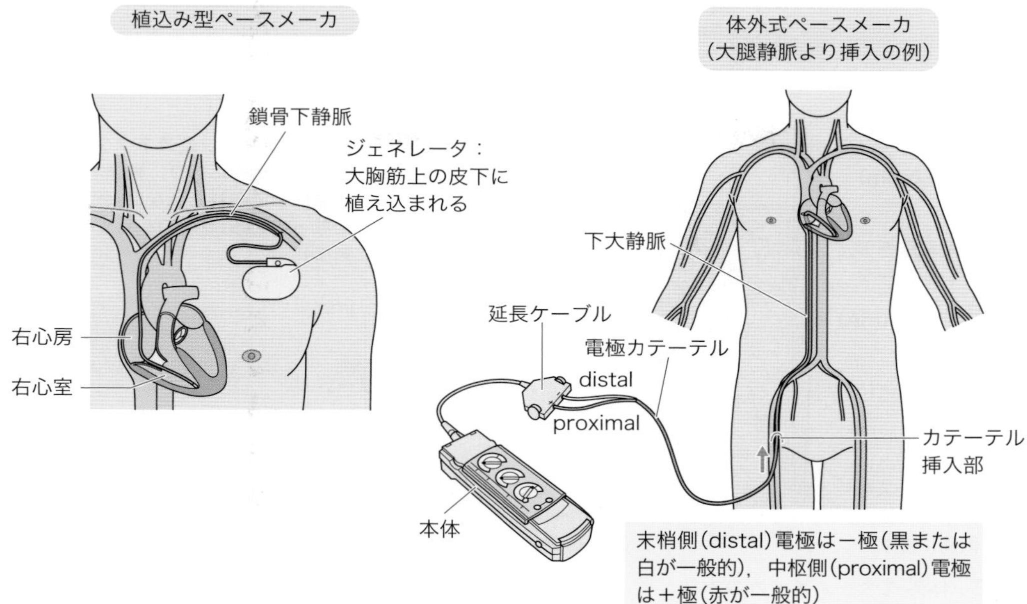

図 16-1　ペースメーカの種類

は右心室心尖部，右心房では右心耳に固定するのが一般的です。開胸して心臓表面に装着する心筋リードが用いられることもあります。心臓手術後に一時的に用いるワイヤータイプは，不要になれば体外から引き抜くことが可能です。

［体外式ペースメーカ］（図 16-2）

●ペーシングレート（RATE）

ペースメーカから発する 1 分間当たりの電気刺激の回数です。成人の場合，通常 60～70 回/分で設定します。

●刺激閾値と出力（OUTPUT）

刺激閾値[3] より強い電気刺激を与えなければ，心臓をペーシングすることはできません。出力は，刺激閾値の 2 倍以上を目安に設定するのが一般的です。

●デマンド機能とセンシング感度（SENSITIVITY）（図 16-3）

自己心拍を認識する機能をセンシングといいます。心内電位より低い電圧値でセンシング感度を設定します。

設定したペーシング間隔（60 回/分のとき，1 秒）より短い間隔で自己心拍（R 波）をセンシングした場合，外部刺激の必要はないと判断し，ペーシングを停止します。これをデマンド機能と呼びます。spike on T（次頁）の危険を回避することにもなります。

●固定レートペーシング

非同期（asynchronous）ペーシングとも呼びます。センシングを行わず，設定したペーシング

NOTE [3] **刺激閾値**：心臓を興奮させるために必要な最小の刺激（電圧，電流）。

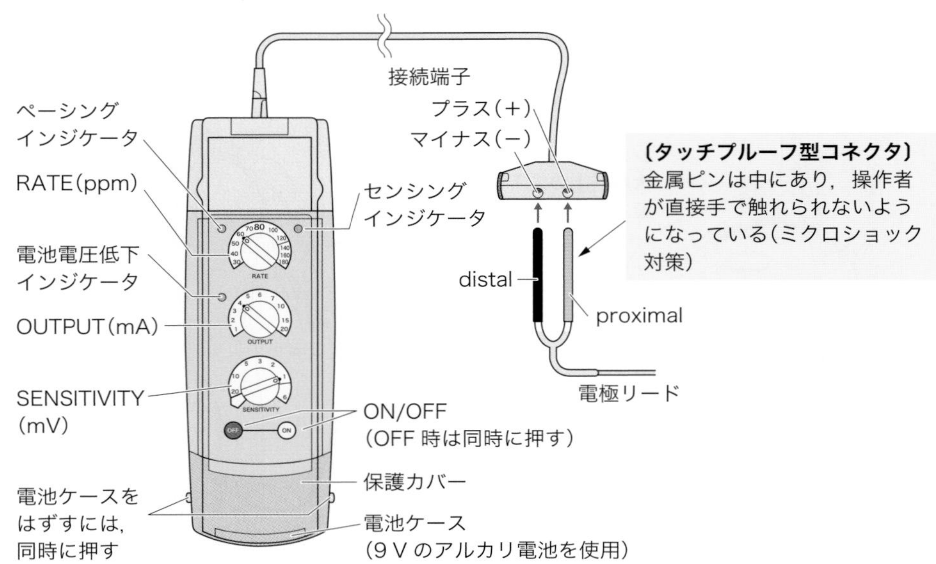

図 16-2　体外式ペースメーカの本体

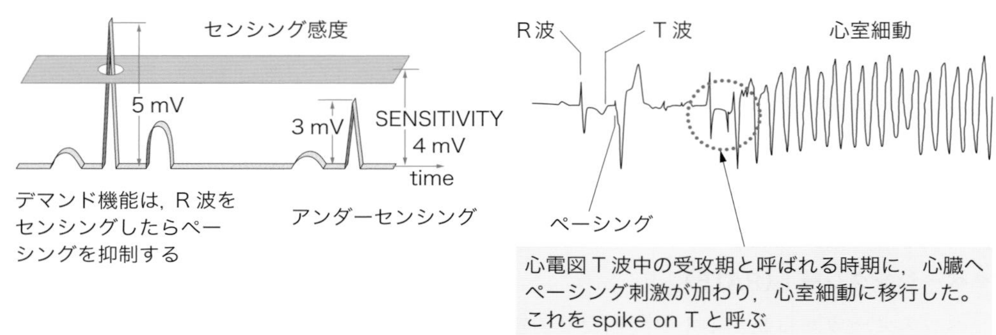

図 16-3　センシング感度と spike on T

レートで刺激を出し続けます。自己心拍が存在する場合に用いると spike on T が起こる可能性があり，非常に危険です。自己心拍のない場合(人工心肺使用時)や電気メス使用時などの特別な状況で用います。

[生理的ペーシング]

心房と心室の心拍の協調性を保ったペーシングを，生理的ペーシングと呼びます。右心房と右心室ともに電極リードを留置します。AV ディレイを設定して，心房の心拍に同期して一定の時間遅れで心室をペーシングします。AV ディレイの間に心室センシングがあれば，心室のペーシングは抑制されます。

[ペーシングモードと ICHD コード](図 16-4)

ペーシングモードを表示するため，「VVI」，「DDD」などの ICHD コードが用いられます。1 文字目はペーシング部位，2 文字目はセンシング部位，3 文字目は刺激の制御方法を表しま

ICHD コード		
1 文字目（ペーシング部位）	2 文字目（センシング部位）	3 文字目（刺激の制御方法）
A：心房（atrium）	A：心房（atrium）	I：デマンド機能による抑制（inhibition）
V：心室（ventricle）	V：心室（ventricle）	T：心拍に同期した刺激（trigger）
D：上記両方（dual）	D：上記両方（dual）	D：上記両方（dual）
	O：センシングを行わない	O：デマンド機能を持たない

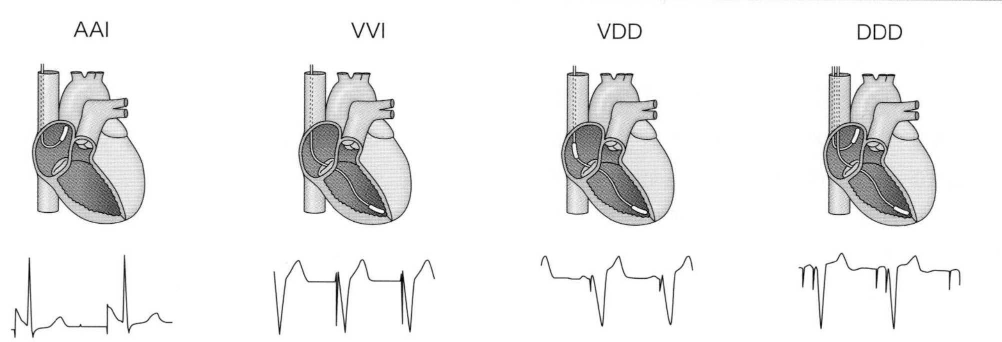

図 16-4　ペーシングモードと ICHD コード

す。心拍応答機能[4]を有する場合には，4 文字目に「R」（rate response）を用いて表します。

保守点検（体外式ペースメーカ）

☑ 使用前点検

- □ 接続は正常に行えますか？
- □ 保護プラスチックカバーに破損はありませんか？
- □ 電池[5]の向き（＋－）を正しく取り付けましたか？
- □ 電池交換時駆動機能[6]は正常ですか？
- □ 電源の ON/OFF は正常に行えますか？
- □ 設定ツマミ，インジケータは正常ですか？

☑ 使用中点検

- □ 電池電圧低下インジケータが点灯していませんか？
- □ ペーシングレート，出力，感度（固定レートモードへの切替え含む）が設定どおり作動しますか？

NOTE 4　**心拍応答機能**：患者の身体運動に応じてペーシングレートを変化させる機能のこと。
NOTE 5　**フェイルセーフ機構の電池**：最近はどちら向きでも使用できる（フェイルセーフ機構）機種が市販されている。
NOTE 6　**電池交換時駆動機能**：ペースメーカ作動中に電池をはずしても，十数秒は作動する。

取り扱い手順(体外式ペースメーカ)

❶ 電極リードとの接続時は，ゴム手袋を着用する。

❷ 医師の指示どおりに各設定を行い，電極リードを延長ケーブルと接続し電源を入れる。

❸ 使用中，ペーシングとセンシングの状態をインジケータと心電図で観察する。

トラブル対応

・ペーシング不全・センシング不全(図 16-5)

体外式ペースメーカを使用している時，心電図は必ずモニタし，ペーシングとセンシングが適正に行われていることを確認する必要があります。

ペーシングパルスの後に QRS を伴わない場合，電力不足，心筋の状態の変化による閾値上昇，電極の位置移動などが考えられます。ペーシングパルスそのものが出なかったり，抜けたりする場合は，電極カテーテルの心筋からの脱落や断線などが考えられます。

センシング不全には，アンダーセンシング[7]とオーバーセンシング[8]の場合があります。センシング不全がみられる場合は，まず，センシングの感度が適切な値になっているかを確認する必要があります。

・電磁障害

ペースメーカは，電磁的エネルギーを出力する機器からの影響を受けやすい性質があります。病院内では電気メス，ハイパーサーミアなどがあり，ペースメーカ患者にこれらを使用することは，原則的に禁忌です。どうしても使用せざるを得ない場合には，一時的に自己心拍よりも多い刺激回数の固定レートモードに変更するなどの対応が必要です。

また現在は，条件付き MRI 対応ペースメーカ・リードが植え込まれた患者は MRI 検査を受けることができます。

最新の指針では，植込み型ペースメーカの場合，携帯電話を植込み部位から 15 cm 以上離して使用するように指示されています。このほか，電子商品監視機器(EAS)や RFID 機器[9]からの影響を回避する具体策も示されています。

NOTE 7 **アンダーセンシング**：センシングの感度が低すぎて，あたかも固定レートのように作動すること。
NOTE 8 **オーバーセンシング**：センシングの感度が高すぎて，小さなノイズなどまで感知してしまうこと。
NOTE 9 **RFID(radio frequency identification)機器**：微小な無線チップにより人やものを識別・管理する仕組み。

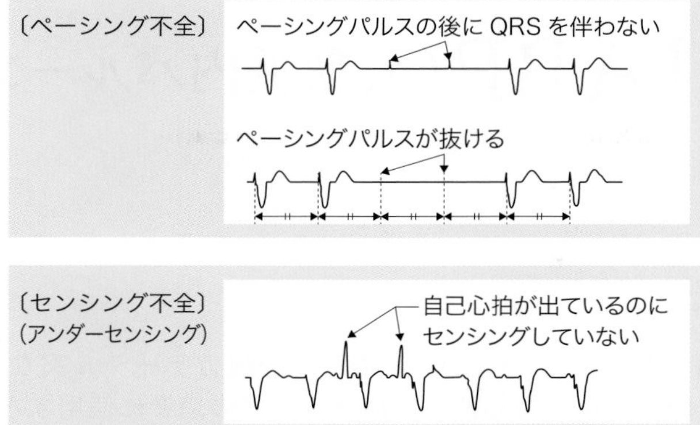

図 16-5　ペーシング・センシング不全例

17 IABP(大動脈内バルーンポンプ)

重要度★★

目的

- 補助循環装置として ICU・CCU，手術室，心臓カテーテル室などで，急性心筋梗塞，狭心症，開心術後の低心拍出量症候群などの患者に使用する

気をつけること

- 心電図の乱れ，不整脈の発生，ペースメーカ使用などによるトリガ不良に注意する
- バルーンカテーテルの折れやカテーテル内への血液の浸入がないか確認する
- カテーテル挿入側で下肢虚血を起こすことがある

IABP とは

メカニズム

IABP は大動脈内バルーンポンプ(intra-aortic balloon pump)の略で，現在最も広く使用されている補助循環装置です。バルーン(風船)の力で心臓を補助する，いわば「風船ポンプ」で，通称「バルパン」などと呼ばれています。

先端に細長いバルーンがついた IABP 用バルーンカテーテルを胸部下行大動脈に留置し，心拡張期にバルーンを膨張(inflate)，心収縮期にバルーンを収縮(deflate)させます(図 17-1)。大動脈圧波形(または橈骨動脈圧波形)において，拡張期圧の著明な上昇がみられ，通常は収縮期圧と拡張期圧の高さが逆転します。

効果

効果は 2 つあります。1 つは後負荷(after load)軽減効果といって，急速なバルーンの収縮により拡張期末圧が低下し，これに伴い次の心周期の収縮期圧が低下します。このことによって，心仕事量は減少し，心筋酸素消費量が減少します。

もう 1 つは冠動脈血流量の増加です。バルーンの膨張により拡張期圧が上昇すると，冠動脈血流量は増加し，心筋酸素供給量が増加します。

つまり，心筋酸素消費量が減少し，心筋酸素供給量が増加する，ダブル効果が期待されます。

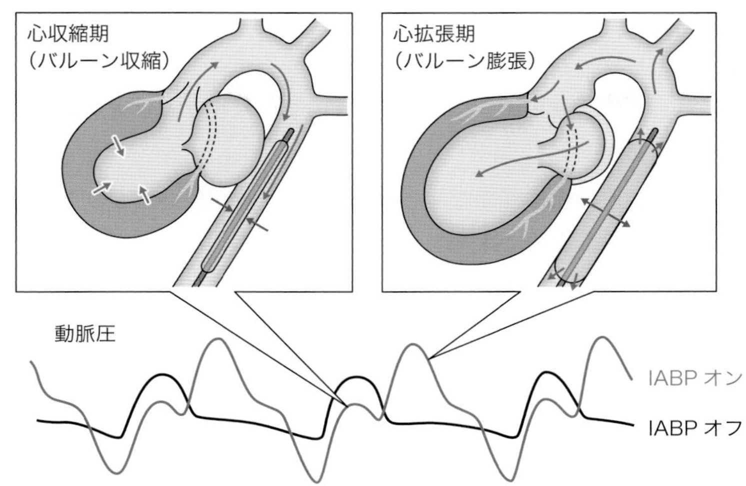

図 17-1　IABP の原理

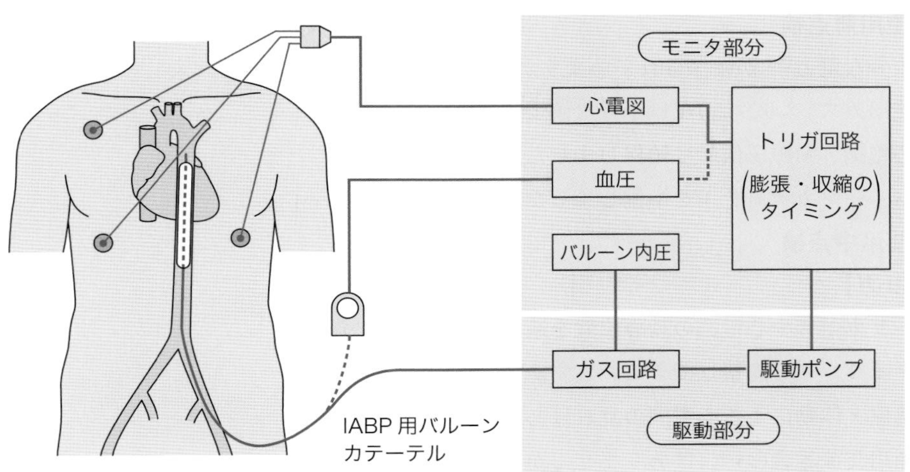

図 17-2　IABP の構成

各部の名称と役割(図 17-2)

IABP は，装置本体のモニタ部分で得られたトリガ(同期)信号(通常は心電図の R 波)をトリガー回路部分で検知し，これを基に駆動ポンプをコントロールして，ガス回路につながるバルーンを膨張・収縮させます。

● モニタ部分

心電図や動脈圧波形のモニタリングのほか，バルーン内圧波形やアラームメッセージなどを表示します。

● 駆動部分

IABP の心臓に当たる部分で，駆動ポンプはモニタ部分の膨張・収縮のタイミングの指示に従って作動します。

ガス回路は駆動ポンプで発生された圧力をバルーンカテーテルに伝えるガスの通路で，通常は閉回路になっています。ガスは，軽くて応答性のよいヘリウムガスが使用されます。

● **バルーンカテーテル**[1]

カテーテルの先に抗血栓性材料でできた細長いバルーンが付いたもので，ディスポーザブル製品です。大腿動脈から経皮的に挿入されます。

通常はダブルルーメン(二重内腔)[2]になっていて，1つはバルーンを膨張・収縮させるためのガスの通路，もう1つは大動脈圧のモニタリング用のラインになっています。

最近では，より正確な動脈圧を得るために，光ファイバの圧センサをもつカテーテルも使用されます。

保守点検

使用前点検

- □ 十分な電力[3]が確保されていますか？
- □ 使用ガス(ヘリウム)圧は十分な値ですか？
- □ 心電図・動脈圧信号は確保しましたか？
- □ バルーンカテーテルを準備しましたか？

使用中点検

[トリガ]

- □ トリガ信号や心電図の誘導位置を適切に選択しましたか？
- □ タイミングの調整はできていますか？
- □ 処置・体動による心電図の乱れはありませんか？
- □ 商用交流雑音(ハム)はありませんか？

[バルーン]

- □ バルーンカテーテルが折れていませんか？
- □ バルーンの膨張不良はありませんか？
- □ バルーンカテーテルからのガス漏れはありませんか？
- □ バルーンの破れによる血液のカテーテル内浸入はみられませんか？
- □ 下肢の血流障害などは現れていませんか？

NOTE 1 **IABP用バルーンカテーテルの種類**：バルーンの容量は，30 cc，35 cc，40 cc などが用意されている。また，カテーテルのサイズ(太さ)も 6 Fr，7 Fr，8 Fr など数種類ある。成人男性では，35 cc，40 cc のバルーンカテーテルを使用することが多い。

NOTE 2 **ダブルルーメンカテーテル**：ダブルルーメンカテーテルの中央の内腔はカテーテルの先端で開口していて，ここに圧モニタリングラインを接続すると，動脈圧モニタができる。

NOTE 3 **IABPの消費電力**：IABP は消費電流(電力)が比較的大きく，機種にもよるが 4～5 A(400～500 W)は必要。

[機器本体]

☐ 使用ガス圧は十分ですか？

☑ **使用後点検**

☐ カテーテル抜去後，バルーンカテーテルの異常はありませんか？

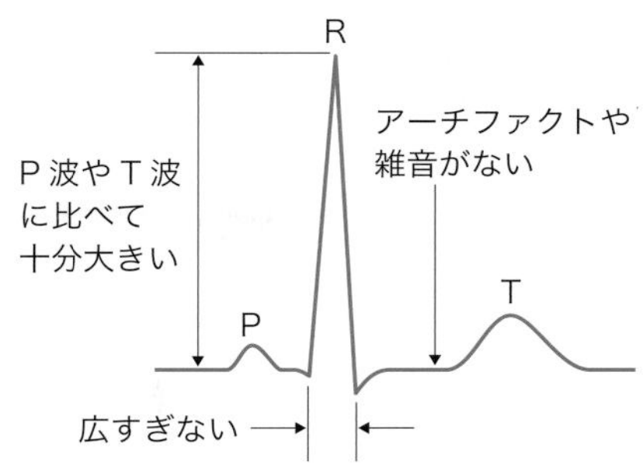

図 17-3 トリガ信号に適した心電図波形

取り扱い手順[4, 5]

❶ 心電図の誘導を選択する。

正確なポンピングのために，最も大きく確実なR波を得ることができる誘導を選択します(図 17-3)。トリガ信号[6]に適した波形がなかなか得られない場合，正規の誘導にはこだわらず，より適切な波形が得られるよう努力します。

❷ トリガ信号を選択する。

IABPのトリガ信号として，通常は心電図のR波を利用しますが，ペースメーカパルストリガモードなども選択できます。確実なトリガが可能な，最適のモードを選択します。また，電気メスの使用時など心電図が利用できない場合には，動脈圧を心拍同期のためのトリガ信号とする動脈圧トリガモードにすることも可能です。

> **注意** 不整脈(心房細動)のときに動脈圧トリガモードにすると，時間遅れによる不適切トリガになるため注意が必要です。

❸ バルーンカテーテルを取り出す。

カテーテルのバルーンの部分は，挿入しやすいように軸を中心に巻き付けてあり(ラッピング)，その状態を保つためにパッケージの溝や筒などで固定されています。したがって，挿入する際にはあらかじめワンウェイバルブとシリンジでバルーン内を陰圧にして，外に取り出しても開かないようにします。

> **注意** 陰圧にするのを忘れて空中で開くと，再びラッピングすることは困難です。

❹ バルーンカテーテルを挿入する。

通常，大腿動脈から経皮的に挿入します。挿入後は，バルーン内の陰圧を解除し，コネクタをIABP本体に接続して，速やかにポンピングを開始します。

NOTE 4 **準備するもの**：心電図・動脈圧モニタリング装置[5]，バルーンカテーテル

NOTE 5 **心電図・動脈圧モニタリング**：心電図・動脈圧のモニタリングはIABP装置内蔵のアンプにより可能だが，すでにほかのモニタ装置でモニタリングが行われている場合，その装置の外部出力から心電図・動脈圧信号をもらうこともできる。

NOTE 6 **R波とトリガ信号**：心電図のR波を心拍と同期させるためのトリガ信号として，このR波をもとに適当な時間遅れをつくってバルーンの膨張・収縮のタイミングをコントロールする。

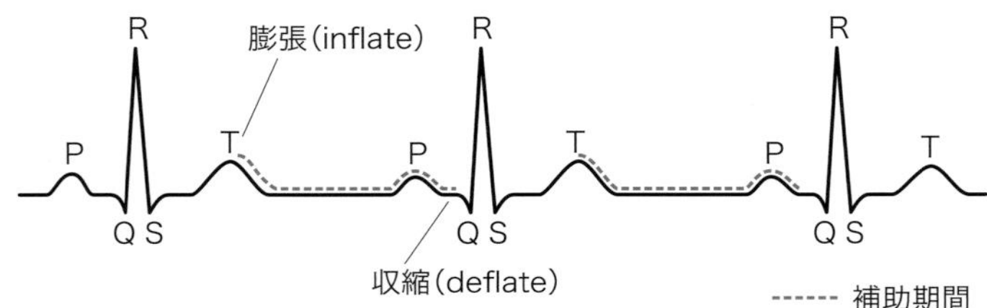

図 17-4　心電図によるタイミング選択

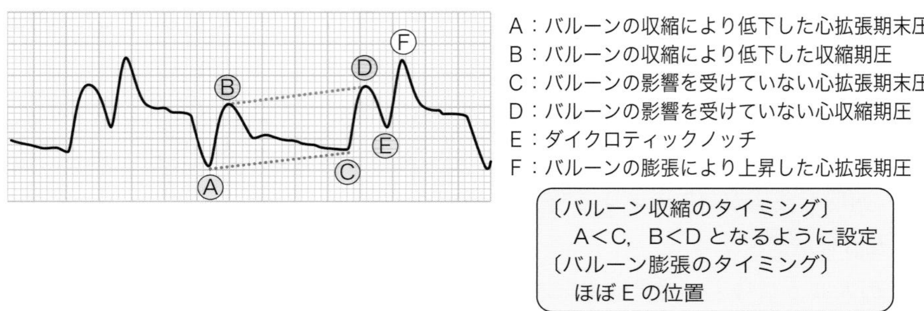

図 17-5　動脈圧波形によるタイミング選択

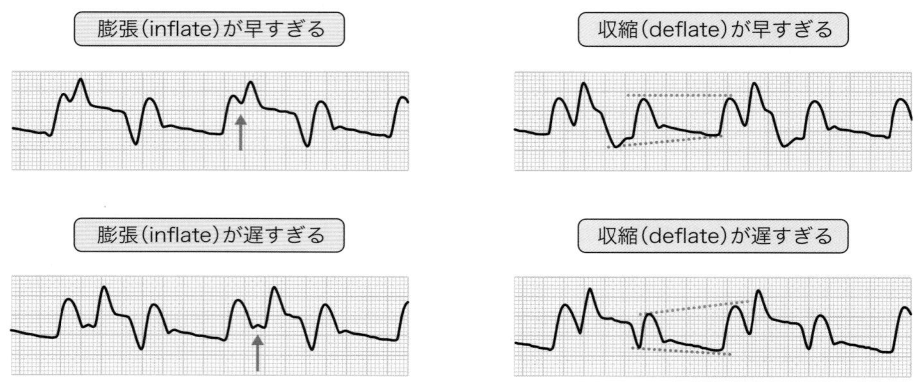

図 17-6　不適切なタイミング選択

❺ 心電図によりタイミングを設定する。

バルーンが挿入される前に，あらかじめ心電図モニタ上で大まかなタイミング設定をしておきます。具体的には，心電図の T 波の頂点に膨張，QRS の直前に収縮のタイミングを設定します(図 17-4)。

❻ 動脈圧波形からタイミングを設定する。

バルーンカテーテルが挿入され，ポンピングが開始されたら，動脈圧波形を観察しながら，最終的なタイミング調整を行います。このとき，1：2 のモード(2 心拍に 1 回の補助をする)にして，IABP の効果を確認しながら調整を行うことが重要です(図 17-5)。不適切な設定では，図 17-6 のような波形になります。

タイミングの設定が完了したら，1：1 のモードに戻して，本格的にポンピングを開始します。

注意 IABPでは，タイミングの設定は最大のポイントです。要は，拡張期の間だけバルーンが膨らむように設定すればよいのですが，これが適切に行われないと，かえって逆効果になる場合もあります。最近のIABP装置にはオートモードがあり，自動的にタイミング設定が行われますが，すべて機械任せにせず，自分の目で再確認するようにしましょう。

トラブル対応

IABPの装置は，何らかの異常を感知するとアラームが発生し，モニタディスプレイ上にメッセージで表示します。しかし，アラームで感知できないような異常もあるため，アラームが出ないからといって安心してはいけません。

特に，石灰化した血管壁などによってバルーン膜が傷つく(このことを「バルーンラプチャー」といいます)と，大動脈内にヘリウムガスが漏れ出てきますが，小さなピンホール状の穴の場合は，ガス漏れのアラームが発生しないことがあります。このような状態に気がつかないでいると，最悪の場合，ガス栓塞などのリスクがあるため，バルーンカテーテルのチューブ内に血液浸入がないかを定期的にチェックすることが必要です。

トラブル	原因	対応
心電図の乱れによるトリガ不良	患者の体動，処置による電極の接触状態の変化	• 電極の接触状態を良好にする • 電極やコードが身体に触れないようにする
	電気メスの使用	心電図によるトリガを，動脈圧波形によるトリガに替える
拡張期血圧の上昇不良(バルーンの膨張不良)，高圧アラームが鳴る	カテーテルに巻き付けてあるバルーンが開かない	50 ccのシリンジを使って，手の力で開く
	下行大動脈の狭窄	• バルーンの位置を変える • バルーンを小さいサイズに替える
	バルーンの位置が不適切	適切な位置に移動させる
	カテーテルの折れ	カテーテルが折れないように，固定方法を工夫する
ガス漏れ(大きい場合はアラームが発生するが，小さい場合はアラームが出ない)	バルーンカテーテルの接続不良(アラームが出る)	コネクタ部分からのガス漏れの有無の確認
	バルーン膜が傷つく(小さい穴のため，アラームが出ないことが多い)	バルーンカテーテルのチューブ内に血液浸入の痕跡がないかを詳細にチェックし，発見時はただちにカテーテルを抜去する
下肢末梢の血流障害	挿入部位の大腿動脈の狭窄	• 皮膚の色や温度をチェックし，もし左右差が著しければドプラー血流計などで詳しく測定する • ドプラー音が聞こえなければカテーテルを抜去する

18 補助循環用ポンプカテーテル(Impella)

重要度★

目的

- 内科的治療抵抗性の心原性ショックの患者に対して，ポンプが付いたカテーテルを挿入・留置し，左心室から上行大動脈へ血液を順行性に送血することで，血行動態をサポートする

気をつけること

- 患者の体動などによりカテーテルの固定位置がずれていないか確認する
- カテーテル挿入中はヘパリンによる抗凝固療法が行われるが，薬剤量によって血栓の形成や出血のリスクがあるため，活性化凝固時間(ACT)や活性化部分トロンボプラスチン時間(APTT)を適宜測定し，患者の状態を注意深く観察する

補助循環用ポンプカテーテル(Impella)とは

小型のポンプが付いたカテーテルを大腿動脈から左心室内に挿入・留置し，左心室から直接脱血して上行大動脈に送血することにより，体循環を補助するデバイスです。

従来の循環補助デバイスの問題点(太い管を入れる必要がある，本来と逆方向の血流となるため，左心室に負担がかかるなど)が改善されており，さまざまな心疾患の治療成績が向上する可能性があります。

カテーテルについたインペラ(羽根車)が回転することでカニューレ内の血液が吸い上げられ，吐出部から押し出されます。これにより，動かなくなった心臓の代わりに全身に血液を送ることができます(図 18-1)。

各部の名称と役割(図 18-2)

[カテーテル]

カテーテルのサイズにより補助できる流量が異なります(最大補助流量：IMPELLA 2.5® → 2.5L/ 分，IMPELLA CP® → 3.7L/ 分，IMPELLA 5.0® → 5.0L/ 分)。サイズは，患者の体格と必要補助流量を考慮したうえで決定します。

●吸入部

左心室に留置し，血液を引き込みます。

●不透過マーカ

ポンプが正しい留置位置になるための目印です。大動脈弁に不透過マーカがくるよう留置します。

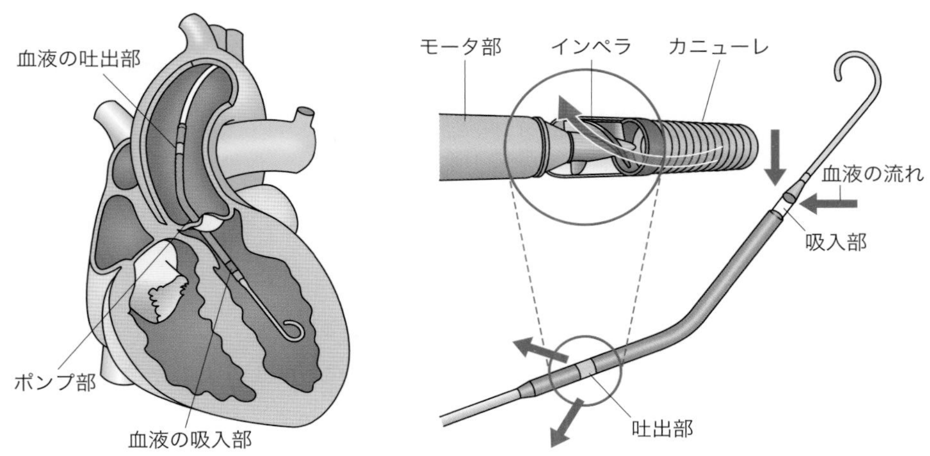

図 18-1　補助循環用ポンプカテーテル(Impella)の仕組み

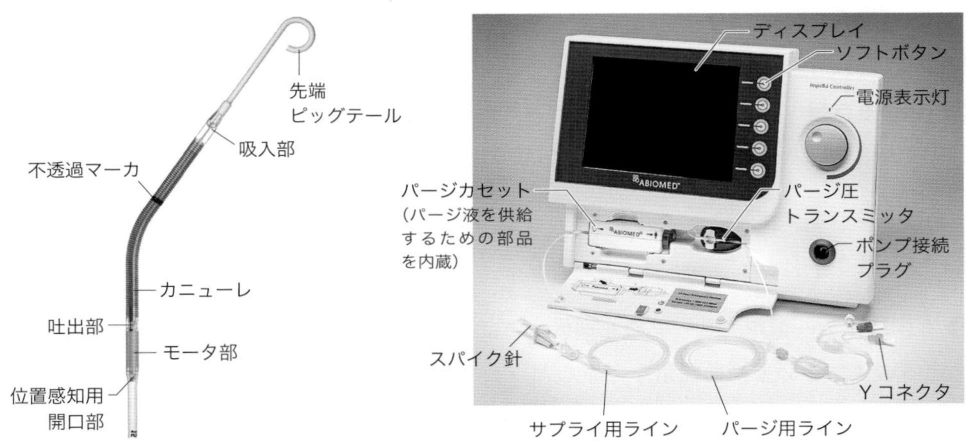

図 18-2　カテーテルの先端部と制御装置(Impella)
(画像・写真提供：日本アビオメッド株式会社)

● **吐出部**

左心室から引き込んだ血液を上行大動脈に吐出します。

● **モータ部**

インペラを回転させる駆動源です。

● **位置感知用開口部(位置感知センサ)**

カテーテル挿入後，その留置位置が適切かを圧力で判断します。

[制御装置]

カテーテルの制御装置です。ディスプレイでは位置波形やモータ波形，パージ液流量・圧などを確認できます。

[パージカセット]

血液と逆方向にパージ液(ブドウ糖液)を流すことで，インペラのモータ内部への血液の流入を防ぎます。

保守点検

使用前点検

- □ 電源は接続されていますか？　電源表示灯はついていますか？
- □ 患者の体格や必要補助量に応じたサイズのカテーテルを準備しましたか？
- □ パージ液(ヘパリン添加5%ブトウ糖液)を準備しましたか？

使用中点検

- □ カテーテルの固定は適切ですか？　位置はずれていませんか？
- □ ルートの挟み込み，屈曲はありませんか？
- □ パージ液流量は減少していませんか？
- □ パージ液の漏れはありませんか？

使用後点検

- □ (抜去後)カテーテルに異常(血栓の付着など)はありませんか？

取り扱い手順

❶ 本体，カテーテル，パージ液を準備する。

患者の体格と必要補助流量を考慮したうえで，カテーテルのサイズを決定します。サイズにより補助できる流量が異なります。

❷ プライミングする。

清潔野のカテーテルキットからパージカセットを受け取り，プライミングを行います。

❸ ポンプカテーテルを挿入する(医師)。

左心補助を目的とする場合，通常，大腿動脈から挿入します。ポンプの種類によっては人工血管からの挿入を行います。ポンプの位置の確認を行います。

❹ 補助流量を設定する。

心腔内の状態を確認しながら，補助流量を設定します。

トラブル対応

何らかの異常を検知するとアラームが発生し，制御装置のディスプレイ上にメッセージが表示されます。

パージ液流量の減少	▶ パージラインの閉塞	▶ ルートの屈曲などがないか確認し，あれば屈曲を解除する
パージカセットからの液漏れ	▶ パージカセットの劣化	▶ パージカセットを交換する
位置感知アラーム	▶ カテーテル留置位置のずれ	▶ 心臓超音波(心エコー)検査で留置位置を確認し，医師が適切な位置に調整する
サクションアラーム	▶ 心腔内容量が少ない	▶ ボリューム負荷を行うか設定を変更する
下肢末梢動脈の血流障害	▶ 挿入部位(大腿動脈)の狭窄	▶ 皮膚の色や温度をチェックし，左右差がある場合には血流計で詳しく確認する。血流計での確認ができない場合にはカテーテル抜去，もしくはバイパスルートの作製を考慮する

19 人工心肺・PCPS(経皮的心肺補助法)・ECMO(体外式膜型人工肺)

重要度★★

心臓と肺の代わりに血液の循環と呼吸(ガス交換)を行う医療機器です。患者から血液を脱血し，人工肺でガス交換された血液をポンプで患者へと送血する「体外循環」を行います。人工心肺は，安全に心臓手術を行うための無血視野[1]と静止視野を得るために手術室で使用され，機器の操作や管理は臨床工学技士が行います。PCPS と ECMO は低下した心機能，呼吸機能を補助する目的で，集中治療室で使用されます。PCPS は数日から 1 週間，ECMO はそれ以上の長期補助として用いられ，医師，看護師，臨床工学技士により管理されます。

人工心肺

人工心肺とは

目的と気をつけること

開心術や大動脈手術においては，無血視野(心臓を空にする)と静止視野(心臓を止める)が必要です。そのための手術中の患者の心臓と肺の機能を体外で代行することを目的としています。

気をつけることとしては，活性化凝固時間(ACT)を 480 秒以上に維持する抗凝固療法が必要なこと，無輸血手術，使用輸血量節減のため血液希釈を行うこと(希釈の安全限界はヘマトクリット値 20% まで)，などが挙げられます。

メカニズム

人工心肺は，全身から心臓へ戻ってきた静脈血を体外へ引き出し，血液中に酸素を与えるとともに二酸化炭素を除去し，動脈血として再び全身へと返す体外循環装置です(図 19-1)。成人では体重当たりおよそ 4 mL/ 分の酸素需要に対し，およそ 4～5 L/分〔体表面積(m^2)あたり 2.2～2.6 L/分〕の血液循環を行います。

NOTE 1 **無血視野の確保**：上大静脈，下大静脈のターニケットを締めることで，全身を灌流したほぼすべての血液が人工心肺へと流れ込み，心臓は空になる(無血視野)。また，大動脈遮断をすることで，冠動脈の血流もなくなる。さらに，特殊な循環で心臓に直接戻る血液をベントカニューレから回収することで，無血視野を得ることができる。

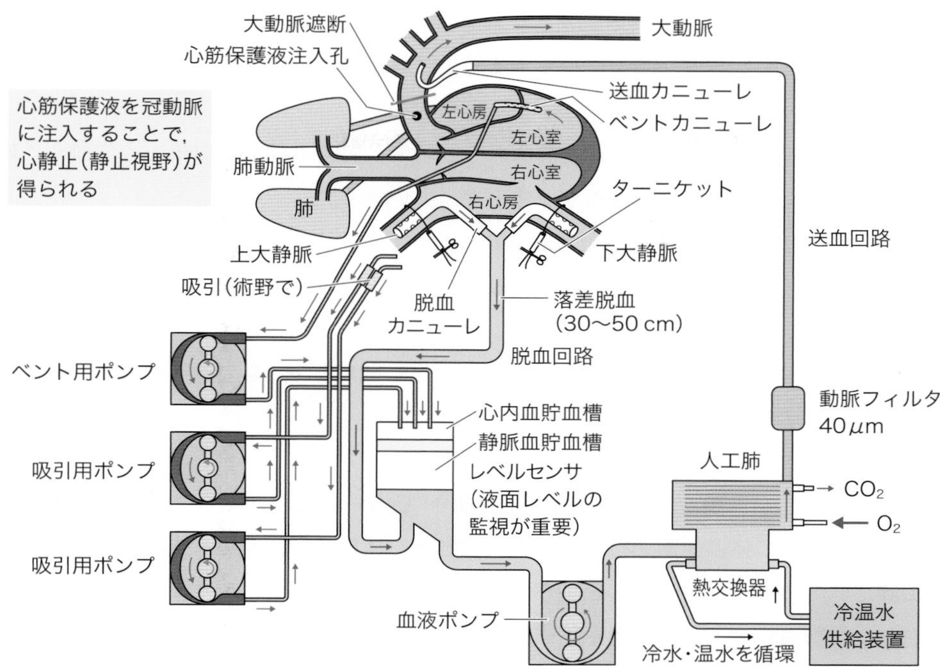

図 19-1　人工心肺装置の構成と流れ[1]

表 19-1　人工心肺の周辺機器

酸素ブレンダ	配管端末器からの酸素と圧縮空気を混合して，F_{IO_2} を 21〜100%の範囲で制御し，人工肺に送る Pa_{O_2} を調整する。流量計と一体型となっており，吹送ガス流量(L/分)を制御し，Pa_{CO_2} の調節も行う
冷温水供給装置	熱交換器と接続し，冷水または温水の灌流を行う
血液濃縮器(ヘモコンセントレータ)	過度な希釈が進んだとき，親水性のダイアライザを用いた限外濾過(ECUM)により，余分な水分を血液中から除去する
心筋保護液供給装置	冠灌流回路を用いて，冠動脈に心筋保護液(心停止液)や酸素加血を注入する。大動脈起始部や冠動脈口(順行性)，冠静脈洞(逆行性)からカニューレを用いて注入する
自己血回収装置	人工心肺前後のヘパリン加されていない出血や，人工心肺終了時の回路内残血の処理に用いる。遠心分離により血漿成分や余分な水分を廃棄し，赤血球成分のみを洗浄回収し，人工心肺終了後の輸血に用いる(p227 参照)

各部の名称と役割

人工心肺を構成する回路部品はすべてディスポーザブル製品です。周辺機器は表 19-1 にまとめました。

● **カニューレ**

血管と人工心肺回路とをつなぎます。

一般的な体外循環では，上大静脈，下大静脈から血液を引き出す脱血カニューレ，上行大動脈より血液を返し全身の組織へ送り込む送血カニューレが必要です。

● 血液回路

人工心肺を構成する各種部品をつなぐポリ塩化ビニルチューブです。

● 貯血槽

リザーバとも呼びます。脱血された静脈血を一時的にためる静脈貯血槽，心内血や，術野の出血を吸引してためる心内血貯血槽が一体となっています。

貯血槽内が空になると患者への空気誤送につながるため，レベルセンサ（貯血槽内の血液面の監視），気泡検知器などの安全装置が装備されます。

● 血液ポンプ

弾力のあるチューブをしごいて血液を送るローラーポンプか，ローターの回転で粘性のある血液を遠心力で送る遠心ポンプが用いられます。

● 熱交換器

心臓手術では，脳保護を目的とした低体温法[2]を用いる場合があります。体外循環中の血液を冷却・加温して体温調節を行います。人工肺と一体型になっています。

● 人工肺

脱血した静脈血中の二酸化炭素を除去し，酸素を加えて動脈血に変換します。中空糸状のガス透過性のある薄い膜を介して，血液と酸素ガスを接触させる方式の膜型人工肺が用いられています。

● 動脈フィルタ

体外循環中の血液から気泡や血栓などの異物を，孔経 40 μm のフィルタで除去します。患者へ送血される直前に設置され，気泡や血栓などによる塞栓防止に重要な部品です。

経皮的心肺補助法（PCPS）

PCPS（percutaneous cardio-pulmonary support）とは

目的と気をつけること

集中治療室での体外循環で，重症心不全や人工心肺離脱困難患者の心肺機能を代行することを目的とします。院外心停止患者の蘇生にも使用されます。

補助流量や，人工肺のガス交換能と抗凝固療法の状態をチェックし，適切な状況を維持するといった点に気をつける必要があります。

補助期間は数日から1週間で，それ以上の長期補助が必要な場合は，補助人工心臓による補助へ移行します。

NOTE 2 **低体温法**：循環血液温を下げることで，組織の酸素消費量を減少させる。酸素消費量は体温およそ30℃で50%，25℃で25%，15℃で10%に減少する。

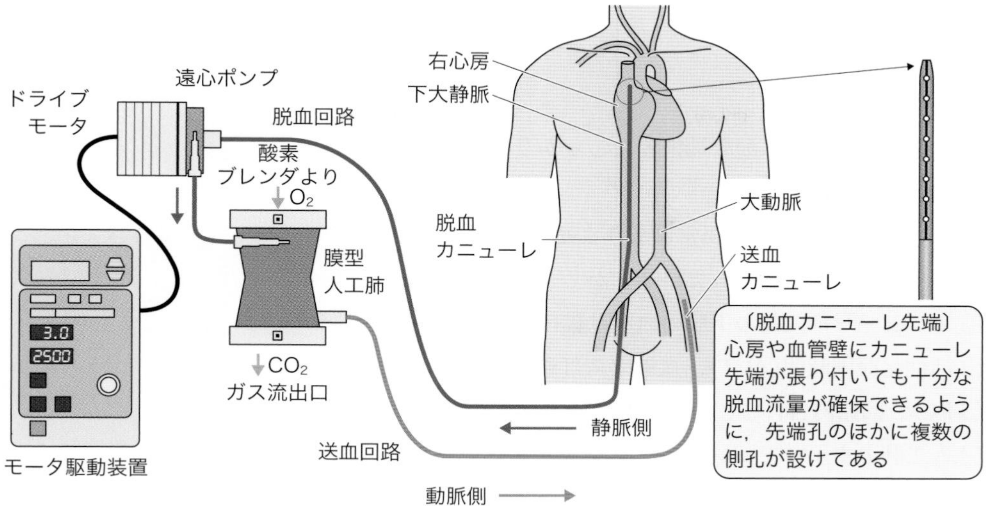

図 19-2　PCPS（ECMO）の構成

メカニズム

PCPS は経皮的カニューレを用いて，膜型人工肺および遠心ポンプにより，正常な心拍出量の 70～100％の灌流量で循環・呼吸補助を行います(図 19-2)。

各部の名称と役割

●経皮的カニューレ

セルディンガー法[3]により経皮的に挿入されます。送血カニューレは大腿動脈，脱血カニューレは大腿静脈から挿入して，先端は右心房内に留置されます。

● PCPS 回路

遠心ポンプと膜型人工肺により構成されます。生体適合性を向上させるため，回路内面はヘパリンコーティングされています。

構成部品があらかじめ組み込まれたセットになっており，プライミングを含めた準備が 10 分以内に可能です。

遠心ポンプは，血圧などの後負荷で血流量が変化するため，超音波血流計を用いた実測が必須です。

人工肺へは，酸素ブレンダを用いて酸素ガスを吹送します(表 19-1)。PCPS 装着状態での移動時は酸素ボンベを使用します。

●手回し装置，予備駆動装置

駆動装置はバッテリを内蔵していますが，電源供給の長時間停止または駆動装置の故障時のバックアップ用として，遠心ポンプの手回し装置と予備駆動装置が必要です。

NOTE 3　**セルディンガー法**：経皮的カテーテル挿入法の 1 つ。穿刺針から血管内に挿入したガイドワイヤーに沿って，カテーテルおよびカニューレを経皮的に挿入する手法。

保守点検

使用前点検

□ 酸素・圧縮空気は配管端末器にしっかり接続されていますか？

使用中点検

□ 送血，脱血の色[4] に異常はありませんか？

□ 灌流量は適正に保たれていますか？

□ カニューレ挿入側の下肢の血流は維持されていますか？

□ 活性化凝固時間(ACT)，血液ガスは適正に維持されていますか？

□ PCPS 回路内(特に人工肺)に血栓はありませんか？

□ 人工肺のウェットラング[5]，プラズマリーク[6] はありませんか？

□ 遠心ポンプからの異音はありませんか？

使用後点検

□ 内蔵バッテリは充電されていますか？

取り扱い手順[7]

［PCPS 導入］

❶ 抗凝固療法[8] を行う。

❷ カニューレを挿入する。

> 注意　感染防止のために清潔管理が重要です。

❸ PCPS 回路内の空気を充填液で完全に置換する。

> 注意　置換後はプライミングに使用した側枝ラインは除去または完全に閉塞します。

❹ 灌流を開始し，人工肺へのガス吹送を行う。

> 注意　血圧による逆流が生じないように，遠心ポンプの回転数を十分に上げましょう。

NOTE 4　**送血，脱血の色**：送血が鮮赤色であれば，人工肺によって適切に循環血液が酸素化されている。送血と脱血の色が同じ場合は，脱血カニューレの動脈への誤挿入が考えられる。

NOTE 5　**ウェットラング**：膜型人工肺のガス交換膜表面に結露が生じ，ガスが透過する細孔が塞がれてしまう現象。

NOTE 6　**プラズマリーク**：膜型人工肺のガス交換膜の疎水性の低下により，ガスが透過する細孔から血中の血漿成分が漏出する現象。

NOTE 7　**準備するもの**：PCPS 回路，充填薬剤，カニューレ，超音波血流計，酸素ブレンダ，酸素流量計，酸素ボンベ，手回し装置。必要物品は一式，専用カート(台車)に準備しておく。

NOTE 8　**PCPS 導入時の抗凝固療法**：人工心肺のような強力な抗凝固療法の必要はない。ヘパリンコーティングカニューレの場合，ACT が 200 秒程度まで延長するようにヘパリン(抗凝固剤)を投与する。

[維持]

❺ 人工肺の出口から採血[9]を行い，人工肺のガス交換能をチェックする。

> ❗注意　人工肺のウェットラングやプラズマリークの発生がガス交換能の低下の原因となります。プラズマリークでは人工肺の交換が必要です。

❻ ガス分析などから適正な補助灌流量を維持する。

血圧や橈骨動脈の採血からのガス分析や，指先の動脈血酸素飽和度(Spo_2)により，PCPS からの血流がどこまで届いているかを判断します。

> ❗注意　自己心による拍出もあるため，人工呼吸器による自己肺でのガス交換も維持する必要があります。

[離脱]

❼ PCPS の送血を徐々に下げ，離脱する。

> ❗注意　低灌流量時や停止時の血栓形成を防止するため，ヘパリン(抗凝固剤)をワンショットしましょう。

❽ 離脱後も血行動態を監視し，安定していればカニューレを抜去する。

> ❗注意　血圧低下，肺動脈圧上昇など循環不全の徴候があれば，速やかに PCPS を再始動します。

❾ プロタミン硫酸塩によるヘパリン中和を行い，ACT を適正に戻す。

トラブル対応

人工肺のウェットラング	▶	外気温と血液温との温度差で，人工肺からの水蒸気の結露が発生することによるガス交換能の低下	▶	一時的に人工肺へのガス流量を増加し，膜表面に付いた結露を吹き飛ばす(O_2 フラッシュ)
人工肺のプラズマリーク	▶	長期使用によって起こる，膜の劣化によるガス交換能の低下	▶	人工肺を交換する(通常は PCPS 回路全体を交換)
遠心ポンプからの異音	▶	長期使用による回転軸のベアリングの摩耗(異音，発熱が生じ，血液の熱変性の原因にも)	▶	回路を交換する

NOTE 9 **採血時のポイント**：採血にはロック式シリンジを使用すると，採血中のシリンジのはずれによる大量出血や回路内への空気混入の危険を回避できる。

体外式膜型人工肺(ECMO)

ECMO(extra-corporeal membrane oxygenation)とは

目的と気をつけること

人工呼吸器管理下での薬物治療などで改善のみられない重症呼吸不全に対して，膜型人工肺を用いた体外循環で一時的に呼吸補助を行い，その間に機能障害に陥った生体肺の回復を待ち，生命を維持することを目的とします。

PCPS と同じシステムを使用するため，気をつけることも同様ですが，ECMO は，傷害肺を休ませて(lung rest)，その間に基礎疾患を治療し急性肺傷害から回復させること，かつ，人工呼吸器関連肺傷害(VILI)を最小限にするため，人工呼吸器の設定を最小限にする点に気をつける必要があります。また，インフルエンザや COVID-19 などのウイルス感染症による肺傷害に使用する場合，人工肺の排気口からのエアロゾル🗋10 に対する感染防止対策を実施する必要があります。

メカニズム

国内では，人工肺と遠心ポンプを用いた体外循環による，心肺補助(循環補助)を目的としたものを PCPS と呼び，心機能は健常で呼吸補助のみを目的としたものを ECMO と呼んでいます。一方，欧米ではともに ECMO と呼ばれており，それとの呼称統一から，PCPS を V-A ECMO(veno-arterial ECMO；静脈脱血-動脈送血 ECMO)と呼ぶことが多くなってきました。それに対し，呼吸補助を目的とする場合は，Respiratory ECMO や V-V ECMO(veno-venous ECMO；静脈脱血 - 静脈送血 ECMO)と呼ばれます。

図 19-3 に ECMO の送脱血のアクセス方法を，表 19-2 に V-A ECMO と V-V ECMO の特徴をまとめました。

V-A ECMO は PCPS と同じく，右心房脱血(経大腿静脈)-大腿動脈送血です〔図 19-3(a)〕。心機能の補助が可能ですが，心臓に戻ってきた血液を十分に脱血しないと自己肺を通った低酸素の血液が冠動脈や脳へと流れる可能性があります。

V-V ECMO は，下大静脈脱血(経右大腿静脈)-右心房送血(経右内頸静脈)〔図 19-3(b)〕，または上大静脈脱血(経右内頸静脈)-下大静脈送血(経右大腿静脈)や上大静脈脱血(経右大腿静脈)-下大静脈送血(経左大腿静脈)があります。脱血のしやすさや再循環(リサーキュレーション)(後述)を考慮して施設ごとに選択されています。V-V ECMO は人工肺で酸素化された血液が肺を経由して左心系へと灌流するため，冠動脈や脳へ十分な酸素供給ができます。ただ

NOTE 🗋10 **エアロゾル対策**：通常の吹送ガスの排気内にはウイルスは出てこないが，ウェットラングの結露水やプラズマリークには対策が必要である。人工肺の排気口を密閉しないように，エアロゾルの飛散防止のためビニル袋で覆うなどする。また，ウェットラングによるガス交換能改善のため実施する酸素フラッシュも飛散の原因となるため，人工肺を温風で温めて結露防止を行うとよい。

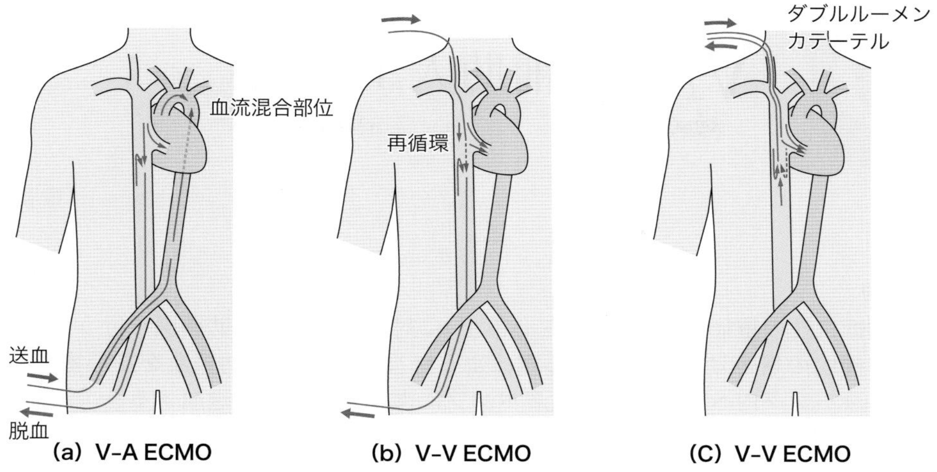

図 19-3　ECMO の送脱血のアクセス方法
〔日本臨床工学技士教育施設協議会(監修), 見目恭一, 福長一義(編)：臨床工学講座　生体機能代行装置学　体外循環装置　第2版. p237, 医歯薬出版, 2019 より一部改変〕

表 19-2　V-A ECMO と V-V ECMO の特徴

	V-A ECMO	V-V ECMO
長所	心機能の補助が可能	・呼吸補助としては有効 ・循環動態への影響が少ない ・安全性が高く管理も容易 ・冠動脈と脳の酸素化を心配する必要がない
短所	・動脈穿刺が必要 ・空気塞栓や血栓のリスク ・送血部位により体内酸素化が不均一となる可能性 →脳と冠動脈の酸素化が心配	・直接的な循環補助は不可 ・送脱血カニューレが近く酸素化された血液が脱血(recirculation)され, 酸素化の効率に影響することがある

〔関口　敦(編著), 西村元延(監修)：最新にして上々！　補助循環マニュアル. p212, メディカ出版, 2015〕

し, 送血部位と脱血部位が近いため, 送血された血液がすぐに脱血されてしまう再循環が発生します。再循環が多いと, 酸素化の効率が低下してしまいます。

V-V ECMO には, 内頸静脈から挿入するダブルルーメンカテーテルを用いることがあります〔図 19-3(c)〕。穿刺箇所が 1 か所なため, 出血や感染のリスクが少なくなります。体位変換やリハビリテーションでも高い安全性を保てます。再循環も軽減できます。ただし, ECMO 専用のカテーテルが必要で, 高価であるという問題もあります。

20 VAS(補助人工心臓)

重要度★★

目的
- 薬剤抵抗性の重症心不全(主に左心不全)に対して強力な補助循環を行う
- 左心補助の場合は，自己の右心室により肺循環してきた動脈血を左心室心尖部から血液ポンプ内へと脱血し，血液ポンプにより大動脈へと送血する

気をつけること
- 血行動態の維持と血栓防止のために，適正な流量を確保する
- 体外設置型では血液ポンプを目視にて観察し，血栓が発生した場合は速やかにポンプを交換する
- 植込み型では在宅療養に向けた患者，介護者への機器の操作，緊急時の対応などの教育が重要となる

VASとは

メカニズム

VAS(ventricular assist system)[1]は，主に左心不全に対して強力な補助循環を行う装置です(図20-1)。血液ポンプは外科的に装着され，左心室から脱血して，大動脈へと送血します。VASにより血液循環を代行し，①心臓の負荷を軽減することで不全心の回復を図ります(bridge to recovery：BTR)。②心臓移植までの橋渡しをします(bridge to transplantation：BTT)。③末期重症心不全患者の最終治療として用います(destination therapy：DT)[2]。

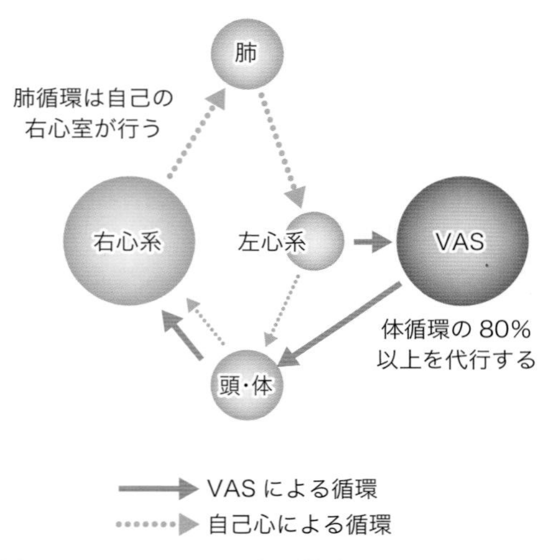

図20-1　VASによる左心補助の原理

NOTE 1　**VAS**：左補助の場合はLVAS，右心補助の場合はRVAS，両心補助の場合はBiVASと呼ばれている。VAD(ventricular assist device)とも呼ばれる。

NOTE 2　**DT**：わが国ではこの目的での植込み型VAS装着は保険適用となっていない。

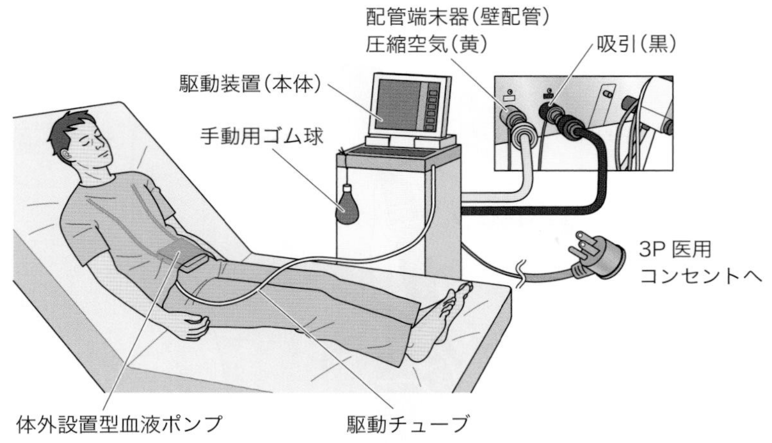

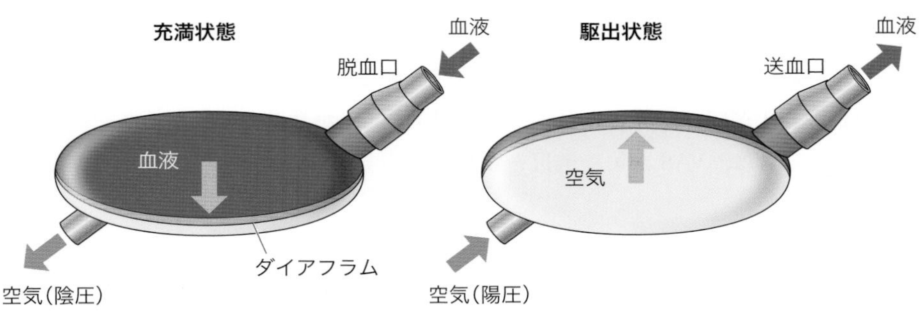

図 20-2　体外設置型空気駆動型VAS

VAS の種類

[体外設置型](図 20-2)

血液ポンプと駆動装置が体外に設置されるタイプです。血液ポンプは拍動型で，空気側の部屋に駆動装置から陽圧または陰圧をかけることによりダイアフラムを動かします。現在は，新生児を含む小児へ装着可能な機種も導入されています。また，一時的に人工心肺用の遠心ポンプによる VAS も使用されています。

[植込み型](図 20-3)

血液ポンプは体内に植え込まれ，体外の駆動装置に接続されます。体外の携帯型の制御装置と充電式バッテリにより，在宅での使用や外出，社会復帰が可能となります。血液ポンプは拍動のない連続流型ですが，残存した自己心拍により脈拍は発生します。

VAS の適応(p113，図 20-4)

心不全への補助循環として IABP，PCPS を導入し，原疾患への治療を行っても，2 日程度

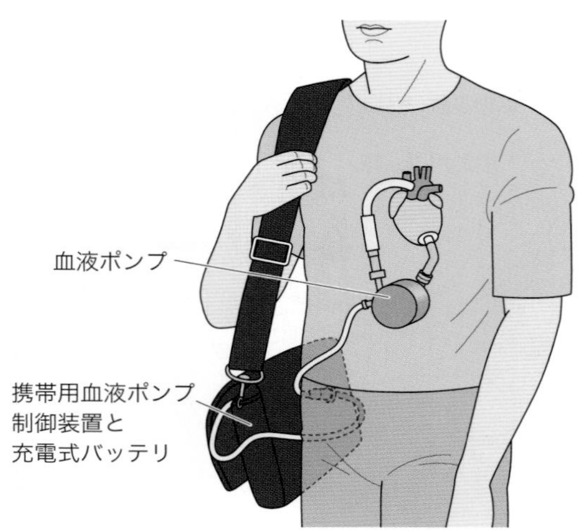

図 20-3　植込み型連続流型 VAS の一例

で回復の徴候が認められなければ，VAS への移行を考慮することになります。PCPS による補助は，数日から 1 週間が限界とされます。当初より，1 か月以上の長期補助や心臓移植の適用と判断される場合は，VAS が第一選択となります。

取り扱い上の注意点

[体外設置型]

・血液ポンプの送脱血管の皮膚挿入部は感染源となるため，感染対策が重要です。

・1 日複数回，血液ポンプを観察し，駆動状態(充満と駆出)と血液ポンプ内に血栓[3]やダイアフラムに亀裂が発生していないかを確認します。

・駆動状態によって，駆動陽圧，駆動陰圧，拍動数，%systole[4]を調整します。

・血液ポンプに血栓や亀裂が発生した場合，血液ポンプの交換が必要になります。

・歩行やリハビリが開始されるときは，血液ポンプはポシェットを用いて身体にしっかりと固定します。

・リハビリや検査での移動の際は，必ず手動ポンプを携行します。

・電源がとれる場所では駆動装置を AC 電源に接続し，駆動装置の内蔵バッテリの充電状態を維持します。ただし，安全なバッテリ駆動の目安は 30 分程度です。

[植込み型]

・植込み型 VAS には複数の機種があり，それぞれ構造や操作方法が異なるため，医療スタッフは自施設で使用するすべての機種についてのトレーニングを受ける必要があります。

NOTE 3　**血栓の確認**：血液ポンプを懐中電灯などで照らして確認をする。浮遊性，可動性の血栓がある場合は，速やかに血液ポンプの交換を行う。

NOTE 4　**%systole**：血液ポンプの拍動周期に占める血液駆出にかける時間の割合。

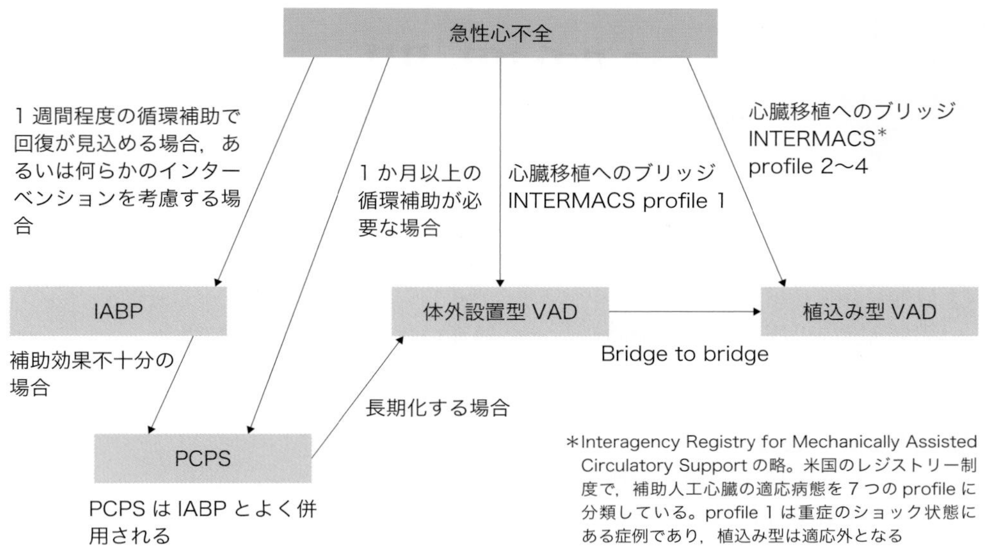

図 20-4　急性心不全に対する機械的循環補助を用いた治療の指針
〔関口　敦(編著)，西村元延(監修)：最新にして上々！　補助循環マニュアル．p17，メディカ出版，2015 を一部改変〕

- 植込み型 VAS は在宅での使用を目指すものであり，退院に向けて患者と介護者にバッテリ交換などの操作，アラームの種類，緊急時の対処法などを教育しなければなりません。また，自宅環境の整備も必要です。

21 人工呼吸器

重要度★★★

▶目的

- 呼吸機能の低下や機能不全時に，その機能の代行および補助を行う
- ①肺胞換気量の維持，②肺でのガス交換の改善，③呼吸仕事量の軽減を図る
- 呼吸器疾患だけでなく，手術後の循環不全や代謝不全時の全身管理を行う

▶気をつけること

- 得られた測定値から適切な換気設定であるか判断する
- 患者の換気条件に合った適切なアラームを設定する
- 生体情報モニタ，特にパルスオキシメータは必ず装着する(カプノメータを併用するとさらに安全)

人工呼吸器とは

メカニズム

自然呼吸では，横隔膜や外肋間筋が収縮することで胸膜腔内圧がより陰圧に傾き，これにより肺が拡張します。

一方，人工呼吸器では，気道内へ陽圧をかけて体外からガスを送り込み，肺内を押し広げることで肺を拡張させます。この原理を利用し，呼吸補助または代行を行います。

各部の名称と役割(図 21-1)

人工呼吸器は，駆動源接続部，人工呼吸器本体，呼吸回路から構成されます。

● **駆動源接続部**

電源コード・プラグ，酸素・治療用空気ホースアセンブリを指します。

● **人工呼吸器本体**

酸素濃度や一回換気量，吸気流量(時間)，吸気圧など，設定条件に合わせて患者に送気されるように制御します。制御は，複数のセンサから得られた測定値をもとに本体に内蔵されたコンピュータ(CPU)によって行われます。

● **グラフィックモニタ**

換気条件やアラーム，その他の機能を設定することができます。また，人工呼吸器の内部に搭載されている各センサから得られた測定値を確認することができます。さらに，気道内圧波

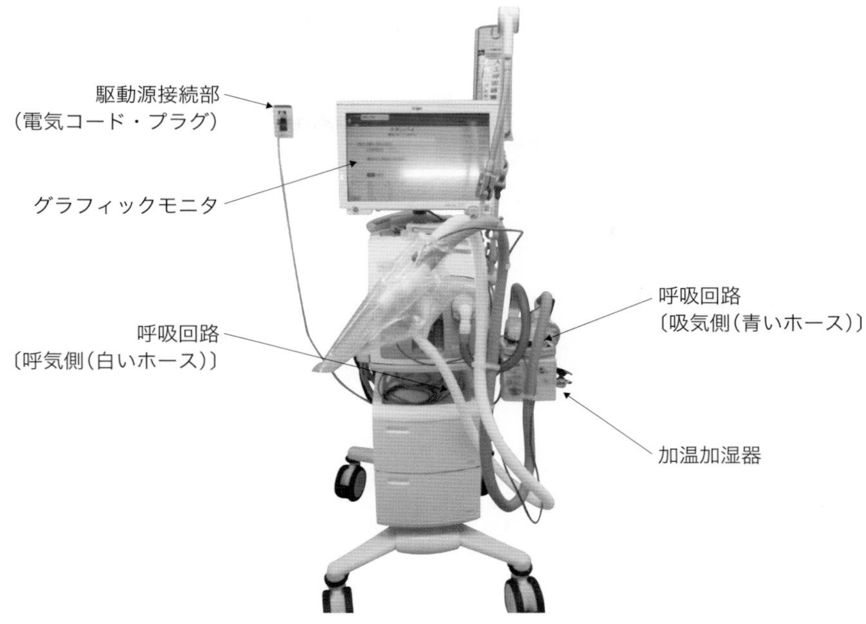

図 21-1　人工呼吸器の構成

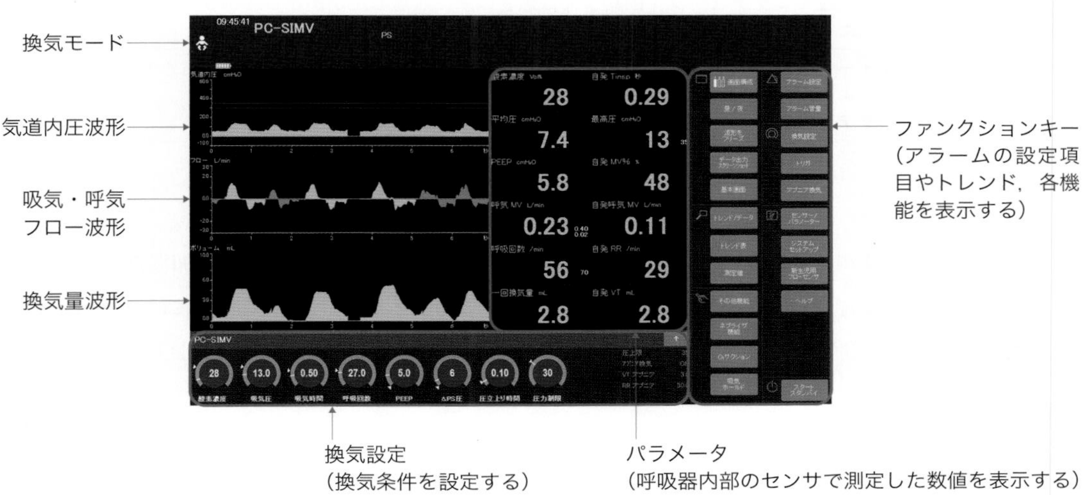

図 21-2　グラフィックモニタの一例

形や吸気・呼気フロー波形，換気量（フローボリューム）波形などの波形を表示でき，患者の状態を波形から把握することができます（図 21-2）。

● **呼吸回路**

加温加湿器を用いる場合と人工鼻を用いる場合があります。また，人工呼吸器本体から送気させたガスを患者へと送るための吸気回路と，患者からの呼気ガスを本体に排気する呼気回路に分かれています（図 21-3）。

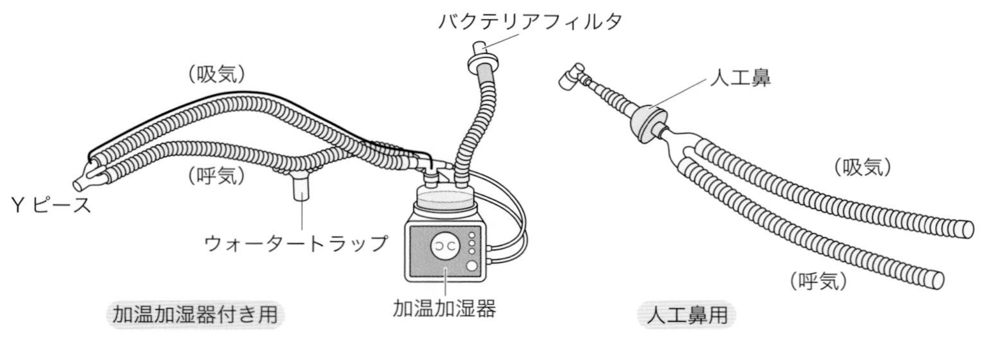

図 21-3　呼吸回路の構成

表 21-1　呼吸回路の役割

吸気側	・**バクテリアフィルタ**：患者に送気されるガスに含まれる感染物質や，機器内で発生される異物を除去する。 ・**加温加湿器・ネブライザ**：医療ガス配管より供給されるガスは乾いたガスであるため，加湿する。ネブライザを用いることにより，分泌物の排泄を効果的に行う。 ・**人工鼻**：分泌物の少ない患者の場合，加温加湿器の代わりに人工鼻を使用することにより過剰な加湿を防ぐことができる。加温加湿器との併用は禁忌。 ・**Y ピース**：呼吸回路(吸気回路と呼気回路)と気管チューブをつなぐY形アダプタ。 ・**気道内圧モニタチューブ**：回路または患者の肺に無理な圧がかかっていないか，呼吸状態を常にモニタする。
呼気側	・**ウォータートラップ**：加湿された呼気が外気により冷却されることで生じる水を回収する。これにより，呼気側回路が水で閉塞されることを防ぐ。 ・**バクテリアフィルタ**：呼気ガスによる人工呼吸器本体の汚染を防ぐ。

吸気回路にはバイクテリアフィルタや加温加湿器・ネブライザ，人工鼻(※加温加湿器と人工鼻の併用は禁忌)，Y ピース，気道内圧モニタチューブなどがあり，呼気回路にはウォータートラップやバクテリアフィルタなどがあります。それぞれの役割は表 21-1 のとおりです。

換気様式

人工呼吸中の吸気時にガスを送る様式のことで，送り込むガス量を一定にする量規定換気(volume controlled ventilation：VCV)と，圧を一定にする圧規定換気(pressure controlled ventilation：PCV)があります。VCV では一回換気量，換気回数，吸気流速などを，PCV では最高気道内圧，換気回数，吸気時間などを設定します(表 21-2)。

VCV では呼気回路のリークやカフ圧低下によるリークがある場合，設定した換気量が供給されないため，注意する必要があります。一方，PCV では肺胸郭コンプライアンスや気道抵抗の変化があった場合に，一回換気量が変動することに留意します。

表 21-2 VCV と PCV

換気様式 / 特徴	量規定換気(VCV)	圧規定換気(PCV)
	V V 一定の容量	P P 一定の圧力
設定	一回換気量	最高気道内圧
その他の設定	換気回数，吸気流速	換気回数，吸気時間
利点	コンプライアンスや気道抵抗の変化があっても，一回換気量は設定通りに供給される	コンプライアンスや気道抵抗の変化にかかわらず，最高気道内圧が一定に保たれる
欠点	コンプライアンスや気道抵抗の変化により，最高気道内圧が変動する	コンプライアンスや気道抵抗に変化があった場合に，一回換気量が変動する

換気モード

一般的に用いられる換気モードは，CMV，SIMV，PSV，CPAP の 4 つです(表 21-3)。基本的に，換気モードは自発呼吸の有無や強さに応じて設定します。自発呼吸がない場合は CMV という調節換気が，自発呼吸がある場合は SIMV，PSV，CPAP という部分的補助換気が一般的に使用されます。

CMV は，設定された一回換気量と換気回数で強制換気を行い，自発呼吸がないときのほか，筋弛緩薬の投与など呼吸不全管理の初期に使用されます。PSV は，自発呼吸の吸気努力を感知したときに設定した吸気圧(気道内圧)を維持するように換気が行われ(圧支持)，人工呼吸器の離脱時に多く併用されます。

保守点検

使用前点検

- □ 酸素・治療用空気ホースアセンブリ，電源コードは接続されていますか？
- □ 呼吸回路や加温加湿器チャンバに亀裂，破損はありませんか？
- □ 電源投入後，リークテスト[1]で異常はありませんでしたか？
- □ 換気は設定条件どおりに行われていますか？
- □ テスト肺を軽く広げ，呼吸回路内に陰圧をつくり，その陰圧をトリガさせると，換気がされていますか？

NOTE 1 **リークテスト**：電源を投入した際にテストモード(自己診断機構)などで異常がないか確認した後，Y ピース先端をふさぎ，次のような設定から呼吸回路のリークの有無を確認することができる。
①吸気流速を遅く，吸気時間を長く設定し，回路内圧の上がり方をみる。回路内圧計に低下が確認された場合は，Y ピースから人工呼吸器本体に向けて接続箇所を確認する。特に加温加湿器，ネブライザ部からのリークが最も多くみられる。最近では自己診断によりリークテストができる機種もある。②吸気終末休止または吸気終末ポーズを長く設定し，吸気圧が維持されるか確認する。③ PEEP をかける。

表 21-3　主な換気モード

CMV（continuous mandatory ventilation）：持続的強制換気

- すべての換気が強制的に行われる換気モード
- 自発呼吸がない場合は，設定された換気条件で換気される（調節換気）
- 自発呼吸がある場合は，自発呼吸（吸気努力）を検知し，換気を行う（補助換気）
- この 2 つが混合したものが補助 / 調節換気（AC：assist/control）で，自発呼吸がなくなると，自動的に調節換気となる

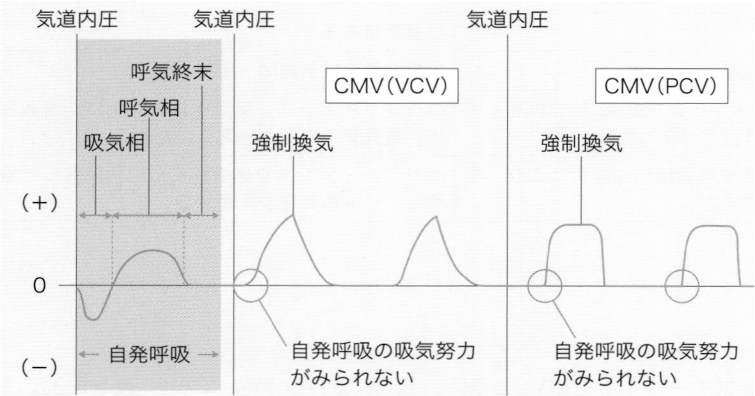

SIMV（synchronized intermittent mandatory ventilaton）：同期式間欠式強制換気

- 自発呼吸と強制換気（設定された回数）が混在した換気モード
- 自発呼吸（吸気努力）に同期してガスが送られる
- 自発呼吸が停止すると，設定された強制換気回数で換気される

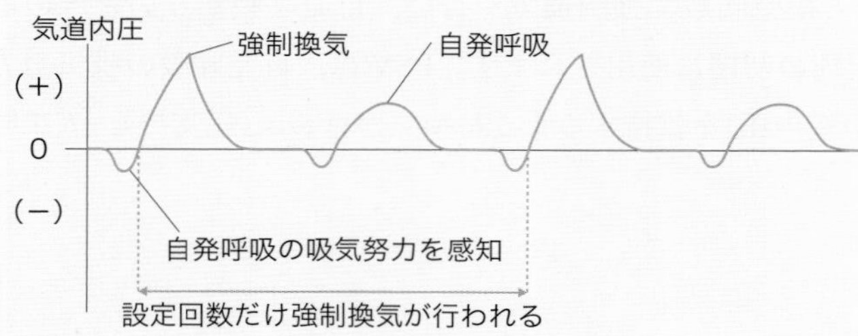

PSV（pressure support ventilation）：圧支持換気

- 自発呼吸（吸気努力）をトリガした時に設定した吸気圧（気道内圧）を維持するように換気が行われる
- 患者の吸気努力や体位などによって一回換気量，吸気流量，吸気時間が変化する。すなわち，患者の自発呼吸の強さによって一回換気量が異なる
- 自発呼吸が停止すると，強制換気（バックアップ換気）に自動的に移行する

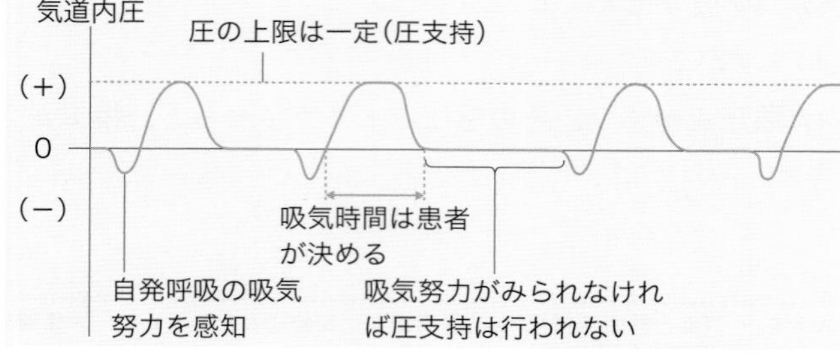

（つづく）

（つづき）

CPAP（continuous positive airway pressure）：持続的気道陽圧

・自発呼吸にPEEP（呼気時の気道内圧がゼロにならないように一定の圧をかける機能）を付加した換気モード
・肺胞の虚脱の防止や酸素化能の改善が期待される

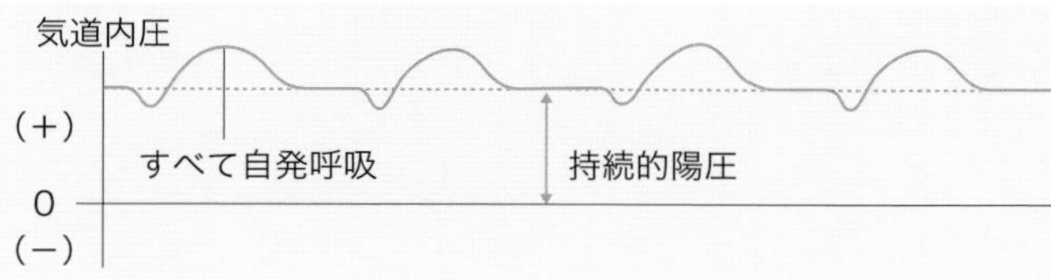

患者ID：　　　　　　　患者氏名：

日付			10/–		
回路点検	電源		✓		
	ホースアセンブリ		✓		
	ファンフィルタ		✓		
	吸気フィルタ		✓		
	回路の接続		✓		
	人工鼻		なし		
	加湿状態	吸気	✓		
		呼気	✓		
	呼気フィルタ加湿状態		✓		
設定の確認	モード	換気様式	PC		
		換気モード	SIMV		
	酸素濃度		0.5		
	呼吸回数		15		
	圧	PS	10		
		PC	15		
	一回換気量		–		
	吸気時間気流量		1.0		
	PEEP		5		
	トリガ		P2.0		
アラーム	分時換気量	最高	15		
		最低	4		
	気道内圧	最高	25		
		最低	10		
患者測定値確認	圧		16.0		
	一回換気量		500		
	分時換気量		8.0		
	呼吸回数		16		
	F_{IO_2}		0.4		
	呼吸波形の確認		OK		
	Sp_{O_2}		100		
	$_{ET}CO_2$		38		
備考					
指示内容の確認（医師のサイン）			○○		
点検者			○○		

図 21-4　使用中チェックリストの一例

☑ 使用中点検（図 21-4）

☐ 酸素・治療用空気ホースアセンブリ，電源コードは正しく接続されていますか？

☐ 呼吸回路に水の貯留はありませんか？

☐ 加温加湿チャンバに十分な水量があり，加温加湿の状態は適切ですか？

☐ 各種フィルタに汚染，水の貯留はありませんか？

☑ 使用後点検

☐ ディスポーザブル呼吸回路の場合，施設で定められた方法で廃棄しましたか？

☐ リユーザブル呼吸回路の場合，消毒を適切に行いましたか？

- □ 人工呼吸器本体や電源コード，酸素・治療用空気ホースアセンブリの亀裂や破損の有無を確認しましたか？
- □ 人工呼吸器本体を清拭しましたか？
- □ 冷却用ファンフィルタを清拭しましたか？
- □ 新しい呼吸回路を装着しましたか？
- □ 終業時点検を行い，清潔を保持できていますか？

取り扱い手順 [NOTE 2]

❶ 人工呼吸器本体を準備し，呼吸回路を接続する。加温加湿器付き用の呼吸回路または人工鼻用の呼吸回路の構成は図 21-3(p116)のとおり。
❷ 電源コード，酸素・治療用空気ホースアセンブリを接続する。
❸ 人工呼吸器の電源を入れる。加温加湿器を使用している場合には，その電源も入れる。
❹ リークテストを行う。
❺ 換気条件を設定する。
❻ テスト肺を用い，換気条件で作動できているか確認する。
❼ アラームを設定し，アラーム音が発生するか確認する。
❽ 患者に人工呼吸器を装着する。
❾ 設定条件で十分な換気が行えているか観察をする。
❿ 生体情報モニタでの確認を行う。
⓫ チェックリストによる確認を行う。
⓬ 換気作動中，患者の状態や作動状況を観察する(表 21-3)。

表 21-3　人工呼吸器装着中の観察・確認項目

- 送気により胸郭が上がり，換気が適切に行われているか
- 設定された換気条件下でバイタルサインや呼吸パターンが変化していないか
- モニタに表示されている Sp_{O_2} や $_{ET}CO_2$ の値や波形に異常がないか
- 医師の指示通りの鎮静レベルか
- 気管チューブのカフ圧や位置は適正か
- 口腔状態が清潔に保たれているか。口腔ケアを実施し，人工呼吸器関連肺炎(ventilator-associated pneumonia：VAP)の予防に努めているか
- (呼吸変動があった場合には)気管チューブの位置異常(片肺挿管や計画外抜管)，痰によるチューブの閉塞，先当たり，人工呼吸器本体や呼吸回路の接続不良，気胸がないかなど確認する

NOTE 2　**準備するもの**：人工呼吸器本体，気管チューブのカフ圧計，気管チューブ，喉頭鏡

トラブル対応

アラーム発生時には，その原因を必ず確認しましょう。特に気道内圧上限アラームや低一回換気量（低分時換気量）アラームは，肺損傷や低酸素などの合併症の原因になる場合があります。

アラーム	原因	対処
気道内圧下限	●接続不良（回路） ●呼気弁不良 ●カフ漏れ・破損 ●努力呼吸の低下	●回路の各接続のはずれやゆるみを直す ●回路の破損があったら回路を交換する ●ウォータートラップやネブライザカップのパッキングの破損の有無を確認する ●気管チューブのカフ圧漏れを確認する
気道内圧上限	●回路の閉塞 ●喀痰によるチューブの詰まり	●回路の閉塞や詰まりが原因であれば対処する ●気道内分泌物があるようであれば吸引する
PEEP/CPAP 圧下限	●接続不良（回路） ●回路の漏れ ●挿管チューブの自己抜去	●回路の閉塞や詰まりが原因であれば対処する ●原因追究ができなければ用手的換気に切り替える ●患者の肺側の問題であれば，設定を変える
呼吸回数上限	●患者の呼吸数が設定した回数より多い ●自発呼吸が多くなっている	●呼吸回数が上がる原因に対処する ●呼吸負荷制限の必要があれば鎮静薬の増量を検討する ●呼吸器の設定変更を行うなど
無呼吸	●自発呼吸の減少，停止 ●回路のはずれ	●原因追究と早急な対処を行う ●患者の呼吸回数の減少であるため，呼吸抑制している原因を除去（鎮静薬などの薬物の減量），または人工呼吸器のサポートを増やす
低一回換気量（低分時換気量）	●肺コンプライアンスの低下 ●気道抵抗の上昇 ●過鎮静 ●呼吸筋の低下 ●自発呼吸消失	●原因追究と早急な対処を行う ●患者の呼吸回数の減少であるため，呼吸抑制している原因を除去（鎮静薬などの薬物の減量），または人工呼吸器のサポートを増やす

〔森安恵美：呼吸—人工呼吸器①，北里大学病院看護部・北里大学東病院看護部（編）：ナースポケットマニュアル．p46，医学書院，2017〕

人工呼吸器関連の合併症とその予防・対応

人工呼吸器装着中における合併症として，人工呼吸器関連肺炎（ventilator-associated pneumonia：VAP）と人工呼吸器関連肺損傷（ventilator induced lung injury：VILI）があげられます。

VAPは，「気管挿管による人工呼吸開始48時間以降に発症する肺炎」と定義され，口腔内・咽頭に定着した細菌が気管チューブや経管栄養チューブを介して肺に侵入することで発症することが多いとされています。早期かつ適切な抗菌薬の投与が必要となり，また抗菌薬の効果の有無を評価したり，挿管期間についても理解しておくことが求められます。

VAPを予防するには，口腔内・咽頭に細菌が定着しないよう口腔ケアを行う必要があります。また，呼吸回路内の結露を除去したり，定期的に呼吸回路を交換するなどし，細菌が繁殖しないようにすることも重要です。加えて，人工呼吸器の使用期間が長いほど，VAPのリスクは上がるため，可能な限り早期抜管を行い，非侵襲的陽圧換気法への移行または人工呼吸器からの離脱を促すことが大切です。

VILIは人工呼吸に起因する肺損傷のことです。個々の病態に応じて，VILIをきたさない人工呼吸管理療法を目指す必要があります。VILIを予防するために，①適切なPEEP設定やリクルートメントを行うことで肺胞の虚脱や再開放を避ける，②少ない一回換気量や低い気道内圧の設定により正常な肺の過膨張を避ける，といった戦略がとられます。

人工呼吸器のエアロゾル感染症対策

人工呼吸および関連する治療においては大量のエアロゾルが発生しやすく，これに対する感染症対策を行わなければなりません。

まず人工呼吸器を取り扱う際は，標準予防策を徹底すること，COVID-19の確定例と疑い例に対しては飛沫予防対策と接触予防対策を追加することが必要となります。個人防護具の着用時・脱衣時は，眼・鼻・口の粘膜に触れないように注意し，適切なタイミングで手指衛生を実施します。

また，呼吸回路や付属品などは，原則，ディスポーザブル製品を使用し，人工呼吸器の吸気出口と呼気入口にはフィルタを用いるようにします。フィルタの交換頻度については，添付文書などに記載される時間を参考とし，医療従事者の曝露を避ける観点から，頻回な交換は慎重に考慮します。

さらに，呼吸回路などの交換は，エアロゾルの発生をできる限り抑える手順で行う必要があります。交換手順の詳細は「新型コロナウイルス肺炎患者に使用する人工呼吸器等の取り扱いについて—医療機器を介した感染を防止する観点から」（https://www.jaam.jp/info/2020/files/info/20200420_1.pdf）にて確認することができます。

非侵襲的陽圧換気(non-invasive positive pressure ventilation：NPPV)

人工呼吸器の換気方法は，陽圧式人工呼吸と陰圧式人工呼吸に分けられます。

現在，一般的に使用されるのは前者であり，なかでも侵襲的陽圧換気(invasive positive pressure ventilation：IPPV)および非侵襲的陽圧換気(non-invasive positive pressure ventilation：NPPV)が多く用いられます。IPPVは人工気道(気管チューブ，気管切開チューブ)によって気管に医療ガスを直接送り，換気する方法です。一方，NPPVは人工気道を留置せず，マスクなどを用いて口鼻腔からガスを送り，換気を補助する方法です。

NPPVにおいては，マスクが装着できることや，意識があり協力的であること，気道確保できていること，喀痰の排出ができることなどの条件を満たす必要があります。しかし，侵襲を伴わないことから，NPPVには①気管挿管・気管切開に伴う出血や損傷，合併症を軽減できる，②会話・食事が可能である，③着脱(導入と中断)が容易である，④鎮痛薬の減量(または不要)が可能である，などの多くの利点があり，その適応は増えてきています。

NPPVの管理の実際については，まず適切なマスクを選択する必要があります。マスクの種類ごとの利点・欠点を表21-4にまとめたので，参考にしてください。また，NPPV導入後は，機器そのものだけでなく，患者の状態や合併症の有無などをモニタリングする必要があります(表21-5)。

表21-4　マスクの種類と利点・欠点

鼻マスク	フェイスマスク	トータルフェイスマスク
ウィスプSEネーザルマスク 適応：長期的(終日)使用する患者など	アマラフルフェイスマスク 適応：緊急時，急性呼吸不全の患者など	フィットライフSEトータルフェイスマスク 適応：緊急時，急性呼吸不全の患者など
利点 ・開口が容易 ・軽量で，閉塞感が小さい ・死腔が少ない	利点 ・口呼吸・鼻呼吸のいずれも可能 ・開口時も酸素化が維持される ・高い圧がかけられる	利点 ・リークが少ない ・顔面の皮膚トラブルが少ない
欠点 ・有効な換気のためには口を閉じる必要あり，顎ストラップを使用することが求められる ・鼻周囲への圧迫 ・鼻閉塞がある場合は使用不可	欠点 ・飲食・排痰・吸引の際にマスクを取り外す必要がある ・会話がやや困難 ・閉塞感・圧迫感が大きい	欠点 ・マスクが大きく，死腔が多い ・飲食・排痰・吸引の際にマスクを取り外す必要がある ・会話がしづらい

(写真提供：株式会社フィリップス・ジャパン)

(つづく)

（つづき）

表 21-5　NPPV 導入後のモニタリング内容

本体周辺	□呼吸器からの異常音・異臭	□コンセントの接続（非常回路）		
	□回路の接続（破損，緩み，外れ）	□フィルタの状態		
水回り	□ウォータートラップの水の排出	□回路内の水の除去		
	□加湿器の水の補充			
設定	□モード	□ IPAP	□ EPAP	□呼吸回数
	□吸気時間	□ Rise Time	□加湿器温度	□酸素濃度
アラーム設定	□気道内圧上限	□気道内圧下限	□無呼吸（秒）	
	□分時換気量下限	□呼吸回数上限	□呼吸回数下限	
患者数値（実測値）	□ IPAP	□ EPAP	□呼吸回数	□一回換気量
	□分時換気量	□リーク量	□バイタルサイン	
	□ Spo_2（%）	□血液ガスデータ		
自覚症状，合併症など	□ボルクスケール	□意識状態	□圧迫感	
	□胃部膨満感	□皮膚の発赤・びらん	□マスク不快感	
	□眼の刺激症状	□口・鼻の乾燥	□浮腫	
	□ IN-OUT 体液水分バランス	□胸郭の動き	□呼吸音	
	□痰の喀出	□排ガス	□睡眠状況	
	□コミュニケーション			

IPAP（inspiratory positive airway pressure）：吸気気道陽圧
EPAP（expiratory positive airway pressure）：呼気気道陽圧
〔濱本実也：人工呼吸器のしくみと管理：NPPV，道又元裕，小谷透，神津玲（編）：エキスパートナース・ガイド　人工呼吸管理実践ガイド．p153，照林社，2009〕

22 小児人工呼吸器

重要度★★

目的

- 新生児や小児に対して，長期にわたって人工呼吸を行う

気をつけること

- 気道粘膜の損傷を避けるため，細めのサイズでカフなしの気管チューブを使用する
- 新生児では口呼吸ではなく鼻呼吸が行われ(強制的経鼻呼吸)，また気道抵抗が高いため，分泌物の貯留や鼻閉塞が起こりやすい。それにより，呼吸障害をきたしやすい
- 肋骨筋などの呼吸筋が未発達のため，腹式呼吸(横隔膜優位の呼吸)であり，換気効率が悪い

小児人工呼吸器とは

新生児や小児に対して気管挿管を行う場合は，少しでも気道抵抗を小さくして気道損傷による合併症を避けるために，細めのサイズでカフなしの気管チューブを用いるのが一般的です。そのため，気管チューブの周囲から換気の漏れが発生してしまうことから，換気量の正確な実測が困難であり，量規定換気では機能せず，圧規定換気が主体となっています(量規定換気と圧規定換気については，「人工呼吸器」の項目の p116 参照)。

新生児で使用される換気モード

近年では，新生児から成人まで使用できる汎用性の高い人工呼吸器が開発されており，メカニズムは小児・成人ともに共通しています。

ここでは新生児で使用される換気モードについて説明します。

● **経鼻的持続陽圧呼吸(nasal continuous positive airway pressure：nasal CPAP)**

新生児は鼻呼吸であるため，気管挿管しなくても鼻腔プロング(図 22-1)を装着することで気道に持続陽圧をかけておくことが可能です。コンプライアンスが低下した疾患に対して，酸素化能を改善し，呼吸仕事量を軽減させます。また，抜管後に使用することで，早期に人工呼吸器から離脱できるという利点もあります。

● **高頻度振動換気(high frequency oscillatory ventilation：HFOV)**(図 22-2)

一回換気量が解剖学的死腔量よりも小さく，1 分間に 600〜900 回と高頻度で肺を換気させる特殊な換気モードです。コンプライアンスが低下した重篤な呼吸不全例に対して用いられ，

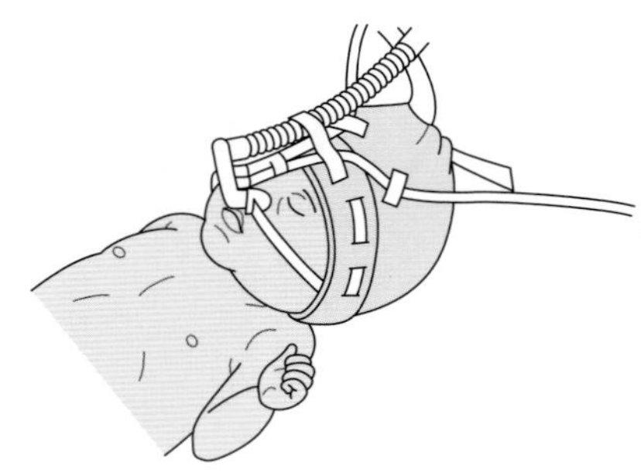

図 22-1　nasal CPAP(鼻腔プロング)

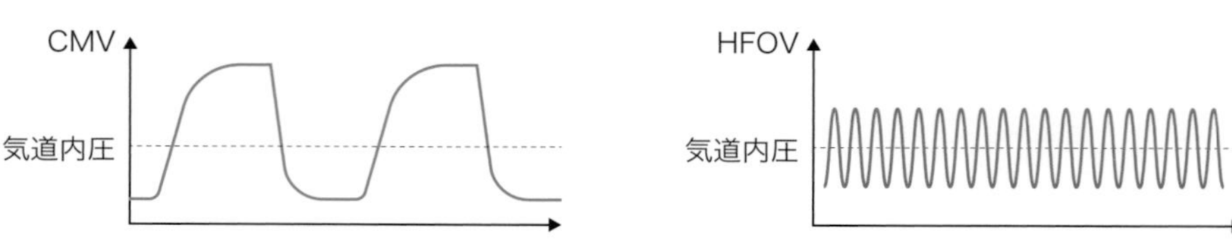

図 22-2　CMV 時と HFOV 時の波形

気胸や慢性肺障害などの肺損傷の危険性が少ないことが特徴です。

しかし，気道抵抗が高い疾患では，HFOV の効果が期待しにくい場合があることに注意する必要があります。また，気道内に分泌物がある場合では，こまめに吸引することが求められます。

● **神経調節補助換気(neurally adjusted ventilatory assist：NAVA)**

横隔膜の電気的活動(Edi)を利用して換気補助を行う自発呼吸モードです。

Edi をとらえるには測定電極が備えられている栄養補給チューブを横隔膜の運動経路に合わせて食道に留置させる必要があります(図 22-3)。

新生児は吸気努力が小さいため，圧やフロー波形などから吸気努力を把握しにくい場合があります。しかし，Edi をとらえることで，吸気のトリガ遅れや呼気のタイミングの同調性，吸気努力の大きさを把握でき，それらに応じた換気補助を行うことができます。

● **換気量補償(volume guarantee：VG)**

目標の一回換気量を設定し，最大吸気圧が一定の範囲内で自動的に制御される換気モードです。呼気時の一回換気量が複数回の平均値として一定値になるように，吸気圧が上下します。吸気圧は肺のコンプライアンスが低ければ高く，自発呼吸が強ければ低くなります。

肺のコンプライアンスが短時間で変化する新生児慢性肺疾患などで使用されます。

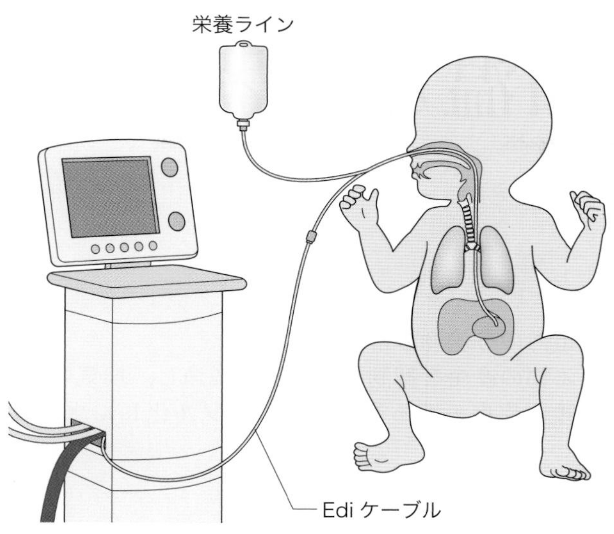

図 22-3　NAVA の仕組み

トラブル対応

アラームの発生時には，その原因を必ず確認をしましょう。新生児や小児では，カフなしの気管チューブを使用することが多いため，換気の漏れが原因で発生する低換気アラームに注意しましょう。

アラーム	原因	対応
低換気アラーム	▶ リーク量が多い	▶ 送気により胸郭が上がり，換気が適切に行われているか確認する。パルスオキシメータなどのモニタを装着し，換気状態を注意深く確認する
	▶ 気管チューブの折れ	▶ チューブを新しいものに交換する
	▶ 気管チューブの先当たり	▶ チューブの位置を調整する
	▶ 回路内の過剰な水分貯留	▶ 水分を除去する

23 加温加湿器とネブライザ

重要度★★★

▶目的

〔加温加湿器〕
- 気道内の分泌物の排出を促す
- 分泌物の産生を抑制して気道を洗浄し，換気の改善を図る

〔ネブライザ〕
- 呼吸器疾患のある患者にエアロゾル化した水あるいは医薬品を吸入させる
- 気道粘膜の機能を正常に保つ

▶気をつけること

〔加温加湿器〕
- 蒸留水の量は適切か，空焚きしていないか確認する

〔ネブライザ〕
- パーツが正しくそろっているか確認する

加温加湿器とは

加温加湿器とは，患者への供給ガスを加温・加湿する装置です。

普通に生活している場合には，吸入気は上気道(鼻腔，咽頭，喉頭)を通して加温・加湿されます。しかし，挿管患者の場合，上気道をバイパスするため，吸入ガスが加温・加湿されずに乾燥した状態のままで直接気管内に取り込まれ，喀痰が粘稠になったり，喀出の障害や肺炎，無気肺などさまざまな呼吸器合併症を生じるおそれがあります。

加温加湿器は，吸入ガスの温度・湿度を適切な状態に調整し，このようなリスクを防ぐために使用されます。

メカニズム(図 23-1)

● 加温加湿器

加温加湿器の種類には，pass-over 型，bubble diffusion 型，中空糸型がありますが，現在では pass-over 型が広く普及しています。

pass-over 型の加温加湿器には，ヒータープレートを一定の温度に加温するものと，ヒータープレートと回路内に挿入されたヒーターワイヤーの 2 点を加温制御するものがあります。後者には口元の温度を測定する温度プローブにセンサがついており，温度だけでなく，ガス流量や相対湿度を測定することができる機種もあります。

中空糸型の加温加湿器では，混合ガスがカートリッジ内の特殊なポリマーで作られた数百の中空糸内を通過します。また，温水が中空糸の周囲を循環し，水蒸気として中空糸を通過する

pass-over 型	bubble diffusion 型
チャンバ内の水面とガスを接触させて加湿を行い，患者に送る。吸気回路にヒーターワイヤーを備えて加湿効率を上げたものなどさまざまな種類がある。	チャンバ内に加温された水の中にガスを気泡にして導くことにより，加湿を行う。
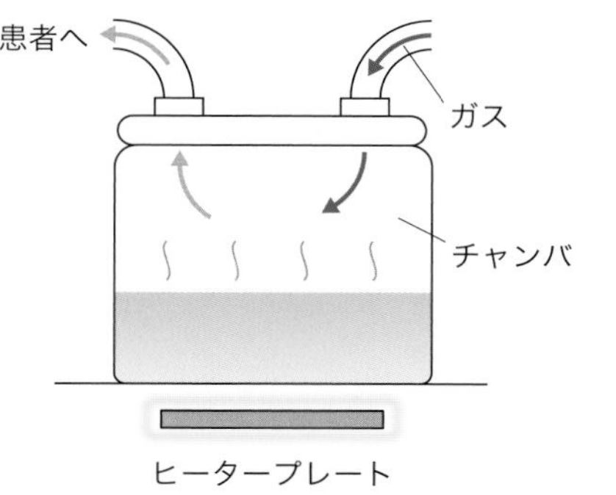 	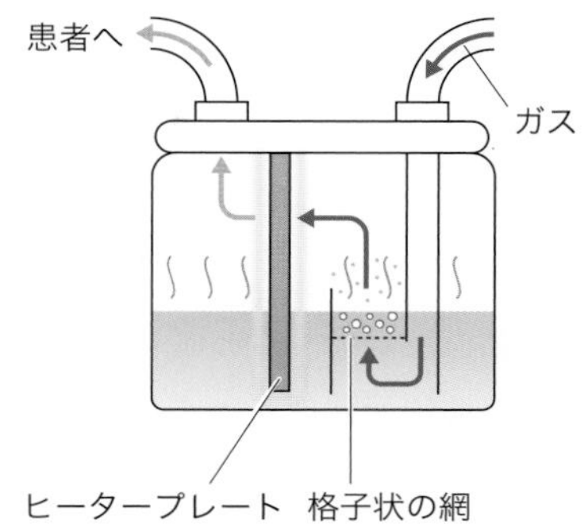

図 23-1　加温加湿器の種類

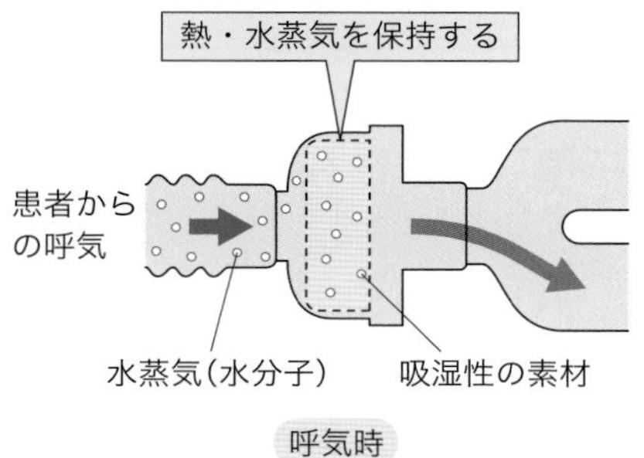

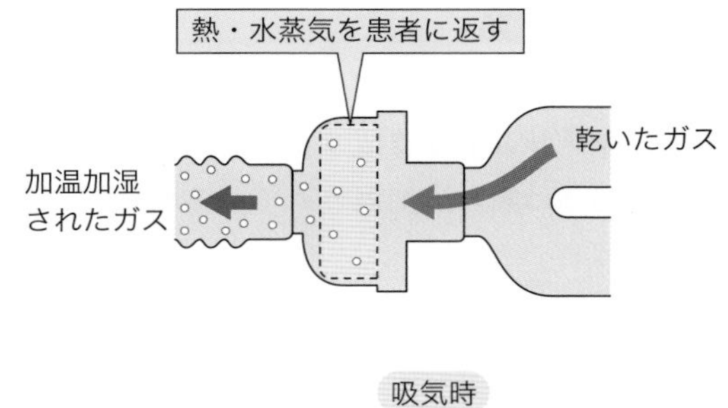

図 23-2　人工鼻による加温加湿のしくみ
（飯島光雄：呼吸回路に起因する重大事態と対処法・予防法．医療安全 13，2007 より）

ことで中空糸内に流れるガスに拡散されます。このように，水とガスの流れが直接接触しない点が，多くの加温加湿器とは異なります。ガスはカートリッジ通過後に設定温度での飽和水蒸気となります。

● 人工鼻

人工鼻は呼吸回路の Y ピースと気管チューブの間に装着する器具で，患者の呼気に含まれる熱と水蒸気をフィルタで保持し，吸気時にその熱と水蒸気を戻すことにより加温加湿を行います(図 23-2)。フィルタの素材はメーカによりさまざまなものがあり，細菌やウイルスの侵入を防ぐのにも役立っています。

人工鼻を使用すると呼吸器回路の構成が非常に簡素化できるなどの利点もありますが，加温加湿器に比べて加湿不足になりやすく，注意が必要です。

また，人工鼻と加温加湿器の併用は禁忌です。過加湿により人工鼻のフィルタが閉塞し，換気できなくなるおそれがあります。

適切な加温加湿

普段呼吸をしている時の吸入気は，鼻腔，咽頭，喉頭などを通り，気道粘膜にて加温・加湿されます。肺胞では，ほぼ37℃，湿度100％になります。そのため，人工呼吸器管理下では，約37℃，相対湿度95～100％，絶対湿度30～35mg/L以上の吸入ガスを送り込む必要があります。

しかし，吸入気の湿度をモニタする方法は限られているため，臨床では加湿が適切かは以下の点から判断します。

❶ 喀痰が粘稠度が低くなっていること
❷ 吸気回路の口元温度モニタで適温(37～41℃)になっていること
❸ 気管チューブ内壁に結露，水滴があること
❹ 気管内吸引時にカテーテルがスムーズに気管チューブに入ること
※人工鼻使用時には❷以外を指標とする

トラブル対応

加温加湿器はトラブルの多い医療機器の1つです。特に導入時のトラブルが多いため，チェックリストを作成するなどの対策について検討しましょう。また，人工呼吸器点検時には回路に触れ，加温されているか確認するのもよいでしょう。

症状	原因	対応
加湿されていない	蒸留水の不足	水量を確認し，必要に応じて補充する
	電源の入れ忘れ	電源を確認する
加湿が多い	外気の影響	エアコンや扇風機など直接風が当たる環境にないか確認する
	設定が不適切	設定を正しく行う
加温されていない	温度設定が不適切	設定を正しく行う
	温度プローブの故障	専門家に連絡する

ネブライザとは

水分または気管支拡張薬や粘液溶解薬といった薬剤の細かい粒子(直径10 μm程度)をつくる装置で，気道粘膜の機能を正常に保つために使用します。

ネブライザにはいくつか種類がありますが，ジェット式と超音波式が多く使用されています。

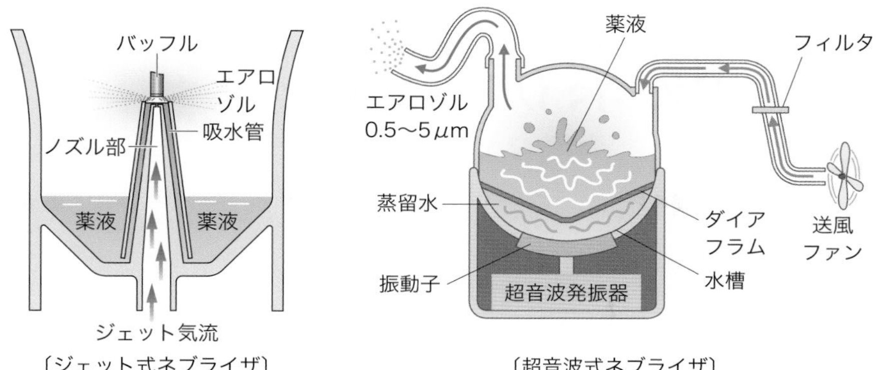

図 23-3 ジェット式ネブライザと超音波式ネブライザのメカニズム

メカニズム(図 23-3)

●ジェット式ネブライザ

コンプレッサでつくられたジェット気流に，吸水管から吸い上げられた薬液を当て，エアロゾルを発生させます。さらにこのエアロゾルを小さく，均一化するために，吸水管の後方にバッフルを置き，これにエアロゾルを衝突させて破砕，落下させます。

●超音波式ネブライザ

振動子を数 MHz で振動させ，液体の分子運動を起こすことで，水面に波が生じ，エアロゾルが発生します。ジェット式ネブライザよりも細かいエアロゾルをつくることができます。

トラブル対応

症状	原因	対応
噴霧されていない	薬液の入れ忘れ	薬液を入れる
	送風ファンの故障(超音波式)	専門家に連絡する
	パーツの入れ忘れ(ジェット式)	正しく組み立てる
	水槽の水位低下(超音波式)	指定水位まで水を入れる
チャンバ内の噴霧が少ない	薬液量の不足または過剰	薬液を適量に調整する
	噴霧調整がされていない	噴霧の調整を行う
	結露による投与チューブ内の水分貯留	水分を除去する
	ダイアフラムの変形・劣化(超音波式)	新しいものに交換する

24 酸素流量計

重要度★★★

▶目的
- 酸素ボンベやアウトレットから酸素投与を行う際に，酸素流量の調整を行う

▶気をつけること
- ひび割れや破損などがないか，必ずチェックする
- 使用状況に適した構造の流量計を選択する

酸素流量計とは

メカニズム

酸素流量計は酸素ガス供給源に接続し，流量調節弁(ツマミ)やダイアルにより流路の大きさを変えることで酸素の量を調節しています。酸素流量計には，大気圧式と恒圧式の2種類があります(図 24-1)が，外観での区別は不可能なため，購入時・取り扱い時には注意が必要です。いずれの場合も医療ガスは乾燥しているため，必要に応じて加湿器(p128 参照)を接続します(図 24-2)。

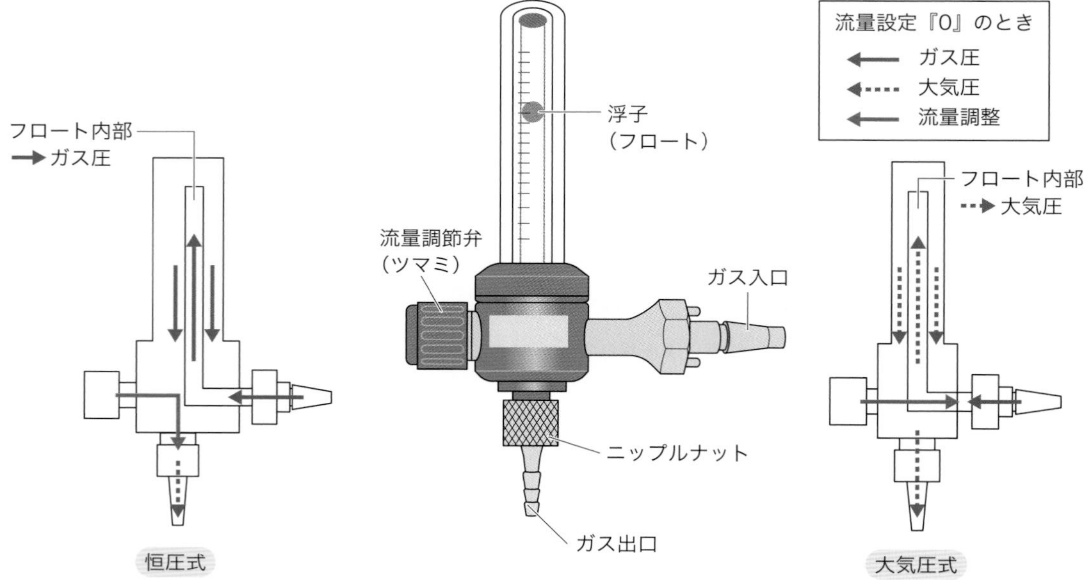

図 24-1　酸素流量計の構造(大気圧式，恒圧式)

● **大気圧式**

流量調節弁がガス入口にあり，設定「0」のとき浮子(うきこ)(フロート)に圧がかからない(大気圧のみ)ものを大気圧式といいます。大気圧式流量計は，鼻カニューレの折れや詰まりによってガス出口部分より患者側が狭くなると，酸素流量が少なくなるため，注意が必要です。大気圧式は，高流量での使用，ネブライザやベンチュリマスクなど抵抗が高くなる可能性のある場合の使用には向いていません。

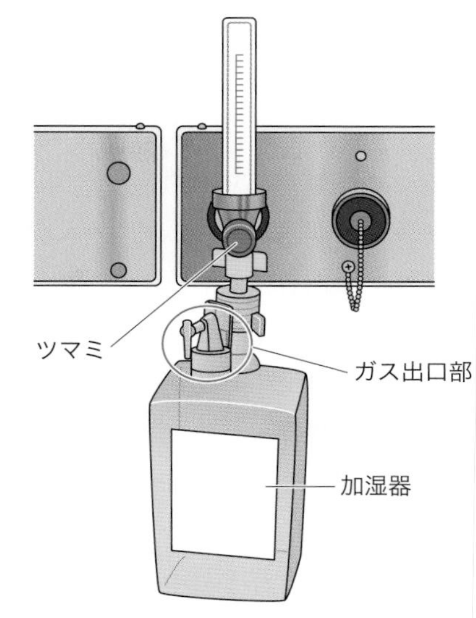

図 24-2　加湿器が付属した酸素流量計

● **恒圧式**

流量調節弁がガス出口にあり，設定「0」のとき浮子に内圧がかかるものを恒圧式といいます。恒圧式流量計の浮子(フロート)式の場合，ガス入口圧をかけると一瞬浮子が上がります。大気圧式との構造の違いはこれにより区別できます。

各部の名称と役割

● **ガス入口部**(図 24-3)

アウトレット用とボンベ用の 2 種類があります。

アウトレット用は壁アウトレットの形状によりピン方式，シュレーダ方式といった種類があります。

ボンベ用はボンベのガス出口部分の形状によりおねじ形，ヨーク形などの種類があります。ほとんどのものに，ボンベ内圧を減圧させる圧力調整器[1]が備えられています。

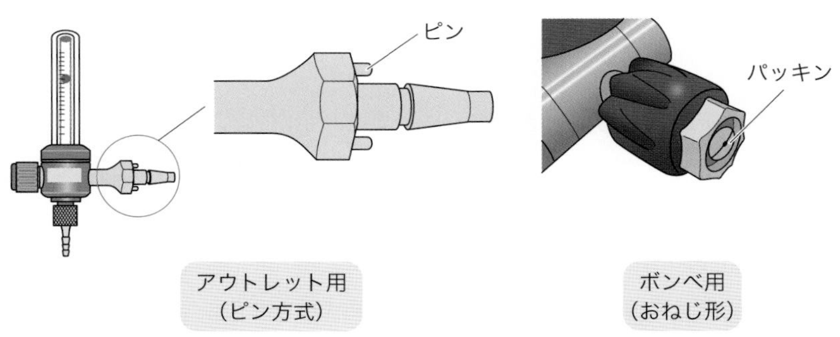

図 24-3　酸素流量計のガス入口部の種類(アウトレット用，ボンベ用)

NOTE [1] **圧力調整器**：圧縮されているボンベ内の圧力を，アウトレットの圧力とほぼ同じ圧力に減圧し，一定に保つために使用する。

● **圧力計(ボンベ用)**(図 24-4)

ボンベ用酸素流量計には圧力計が付いています。単位には MPa や kgf/cm^2 などの種類があります。

圧力計が示す圧力とボンベに刻印されている内容積から，ボンベの残量を計算することができ，さらに指示流量がわかれば使用時間が計算できます。

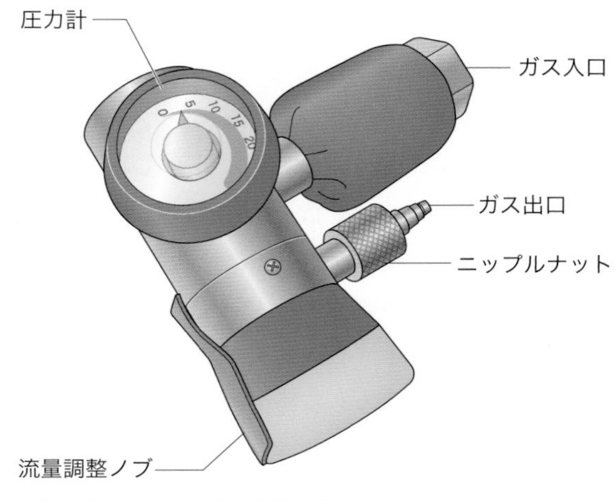

図 24-4　ボンベ用酸素流量計

● **流量調整部**

浮子式とダイアル式の 2 種類があります。

浮子式は，浮子の中央で流量を設定するタイプと上端で設定するタイプがあります。ダイアル式ではダイアルにより流量を設定します。浮子式と比べ構造の判別ができない，可視的に流れていることを確認できないといった欠点がありますが，設定しやすい，破損しにくい形状であるといった利点もあります。

通常は最大流量 10〜15 L/ 分の流量計を使用しますが，小児など微量な調整を行いたい場合には，最大流量 2 L/ 分の目盛りの細かい流量計を使用することもあります。

● **加湿器**(図 24-2)

医療ガスは乾燥しているため，必要流量などの条件[NOTE 2]によって加湿器を使用する場合があります。ほかの ME 機器に接続する場合には，機器内部に水分が入らないよう加湿しないで使用します。加湿装置には再使用するものと，ディスポーザブルのものがあります。

● **呼吸器回路用コネクタ**

延長チューブと酸素流量計を接続するために用います。

保守点検

☑ 使用前点検

☐ ガス供給部との接続はきちんとされていますか？

☐ 加湿器の水量は適切ですか？

☐ 各接続部からの漏れはありませんか？

☑ 使用中点検

☐ 患者の状況に変化はありませんか(酸素濃度計やパルスオキシメータを併用する)？

☐ 加湿器の水量は適切ですか？

☐ 各接続部からの漏れはありませんか？

NOTE 2　**加湿器の使用条件**：ガスを 4 L/ 分以上で使用する場合，もしくは，それ以下でも患者に不快感がある場合には，加湿器を使用する。

取り扱い手順 3

❶ 必要物品を準備する。

❷ ガス供給源へ接続 4 する。

❸ リークテストを行う(次頁)。

❹ 加湿する場合：加湿器を取り付け，水量確認を行う。加湿しない場合：ニップルナットを取り付ける。

❺ 患者や機器への接続チューブを接続する。

❻ 医師の指示した酸素投与量に設定する。

❼ 使用中点検を行い，必要に応じてパルスオキシメータなどを使用し，患者の呼吸状態を適宜観察する。

❽ 使用終了時は設定を｢0｣にし，投与を終了する。

❾ 再使用物品の消毒を行う。

トラブル対応

トラブル	原因	対応
ガス供給源と接続できない	▶ 接続部の形状が異なっている	▶ 正しい形状の流量計を使用する
	▶ 接続部の破損・変形やゆがみ	▶ 新しいものと交換する
酸素供給源との接続部からの漏れ	▶ 接続部のゆるみ	▶ きちんと接続しなおす
	▶ (ボンベ)パッキンの紛失，破損，劣化	▶ 新しいパッキンを使用する
酸素流量が少ない	▶ 流量計出口と患者や機器接続部の間からの漏れ	▶ 接続部を確認する。破損パーツを交換する
	▶ (大気圧式の場合)ガス出口部分から患者接続部の間の狭窄	▶ 狭窄部分を解除する。または恒圧式流量計を使用する
酸素流量を｢0｣にしても止まらない	▶ 流量調節弁の摩耗などの故障	▶ 新しいものと交換する
ダイアル表示板が外れた	▶ 故障	専門家に連絡する

NOTE 3 **準備するもの**：酸素投与指示票，酸素流量計，加湿器(必要時)，呼吸器回路用コネクタ(必要時)，接続チューブ(経鼻カニューレ，マスク)

NOTE 4 **ガス供給源への接続時の注意**：アウトレット：｢カチッ｣と音がするまで確実に接続する。接続部を軽く引っぱり，はずれないことを確認する。確実に接続されていない場合，圧力により流量計がはずれて飛ぶおそれがあるため注意が必要である。

ボンベ：パッキンがあること，劣化していないことを確認し，接続する。おねじ(図 24-3)形流量計は工具などを使用し確実に接続すること(最近では手で締められるタイプもある)。

リークテスト

リークテストは下記のような手順で行います。

❶ 流量計を接続する。

❷ 流量計の設定が「0」であることを確認する。

❸ ボンベを開ける(流量計内部に圧をかける)。

＊「流量計に亀裂など傷がある」「圧力調整器の故障」などの理由により流量調節部分が破損しガラスが飛び散る可能性があるため，開栓時は流量計から顔を背けるようにする(ガラスの破片による眼への損傷を防ぐため)。

❹ ボンベ内圧を確認する。

❺ ボンベを締める(流量計内部に圧を残しておく)。

❻ しばらく待つ。

❼ ボンベ内圧が下がっていないことを確認する。

25 酸素濃度計

重要度★

目的

- 酸素療法を行う際に，酸素濃度の測定を行う
- 最近では，肺高血圧症などに行う窒素療法での低酸素療法時に，酸素濃度をモニタリングするために使用されることもある

気をつけること

- ガルバニック電池(セル)が使用可能な状態であることを確認する
- 接続部からの漏れがないか確認する
- 使用目的を明確にする(測定なのか，モニタリングなのか)

酸素濃度計とは

メカニズム

酸素濃度計は人工呼吸器や保育器，酸素テントなどの酸素使用環境に留置・接続し，酸素濃度の測定を行います(図 25-1)。酸素濃度計には酸素濃度のみを単独で測定する機器のほか，モニタや麻酔器に接続して使用するマルチガスユニットとして，さまざまな麻酔ガス濃度を同時に測定するものもあります。

酸素濃度の測定にはさまざまな方式がありますが，医療用ではガルバニック電池(セル)式と磁気式[1]が多く用いられています。ここでは，ガルバニック電池式について説明します。

ガルバニック電池式では，セル(作用電極)での酸素の化学反応で生じた電流値から酸素濃度を測定します。この方式は，保育器や人工呼吸器などの医療機器に多く利用されています。

各部の名称と役割

ガルバニック電池式は，本体，中継ケーブル，セルによって構成されます。人工呼吸器回路などに接続する場合には専用のアダプタを使用します。また，酸素濃度の低値・高値や，電池残量不足のアラーム機能が付いている機器もあります。

● **本体**

電源が必要な機器のほか，乾電池を使用し一時的な測定を行えるものもあります。

NOTE 1 **磁気式酸素濃度計**：酸素がほかのガスと異なり，磁力に強い吸引力を受けるという特性を利用し，酸素濃度の測定を行っている。この方式は，マルチガスユニットや呼吸代謝測定器などの機器内部に多く使用されている。

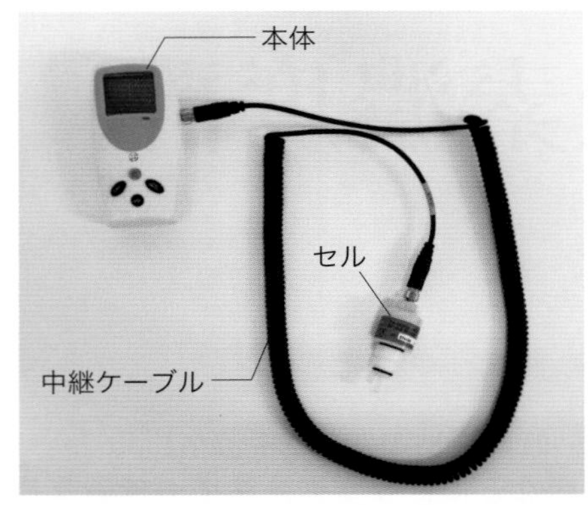

図 25-1　ガルバニック電池式酸素濃度計

● セル

セルの寿命は測定酸素濃度と使用時間を乗じたものにより決定され，定期的な交換が必要になります。機種により異なりますが，約 10〜20 万％時間(21％ の大気較正で約 1 年)とされています。

● アダプタ

人工呼吸器の回路内部の酸素濃度を測定する場合には専用のアダプタを使用し，リークなどのトラブルがないよう注意します。

保守点検

☑ 使用前点検

□ 較正はとれていますか？　応答時間が遅くないですか(セルの寿命は十分ありますか)？

☑ 使用中点検

□ 酸素濃度・電池切れ表示など正しく表示されていますか？

□ 接続部からの漏れはありませんか？

☑ 使用後点検

□ 較正がとれていますか(セルの寿命は十分ありますか)？

□ 再使用物品の消毒を行いましたか？

取り扱い手順

❶ 電源を入れる。

❷ 電池残量を確認する。

❸ 較正を行う。

機種により異なりますが，大気較正(21%)[2] のみか，大気較正(21%)と酸素較正(100%)[3] を行います。大気較正のみの機器でも 100% 酸素測定を行い，測定精度や反応速度を確認します。

❹ 酸素濃度計を設置する。

人工呼吸器などに使用する場合には専用のアダプタを使用し，リークのないことを確認します。

❺ アラーム値を設定する。

❻ 使用中点検を行う。

必要に応じてパルスオキシメータなどを使用し，患者の呼吸状態を適宜観察します。

トラブル対応

症状	原因	対応
酸素濃度が表示されない	本体表示部の故障	• 本体を交換する • 専門家に連絡する
	中継ケーブルの断線	中継ケーブルを交換する
	電池の消耗	電池交換・電源コードを接続する
測定値の異常	本体の故障	本体を交換する 専門家に連絡する
	セルの劣化	新しいセルと交換する
	セルへの水分の付着	• 新しいセルと交換する • 取付け位置を確認する
	較正不良(21%，100% 以外での較正実施)	較正を行う
応答時間の延長	セルの劣化	新しいセルと交換する

酸素濃度計の較正

- 較正時には，正しい酸素濃度(大気較正では 21%，酸素較正では 100% と，取扱説明書に記載された正しい酸素濃度)で較正を行わないと，測定値がずれてしまうため，注意が必要です。
- 測定精度は酸素濃度 0～100% のとき，±3% とされています。これを超えるような場合には機器を交換し，修理を依頼してください。
- 応答時間は測定酸素濃度 60% で 6 秒，90% で 20 秒などと機種ごとに取扱説明書に明記されており，それらを参考にします。
- 較正がとれない，応答時間が遅いといった場合にはセルの劣化が考えられ，交換が必要となります。

NOTE [2] **大気較正(21%)**：セルを室内(＝大気中)に置いたときに測定器が 21% を表示するよう，較正用ツマミやスイッチにて較正を行う。なお，21% は大気中の酸素濃度に由来。

NOTE [3] **大気較正と酸素較正(100%)**：室内空気(21%)と 100% 酸素の 2 点で，それぞれの値を表示するように較正用ツマミやスイッチにて較正を行う。2 点較正を行うことで，より精度の高い測定を行うことが可能となる。

26 酸素濃縮器

重要度★★★

▶目的

- 大気から高濃度酸素を作り，在宅や移動時などの酸素配管のない環境での酸素療法を行う

▶気をつけること

- 使用環境・設定条件により機器の選定を行う
- 火気のある場所や空気の汚れている環境では使用しない

酸素濃縮器とは

メカニズム

大気は酸素 20.9%，窒素 78.0%，その他のガス 1.0% により構成されています。酸素濃縮器は機器内部に大気を取り込み，酸素と窒素を分離することで，高濃度酸素を作り出します。酸素の濃縮方法には吸着型(pressure swing adsorption：PSA)と膜型[1]の 2 種類があります。

吸着型は，機器内部に窒素を吸着する吸着剤(ゼオライト)を入れたシーブベッドと呼ばれるシリンダを使用し，加圧と減圧を繰り返すことにより空気中の酸素と窒素を分離します(図 26-1)。機種により異なりますが，97% 程度までの酸素濃縮が可能です。また，濃縮した酸素を 3〜10 L/ 分の流量で流すことが可能です。圧を加えるため，膜型に比べ騒音が気になる場合もありますが，高濃度の濃縮が可能なため，多くの医療機器に使用されています。ここでは，吸着型について説明します。

各部の名称と役割

●吸着剤(ゼオライト)

ゼオライトは結晶中に微細孔をもつアルミノケイ酸塩の総称で，吸着剤として利用されています。高い圧をかけると空気中の窒素を選択的に吸着し，圧を低くすると窒素を放出する特性があります。

長時間使用するとゼオライトは飽和状態になり吸着できなくなるため，機器内部に 2 つの

NOTE [1] **膜型酸素濃縮器**：空気を通すと窒素より酸素を多く通す酸素富化膜を使用し，酸素と窒素を分離する。この方式では膜の手前に窒素が残ってしまうため，排気ファンが必要である。機種により異なるが，40% 程度までの酸素濃縮が可能。濃縮後の酸素濃度が吸着型方式に比べて低いため，最近では医療用機器ではなく家庭用健康機器に多く使用されている。

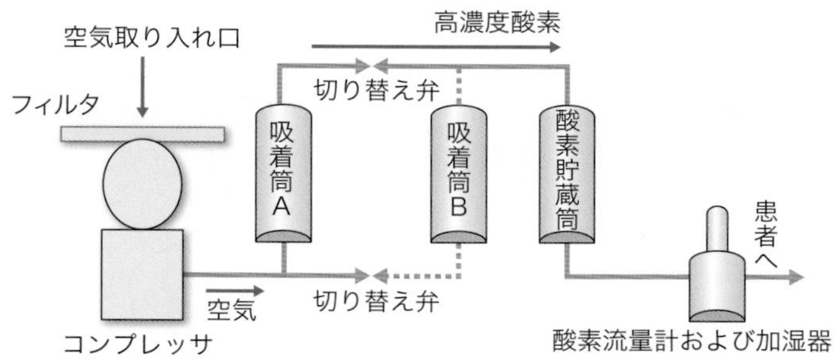

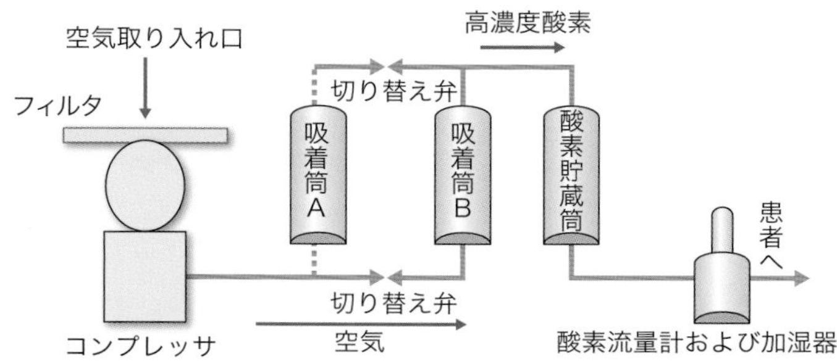

（古垣達也：酸素濃縮器，小野哲章，他・編：JJN スペシャル No.63
ナースのための新 ME 機器マニュアル，医学書院，1999，p67 より）

図 26-1　酸素濃縮器

吸着剤を設置し，交互に使用することで安定した流量を得ることができます。

●加湿ボトル

吸着工程で水分も一緒に吸着されるため，患者に投与するときは加湿が必要です。加湿ボトルには決められた量の精製水を入れて使用します。なお，水分透過膜を使用し濃縮酸素を加湿する，加湿ボトルが不要な機器もあります。

●患者接続チューブ

酸素投与時には経鼻カニューレやマスクが使用されます。必要とする酸素濃度によってそれらを選択します(表 26-1，図 26-2)。

保守点検(吸着型)

☑ 使用前点検

- □ 空気の出入り口が塞がれていませんか？
- □ 室温・湿度は適切ですか？
- □ 空気取り入れ口のフィルタは汚れていませんか？
- □ 加湿ボトルに精製水が入っていますか？　また水量は適切ですか？

☑ 使用中点検

- □ 接続部からの漏れはありませんか？

表 26-1　患者接続チューブの違いによる酸素流量と酸素濃度

経鼻カニューレ	マスク	リザーバ付きフェイスマスク
2 L/分：25〜28% 3 L/分：29〜32% 5 L/分：37〜40%	10 L/分：60%	6 L/分：60% 7 L/分：70% 10〜15 L/分：95〜100%

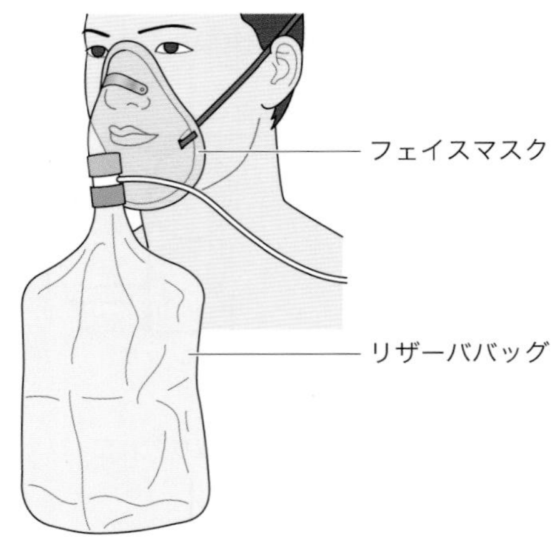

図 26-2　リザーバ付きフェイスマスク

☑ 使用後点検

□ 再使用物品の消毒を行いましたか？

□ 濃縮酸素出口にゴミや異物が入っていませんか？

取り扱い手順

❶ 機器を設置する。

> **注意**　機種により異なりますが，設置には下記の注意が必要です。
> ・室温：5〜40℃，室内湿度：30〜80%。
> ・カーテンなど，空気取り入れ口を塞ぐ可能性のあるものから離す。
> ・タバコや線香の煙，ほこりの多い場所など，空気の汚れている場所には設置しない。

❷ 加湿ボトルに精製水を入れる。

❸ 電源コードを接続し，電源を入れる。

❹ 酸素流量を設定する。

❺ 医師の指示に基づく酸素流量に設定する。

トラブル対応

機器には電源異常，圧力異常，経鼻カニューレの屈曲，加湿ボトルの酸素漏れ，酸素濃度低下などのアラーム機能が付いているものもあります。また，一部在宅用医療機器メーカでは電話回線を利用して使用状況をモニタリングし，大きなトラブルが発生する前に患者と連絡を取るなどの対応をしているところもあります。

必要に応じてパルスオキシメータなどを使用し，患者の状態を観察します。

在宅で使用する際には停電やトラブル時には酸素ボンベを用意するなど，適切な処置が取れるよう準備しておく必要があります(酸素ボンベとの併用はしないこと)。

酸素が出ない，流量が少ない	▶ 本体の故障	▶ 本体を交換する
	▶ 経鼻カニューレの屈曲	▶ 折れ曲がりをなくし，経鼻カニューレを交換する
	▶ 接続部からの漏れ	▶ 接続を確認する，再接続する

火気厳禁

厚生労働省から「在宅酸素療法における火気の取り扱いについて」通達が出され，その中で，次のような注意事項が挙げられています。

①高濃度の酸素を吸入中に，タバコなどの火気を近づけるとチューブや衣服などに引火し，重度の火傷や住宅の火災の原因となります。

②酸素濃縮装置などの使用中は，装置の周囲２m以内には，火気を置かないでください。特に酸素吸入中には，タバコを絶対に吸わないでください。

③火気の取り扱いに注意し，取扱説明書どおりに使用すれば，酸素が原因でチューブや衣服が燃えたり，火災になることはありませんので，過度に恐れることなく，医師の指示どおりに酸素を吸入してください。

これらは，医療現場においても注意が必要です。

27 NO(一酸化窒素)吸入療法

重要度★

▶目的

- 新生児遷延性肺高血圧症(PPHN)に伴う低酸素性呼吸不全を改善する
- 心臓手術の周術期における肺高血圧を改善する

▶気をつけること

- NO(一酸化窒素)と空気が反応してNO_2(二酸化窒素)が生じると，肺障害をもたらす
- 吸入濃度が高いほど，メトヘモグロビン血症[1]をきたしやすい

NO吸入療法とは

メカニズム

NOを吸入すると，肺血管の平滑筋細胞内のcGMP(サイクリックGMP)[2]が増加し，肺血管が拡張します。

NO吸入療法は，このメカニズムを利用し，NOにより選択的に肺血管を拡張させることで肺動脈圧を低下させるとともに，肺血流量を増やし，酸素化能を改善させる治療法です。

各部の名称と役割(図27-1)

NO投与装置は，本体，NOボンベ，インジェクタモジュールなどから構成され，人工呼吸器や用手換気を介してNOを吸入させることができます。

- **本体**

目標設定されたNO濃度を達成できるよう，本体内部のコンピュータ(CPU)によりNO流量を制御します。また，複数のガスセンサから得られた測定値(NO，NO_2，酸素の濃度)を表示したり，アラームを設定することができます。

- **NOボンベ**

800 ppmの濃度でNOとN_2(窒素)の混合ガスが充填されています。

- **インジェクタモジュール**

フローセンサが搭載されており，人工呼吸器の吸気流量を測定します。また，設定に基づく

NOTE 1　**メトヘモグロビン血症**：メトヘモグロビン(ヘモグロビンの2価のヘム鉄Fe^{2+}が酸化されて三価鉄Fe^{3+}になったもの)が約15 g/L以上に増加し，チアノーゼに始まり，呼吸困難，頭痛，めまいなどを呈する病態

NOTE 2　**cGMP**：血管の弛緩や脳神経機能などに重要な細胞内情報伝達を担う分子

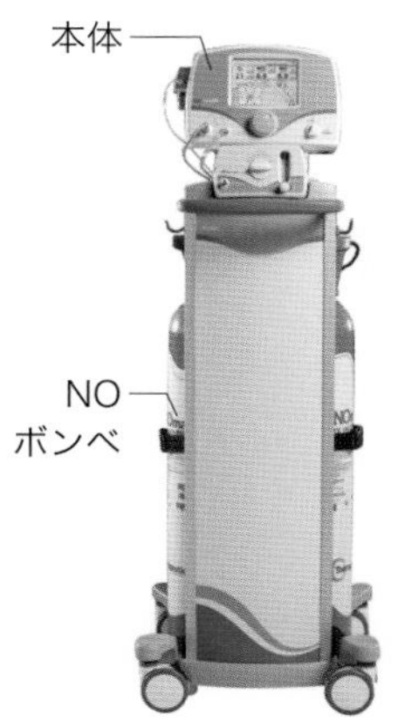

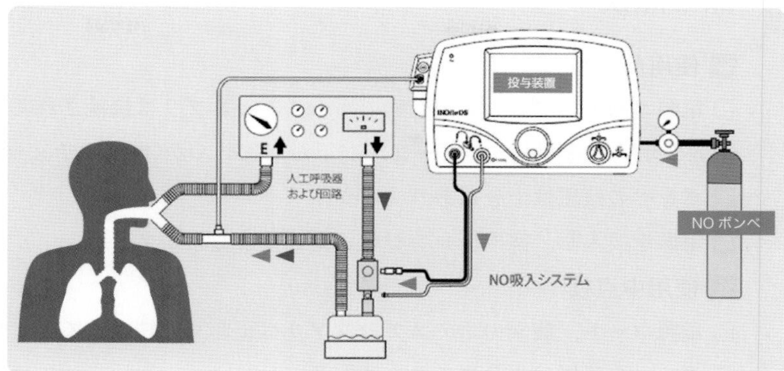

図 27-1　NO 投与装置と回路図
（アイノフロー®DS，写真・画像提供：エア・ウォーター株式会社）

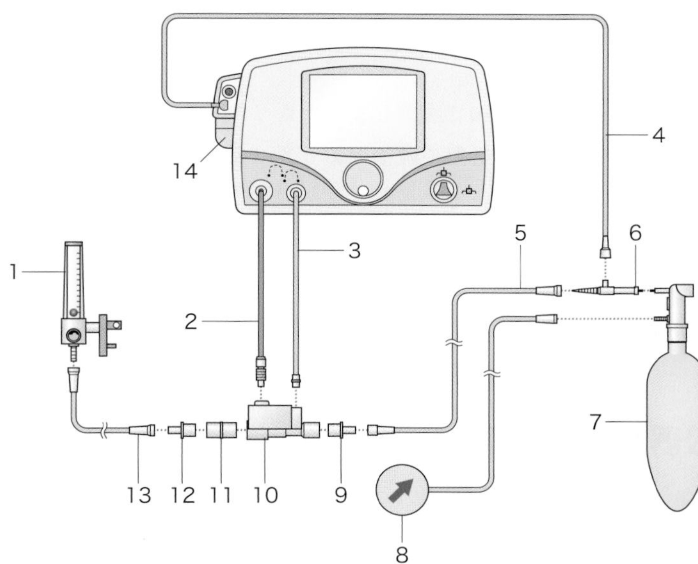

図 27-2　用手換気を用いる場合の構成

濃度の NO ガスを人工呼吸器回路に供給します。

用手換気を用いる場合の構成

用手換気を用いる場合の構成の詳細は，図 27-2 のとおりです。

保守点検

☑ 使用前点検

- □ 電源コード，ブレンダ用酸素のホースアセンブリは接続されていますか？
- □ NO ボンベを開閉し，ゲージ圧が下がりませんか(漏れのチェック)？
- □ ボンベの残圧は十分にありますか？
- □ 電源を投入し，室内低レンジ較正が通りましたか？

☑ 使用中点検

- □ 電源コード，酸素のホースアセンブリは正しく接続されていますか？
- □ ボンベの残圧は十分にありますか？
- □ 液体トラップボトルやサンプルラインに水分の貯留はありませんか？

☑ 使用後点検

- □ インジェクタモジュールや液体トラップボトルを取り外し，滅菌または消毒をしましたか？
- □ ディスポーザブル構成品を施設で規定された方法で廃棄しましたか？
- □ 本体，電源コード，酸素のホースアセンブリに亀裂や破損はありませんか？
- □ 本体を清拭しましたか？
- □ 本体に滅菌または消毒済みのインジェクタモジュール，インジェクタモジュールケーブル，サンプルライン，サンプル T 字管を接続しましたか？
- □ 終業時点検を行い，清潔を保持できていますか？

取り扱い手順(人工呼吸器を介する場合)

❶ NO 投与装置の本体を準備し，各付属品を接続する。
❷ 電源コード，ブレンダ用酸素のホースアセンブリを接続する。
❸ インジェクタモジュールとサンプルラインで人工呼吸器回路と投与装置を接続する。
❹ NO ボンベを開閉し，ゲージ圧が下がらないか確認する(漏れのチェック)。また，ボンベの残圧が十分にあるか確認する。
❺ NO 濃度やアラームの設定をする。
❻ 人工呼吸器を作動させ，目標 NO 濃度まで上昇しているか確認をする。
❼ 患者に人工呼吸器回路と Y ピースを接続する。
❽ NO 吸入中，患者の状態を確認する。

血液検査によりメトヘモグロビン血症をきたしていないか確認したり，パルスオキシメータで非侵襲的にメトヘモグロビンを測定します。

トラブル対応

アラーム発生時は，必ず原因を確認し，それに応じた対応をとりましょう。

アラーム	原因	対応
NO，NO_2，O_2 上下限共通警報アラーム	アラーム設定が適切ではない	再設定をする
	回路の接続が間違っている	回路を正しく接続する
	センサの較正がずれている	低レンジ，高レンジ較正を実施する
高低 NO 濃度警報アラーム	インジェクタモジュールが機能していない	新しいものに交換する
低 O_2 濃度警報アラーム	人工呼吸器の酸素設定濃度が低くなっている	適切な酸素濃度設定をしているのであれば，NO 投与装置本体側のアラームを適切に設定する
バッテリ残量低下アラーム	バッテリ駆動しており，残量がほとんどない	AC 主電源に接続する
ボンベ残圧低下アラーム	ボンベのバルブが閉じている	ボンベのバルブを開栓する
	ボンベの残量不足	ボンベを交換する

28 経鼻高流量酸素療法（ネーザルハイフローセラピー）

重要度★★

目的

- 専用の鼻カニューレを通して高流量の酸素空気混合ガスを投与し，呼吸不全の改善を図る

気をつけること

- 適切なサイズの鼻カニューレを選択する
- 加温加湿器が正しく作動しているか必ず確認する

経鼻高流量酸素療法（ネーザルハイフローセラピー）とは

酸素療法の１つであるが，呼吸管理手段の侵襲面では酸素療法と非侵襲的陽圧換気（NPPV）の間に位置づけられます。

ガス供給はマスクからではなく経鼻となるため，酸素マスク・NPPV と比べ，会話・飲食および排痰時の困難感が軽減され，またマスクによる閉塞感がありません。さらに，高流量の投与により，正確な吸入酸素濃度（F_{IO_2}）を供給できたり，体内の二酸化炭素の洗い出し効果や呼気終末陽圧換気（positive end-expiratory pressure：PEEP）効果を得ることができます。

各部の名称と役割（図 28-1）

● ガスブレンダ

投与ガス濃度を設定します。

ガスブレンダには酸素配管と治療用空気配管からのガスを混合させるものと，酸素配管からの酸素ガスに周囲の空気を吸い込んで混合させるベンチュリ型のものとがあり，後者は酸素配管さえあれば使用できます。

● 流量計

投与ガス流量を設定します。

成人の場合には，最大流量 60 L/ 分の流量計が多く使用されています。また，最大流量 15 L/ 分や 30 L/ 分のものも販売されており，新生児・小児などでは最大流量を考慮して選択します。

● 加温加湿器，滅菌蒸留水

投与ガスの温度・湿度を適切な状態に調整します。

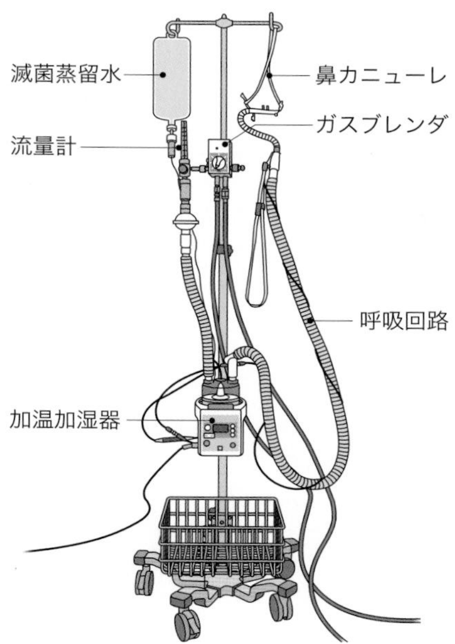

図 28-1　ネーザルハイフローの構成

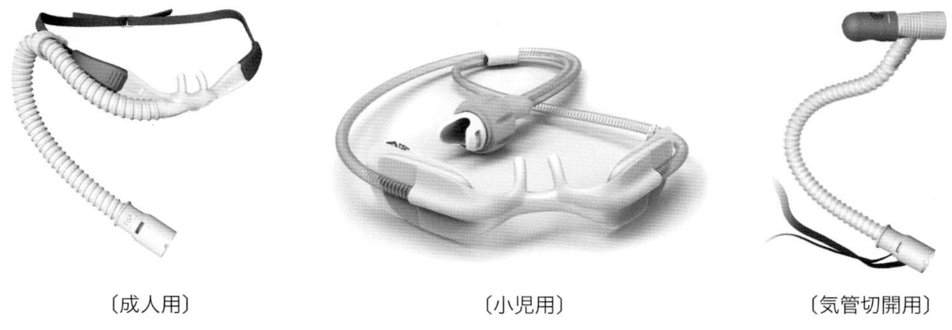

図 28-2　さまざまなタイプの鼻カニューレ
(画像提供：Fisher & Paykel HEALTHCARE 株式会社)

● **鼻カニューレ**

呼吸回路と患者の間に接続し，投与ガスを供給します。

成人，新生児・小児，気管切開用など，さまざまなタイプが販売されています(図 28-2)。カニューレのサイズによって上限流量が異なるため，仕様の確認が必要です。また，カニューレは鼻腔の 50% 程度のサイズのものを選択します。

なお，ガスブレンダ，流量計，加温加湿器が 1 つにまとまった一体型の装置も販売されています。

保守点検

使用前点検

- □ ホースアセンブリに破損はありませんか？
- □ 加温加湿用の滅菌蒸留水の量は適切ですか？
- □ 加温加湿器の温度は上がっていますか？
- □ 鼻カニューレのサイズは適切ですか？

使用中点検

- □ 滅菌蒸留水の量は適切ですか？
- □ 加温加湿器の温度は保たれていますか？
- □ 回路やカニューレに破損はありませんか？

使用後点検

- □ 配管（ガス種別ピン）に破損はありませんか？

取り扱い手順

❶ 酸素や治療用空気のアウトレットに接続する。
❷ 流量計を指示流量に設定する。
❸ 加温加湿器の電源を入れ，温度が設定通りに上昇することを確認する。
❹ 患者の鼻腔の大きさを確認し，鼻カニューレのサイズを決定する。
❺ カニューレを患者に装着する。
❻ カニューレと呼吸回路を接続する。
❼ 吸気時に鼻孔周囲から供給ガスが漏れていることを確認する。
　吸気時にガスが漏れていることは，必要量以上投与できていることを示します。

トラブル対応

ガスブレンダや流量計にはアラーム機能がないものが多いため，適切な設定になっているか確認しなければいけません。

また，ガス流量が多く，蒸留水の消費量が多いため，頻回に蒸留水の補充を行う必要があります。

トラブル	原因	対応
加湿されていない	加温加湿器の空焚き，蒸留水の入れ忘れ	蒸留水の接続，交換
	蒸留水の不足	蒸留水の交換，チャンバの確認
	設定間違い(マスク換気用の設定になっている)	設定を挿管モードに変更する
	電源の入れ忘れ	電源スイッチを確認し，電源を入れる
回路内の水分貯留	過加湿	加温加湿器の設定を変更する
	不適切な設置環境	窓辺やエアコンなどの冷気が当たる場所に設置されている場合，設置位置を変更する
回路の破損	患者の体動，ベッド柵への挟み込みなど	回路を新しいものに交換する

29 高気圧酸素治療装置

重要度★

目的

- 大気圧より気圧が高い環境下で高濃度酸素を吸入することにより，低酸素状態や創傷，一酸化炭素中毒症状などの改善を図る

気をつけること

- 気胸や齲歯，閉所恐怖症など，治療に影響する要因を患者が有していないか確認する
- 持ち込み禁止物品[NOTE 1]を絶対に装置内に持ち込まないようにする
- 環境の圧力変化が起こるため，コンタクトレンズなども持ち込まない

高気圧酸素治療装置とは

高い気圧環境の中で高濃度酸素を吸入することで，血中(血漿中)の酸素量を増加させます。治療中は大気圧下の最大20倍の酸素を体内に取り込むことができます。これにより，低酸素状態の改善，創傷治癒，一酸化炭素中毒症状の改善，生体内にできた気体の圧縮・再溶解といった効果が期待できます。

高気圧酸素治療装置には，第1種装置と第2種装置があります(図29-1)。

第1種装置

患者1名だけを収容し，酸素もしくは空気で加圧することができます。酸素加圧の場合には，患者は装置内に充満した酸素を直接取り込みますが，内部が引火しやすい環境となるため，安全確認が特に必要です。空気加圧の場合には，治療圧に達すると患者はフェイスマスクなどへ送られる酸素を吸入します。

第2種装置

多数の患者を収容し，治療を行うことができます。医療スタッフも一緒に装置に入ることができるため，重症の患者でも治療を行うことができます。第2種装置では空気加圧が用いられ，フェイスマスクなどで患者に酸素が供給されます。

NOTE 1 **持ち込み禁止物品の例**
火気：マッチ，ライタ，たばこ
発熱：使い捨てカイロ，その他保暖器具
静電気：羊毛製品，合成繊維の衣類
電気製品：補聴器，ラジオ，携帯電話，音楽プレーヤ
圧力で壊れるもの：時計，ボールペン，万年筆，体温計

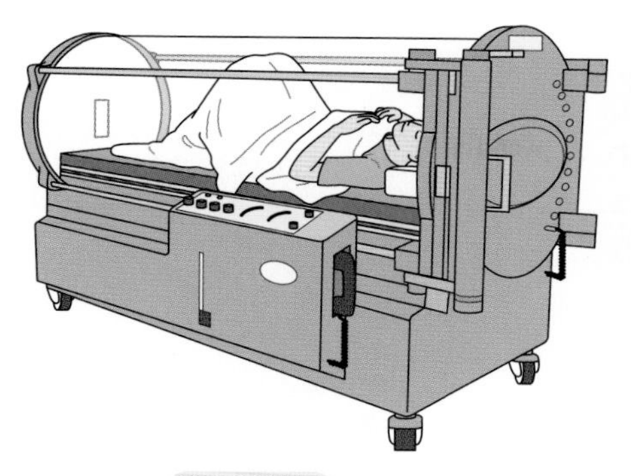

第 1 種装置

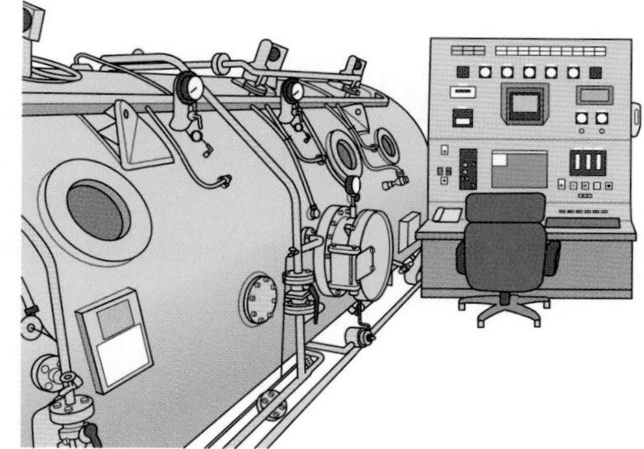

第 2 種装置

図 29-1 高気圧酸素治療装置

保守点検(第 1 種装置)

使用前点検

- □ 火気，危険物などは周囲および装置内にありませんか？
- □ 排気部は塞がれていませんか？
- □ ガスの残圧，供給圧力は十分ですか？
- □ ガス供給ラインは確実に接続されていますか？
- □ 通話装置(装置内部の患者と外部にいる医療スタッフの通話に使用)に異常はありませんか？

使用中点検

- □ 加減圧速度は適切ですか？
- □ 通話装置の音量は適切ですか？

使用後点検

- □ ガス供給バルブは閉められていますか？
- □ 操作パネルの表示やツマミに異常はありませんか？

治療の流れ

❶ 治療着もしくは綿 100％の衣類に着替えてもらう。
❷ 衣服，所持品のチェックを行う。
❸ 治療および耳抜きの方法について説明する。
❹ 治療装置に入ってもらい，加圧を開始する(約 10～15 分)。
❺ 治療気圧で一定時間(60 分以上)治療する。
❻ 減圧する(約 10～15 分)。

トラブル対応

【装置のトラブル】

トラブル		原因		対応
外装破損(アクリルパネルの劣化)	▶	清掃時のアルコール使用による影響	▶	治療を中止する。装置の添付文書に記載されている方法で対応する
停電	▶	治療を中止し，手動減圧する		

【患者のトラブル】

トラブル		原因		対応
耳痛	▶	急激な気圧の変化	▶	加圧を停止し，耳抜きを実施する。耳痛が続く場合には治療を中止する。治療中止後，鼓膜切開を行い，再度実施を試みる
頭痛(スクイーズ)	▶	副鼻腔内と外気の圧力差	▶	治療を中止する

30 保育器（閉鎖型，開放型，複合型）

重要度★★

▶目的
- 新生児の体温を管理する
- 器内の温度や湿度，酸素濃度を管理したり，感染を予防する（閉鎖型）

▶気をつけること

〔閉鎖型〕
- フードや処置窓が確実にロックされているかチェックする
- 器内の気流を乱す原因となるものがないか確かめる
- 酸素濃度センサの較正をとり，加湿槽に滅菌蒸留水が十分あることを確認する

〔開放型〕
- ベビーガード，キャノピー，臥床台が確実に固定されているか確認する

保育器とは

保育器は，主に新生児の集中管理および体温の管理を目的に使用されます。新生児は筋肉の運動による熱産生がないなど，体温調節が可能な温度領域が狭く，環境の温度変化の影響を受けやすいため，高体温や低体温になりやすいという特徴があります。

また，保育器は，温度や湿度，酸素濃度をコントロールし，患児を至適環境下におくために用いられます。

保育器には閉鎖型保育器と開放型保育器がありますが，閉鎖型と開放型のどちらにも変更できる複合型もあります。

閉鎖型保育器（図 30-1）

メカニズム（図 30-2）

まず，酸素供給バルブ内で混合された酸素と外気がフィルタを通り，濾過され，本体内に入ります。本体内に入った気体は，循環用ファンによってヒーターに送られた後，設定温度まで温められ，吹出口より器内に入ります。吹出口より器内に送られた気体は，処置窓と内壁パネルの間を通り，内壁パネルを温めるとともに，臥床台上を循環し，均等な温度状態をつくり出します。器内に送られた気体は吸込口で，新たに取り込まれた酸素，外気と合流し，循環します。

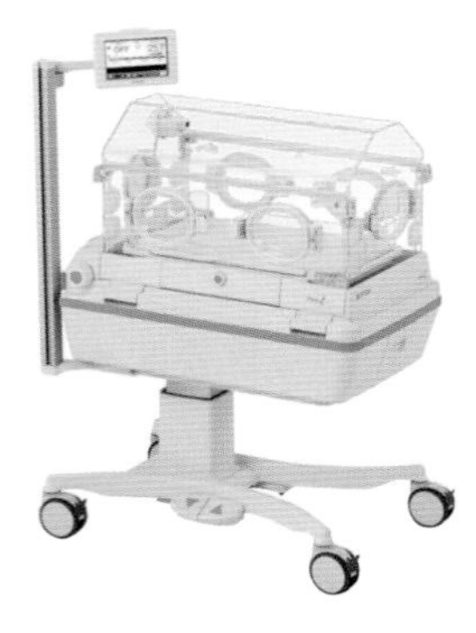

図 30-1　閉鎖型保育器
（インキュ i，写真提供：アトムメディカル株式会社）

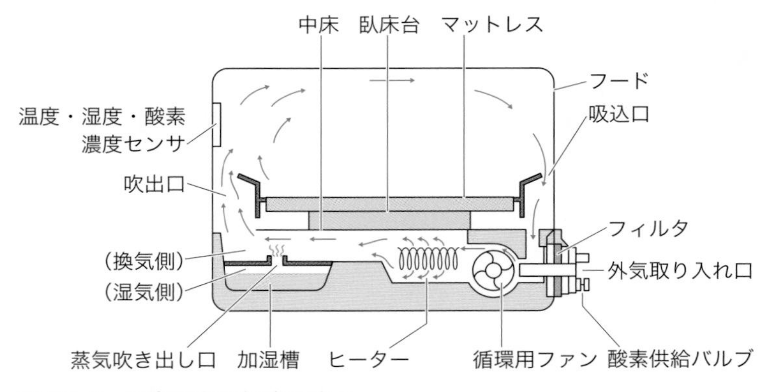

図 30-2　保育器内の気流の流れ

この循環システムによって器内を設定した温度に保ち，さらに内壁パネルを温めることによって児の体温低下を防止します。

器内の温度調整には，以下の制御方式がとられています。

● **マニュアルコントロール**

器内温を設定すると器内の温度センサが器内温を測定し，設定温度になるように，臥床台下にあるヒーターの出力を自動制御します。

● **サーボコントロール**

目標体温を設定すると体温プローブが児の体温を測定し，設定体温になるように，臥床台下にあるヒーターの出力を自動制御します。

保守点検

☑ 使用前点検

□ 電源および配管は接続されていますか？

□ 温度・湿度・酸素濃度センサの較正を行いましたか？

□ 加湿槽に滅菌蒸留水を入れましたか？

☑ 使用中点検

□ 処置窓のロック忘れ，手入れ窓の締め忘れはありませんか？

□ 温度，湿度，酸素濃度は安定していますか？

□ 加湿槽の滅菌蒸留水の残量は十分ですか？

☑ 使用後点検

□ 外気取り入れ口のフィルタに変色，汚れはありませんか？

取り扱い手順

❶ 電源コンセント，酸素配管を接続する。
❷ フードや処置窓の固定状態を確認する。
❸ 酸素濃度を測定するセンサの較正を行った後，酸素濃度を設定する。
❹ マニュアルコントロールでは器内温を，サーボコントロールでは目標体温を設定する。
❺ 加湿槽に滅菌蒸留水を入れ，湿度の設定を行う。
❻ 器内の温度，湿度，酸素濃度が安定していることを確認した後，児を保育器に収容する。

トラブル対応

症状	原因	対応
作動しない，本体の故障	▶ 専門家に連絡する	
器内温度の異常	▶ 外気温が高すぎる（低すぎる）	▶ 外気温を調整する
	▶ 外気取り入れ口の閉塞	▶ 閉塞を解除する
	▶ 循環用ファンの異常	▶ 専門家に連絡する
	▶ 本体の故障	▶ 専門家に連絡する
器内湿度の異常	▶ 吹出口の閉塞	▶ 閉塞を解除する
	▶ 加湿槽の取り付け不備	▶ 取り付けし直す
	▶ 滅菌蒸留水の不足	▶ 滅菌蒸留水を補充する
	▶ フードや処置窓などからの漏れ	▶ フードや処置窓回りのパッキンの固定状態を確認する
酸素濃度の異常	▶ 酸素供給がない	▶ 酸素配管を接続する
	▶ フードや処置窓などからの漏れ	▶ フードや処置窓回りのパッキンの固定状態を確認する
	▶ 本体の異常	▶ 専門家に連絡する
体温が正しく表示されない	▶ 体温プローブの不完全な装着	▶ 正しく装着し直す
	▶ 体温プローブの未接続	▶ 確実に接続する
	▶ 体温プローブの故障	▶ 新しいものに交換する
	▶ 本体の故障	▶ 専門家に連絡する

開放型保育器(図 30-3)

メカニズム，長所・短所

機器上部についたヒーターで温めることにより，新生児の熱損失を抑えます。また，閉鎖型保育器と同様に，体温などのモニタリング機能を備えています。

ベッド部分が開放されているため，児をより観察しやすく，処置がしやすくなっています。

しかし，閉鎖型保育器の閉鎖されたフード内とは異なり，厳密に環境温度を管理することは難しく，また湿度や酸素濃度をコントロールすることはできません。

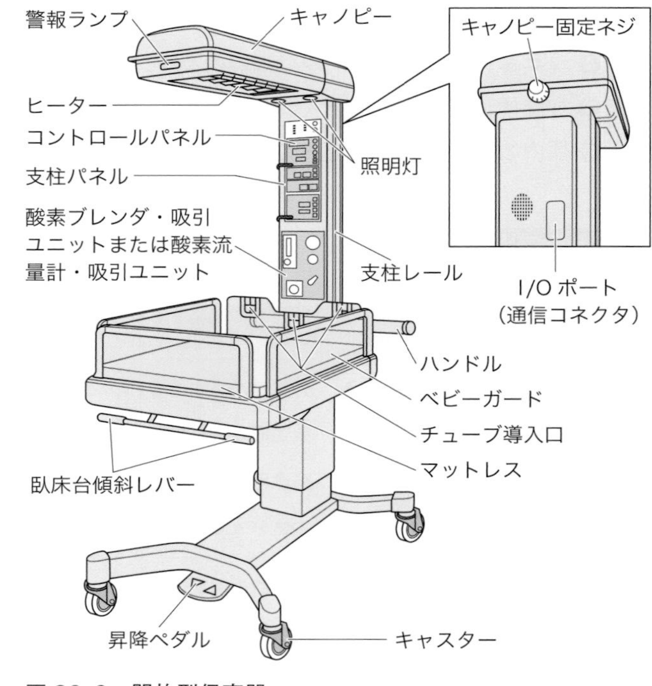

図 30-3 開放型保育器

閉鎖型保育器と同様，温度調節はマニュアルコントロールまたはサーボコントロールのいずれかで行います。

保守点検

使用前点検

□ 電源および酸素配管は接続されていますか？

□ 温度やヒーター出力を設定しましたか？

使用中点検

□ ベビーガードはしっかりと固定されていますか？

□ ヒーターの温度は保たれていますか？

取り扱い手順

❶ 電源コンセント，酸素・空気配管を接続する。

❷ キャノピー，ベビーガードの固定状態を確認する。

❸ マニュアルコントロールではヒーター出力を，サーボコントロールでは目標体温を設定する。

トラブル対応

基本的なトラブル対応は閉鎖型保育器と同じです。先に述べたように，閉鎖型と異なり，厳密な温度管理ができず，また湿度や酸素をコントロールすることができません。温度や湿度が適切か，体温低下がないかなどに常に注意を向ける必要があります。

複合型保育器(開放閉鎖型保育器)(図 30-4)

メカニズム

閉鎖型保育器と開放型保育器のどちらにも変更することができる両用の保育器であり，両方の機能を備えています。

出生直後や手術などの処置が必要な患児の場合，閉鎖型保育器内では処置ができないことも多く，処置のたびに閉鎖型保育器と開放型保育器とを移動しなければならないことになります。

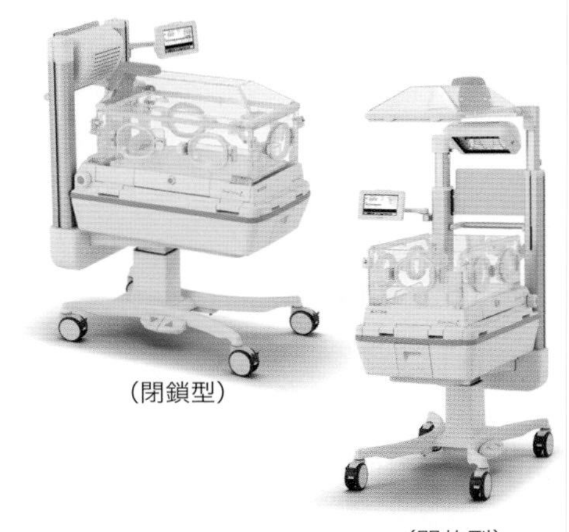

図 30-4　複合型保育器
(デュアルインキュi，写真提供：アトムメディカル株式会社)

複合型保育器では，患児を移動させることなくベッドに乗せたまま，型を変更することができるため，移動による患児とスタッフの負担を減らすことができます。一方で，閉鎖型・開放型と比較すると，装置本体はやや大型となります。

取り扱い手順やトラブル対応は，基本的に閉鎖型・開放型に準じます。

31 吸引器

重要度★★★

▶目的
- 気管挿管や気管切開をしている患者の気道内や口腔内の分泌物を吸引・除去する
- 手術中の出血や洗浄液などを吸引・除去する
- 内視鏡検査時の洗浄液などを吸引・除去する

▶気をつけること
- 逆流防止装置がついているか確認する
- 使用中に異常な音，臭い，本体に発熱がないか観察する

吸引器とは

[機種]

吸引器には，医療ガス設備の吸引設備を用いる機器，電気を駆動源とする電気吸引器〔一般用電気吸引器，低圧持続吸引器(p164 参照)〕，手動式吸引器などがあります。ここでは，一般用電気吸引器を中心に取り上げます。

電気吸引器は，気管挿管や気管切開をしている患者の気道内や口腔内の分泌物，手術中の術野からの出血や洗浄液，内視鏡検査時の洗浄液などを吸引・除去するために使用されます。機種には，ベッドサイドなどで使用する電気吸引器(図 31-1)や，患者搬送中や在宅療養環境で使用できるようにバッテリを内蔵した携帯用吸引器(図 31-2)などがあります。

各部の名称と役割

電気吸引器は一般に，陰圧発生部，排液びん(排液ボトル)，逆流防止びん(補助びん)・フィルタ，および吸引圧調整器から構成されます(図 31-3)。

● 陰圧発生部

陰圧発生部の違いによりロータリーポンプ型，ダイアフラム型，ピストン型が使用されます。

● 排液びん(排液ボトル)

電気吸引器や携帯用吸引器では，通常，消毒または滅菌して使用できるリユーザブルタイプのガラス製のびんが使用されますが，最近では感染管理の観点からプラスチック製のディスポーザブルタイプのものも多く使用されています。低圧持続吸引器では，プラスチック製のディスポーザブルタイプの排液ボトルが使用されます。

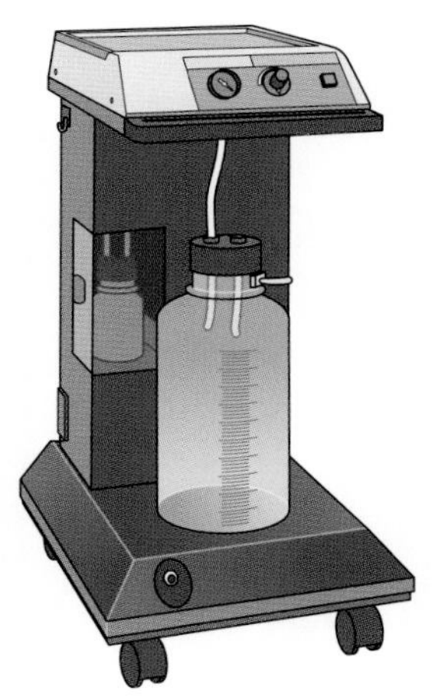

図 31-1　電気吸引器

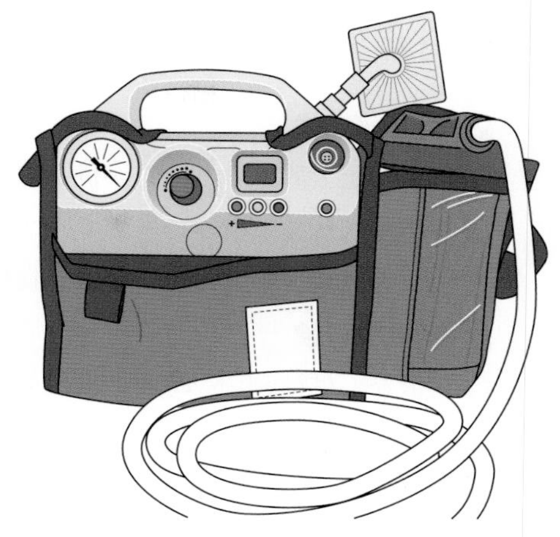

図 31-2　携帯用吸引器

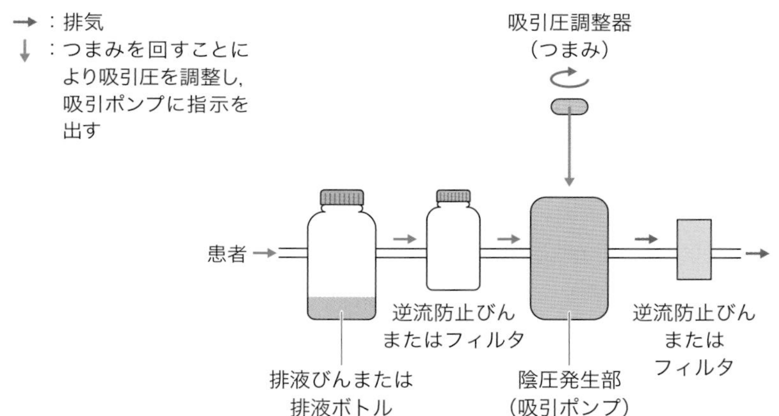

図 31-3　電気吸引器の仕組み

● **逆流防止びん（補助びん）・フィルタ**

吸引された吸引物が陰圧発生部に入り込むのを防止するため，排液びんと陰圧発生部の間に逆流防止用のびんやフィルタが入っています。機種によって，逆流防止びんやフィルタが本体内部にあるものと外部にあるものがあります。

排液びんや逆流防止びんには逆流防止装置がついており，びんが一杯になると逆流防止弁のフロートの働きで，吸引は自動で止まります。

● **吸引圧調整器**

吸引流量を調整し，吸引圧の度合いを調整する機種が一般的です。

低圧持続吸引器では，従来，吸引圧を調整するためにポンプの圧力を水柱圧で制限していましたが，最近では一定の圧力になるように自動制御により調整できるようになっています。

保守点検

☑ 使用前点検

- □ 逆流防止装置(フロート)が付いていますか？
- □ 電源を入れて吸引ができますか？
- □ 吸引圧調整ダイアルで，圧力が調整できますか？

☑ 使用中点検

- □ 排液びん(排液ボトル)内の水位は適正ですか？
- □ 吸引ができていますか？
- □ 吸引圧調整ダイアルにて圧力が調整できますか？
- □ 異常な音，臭い，本体に発熱はありませんか？

☑ 使用後点検

- □ 排液びんを清掃，消毒しましたか？

取り扱い手順

❶ ロータリーポンプ型では，モータオイルの量や状態などを確認する。

❷ 機器本体や排液びんに破損がないか確認する。

❸ 逆流防止装置(フロート)があるかどうか確認する。

❹ 電源を入れ吸引圧を調整し，吸引を開始する。

※手動式吸引器(図 31-4)を機器のバックアップとして準備しておくと便利です。

注意

- 異常な音，臭い，本体の発熱の有無を常に観察し，必要時以外は電源を入れないようにします。これはオーバーヒートを防止するためです。
- 排液びん(排液ボトル)内の吸引物の水位(レベル)を注意し，決してポンプ内に吸い込ませないようにします。

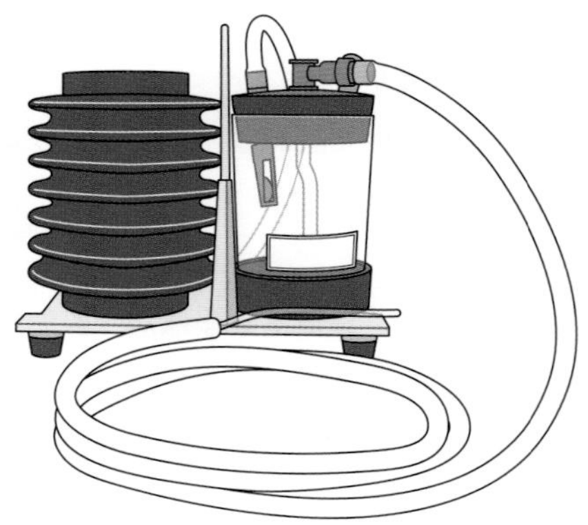

図 31-4　手動式吸引器(足踏み式)

トラブル対応

症状	原因	対応
モータが作動しない	ヒューズの切断	ヒューズを交換する(すぐ切断されるときは専門家に連絡する)
	ブレーカの切断	ブレーカを復帰する(すぐ切断されるときは専門家に連絡する)
	電気回線またはモータの故障	専門家に連絡する
モータは動くが吸引しない，または吸引が弱い(圧がかからない)	排液びん(排液ボトル)の蓋が閉まっていない	確実に蓋を閉める
	排液びんの破損または亀裂	排液びんを交換する
	吸引回路内のチューブのはずれ	チューブを確実に接続する
	吸引回路内のチューブの亀裂	チューブを交換する
	吸引回路内のチューブの閉塞	閉塞を解除する
	モータからの排気側の閉塞	閉塞を解除する
	モータの異常	本体を交換する

32 低圧持続吸引器

重要度★★★

目的
- 消化管の手術後の減圧や，イレウス管などから間欠的に吸引するときに用いる
- 開胸手術後や呼吸器疾患で，胸腔内に貯留した血液・滲出液を持続的に排出する

気をつけること
- 機器本体は，必ず患者より低い位置に設置し，異常な音，臭い，発熱の有無を常に観察する
- 排液ボトル内の排液物の水位(レベル)や，設定した吸引圧になっているかを確認する

低圧持続吸引器とは

メカニズム

開胸手術後や呼吸器疾患で胸腔内に貯留した血液・滲出液を，－10 cmH_2O 程度の陰圧で持続的に排出(ドレナージ)する装置です。胸腔内を陰圧に保つことで，肺の再膨張を促進すると同時に，胸腔内に貯留した血液などによる心臓への圧迫を減少させ，心機能を助けることができます。

一般的に低い吸引圧で使用するため，小型のダイアフラム型ポンプが用いられます(図 32-1，2)。

従来は，ガラス製の排液(吸引)びんを使用していました。最近ではディスポーザブルのプラスチック製排液ボトルを使用し，圧力センサを含むコンピュータ制御により吸引圧を加減する構造のものが一般的に使用されており，小型化も進んでいます(図 32-3，4)。

保守点検

☑ 使用前点検

- □ 排液びんは汚れていませんか？
- □ 水封レベルまで滅菌蒸留水が入っていますか？(水封が必要なもの)
- □ 電源を入れて吸引ができますか？
- □ 吸引圧が調整できますか？

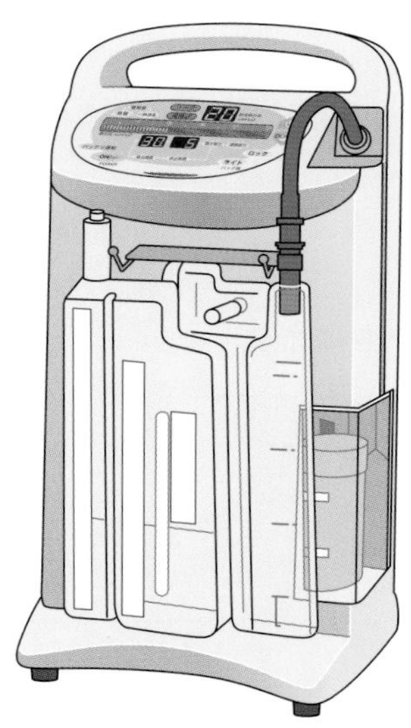

図 32-1　低圧持続吸引器（ダイアフラム型）

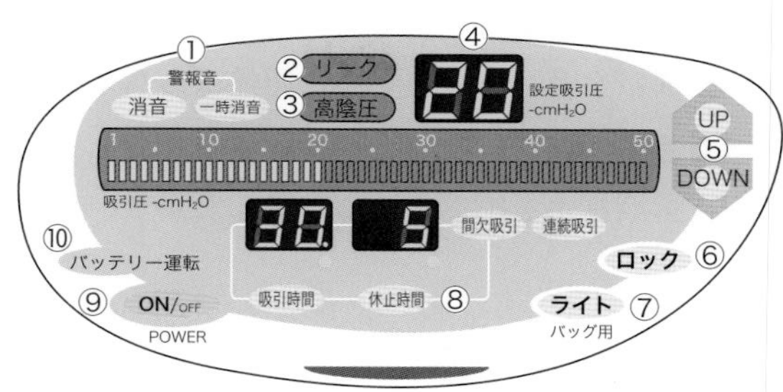

① 警報音解除スイッチ
② リーク表示器
③ 高陰圧表示器
④ 設定吸引圧表示器
⑤ UP/DOWN スイッチ
⑥ ロックスイッチ
⑦ ライトスイッチ
⑧ 間欠吸引モード設定部
⑨ 電源スイッチ
⑩ バッテリ運転表示器

図 32-2　低圧持続吸引器の操作部

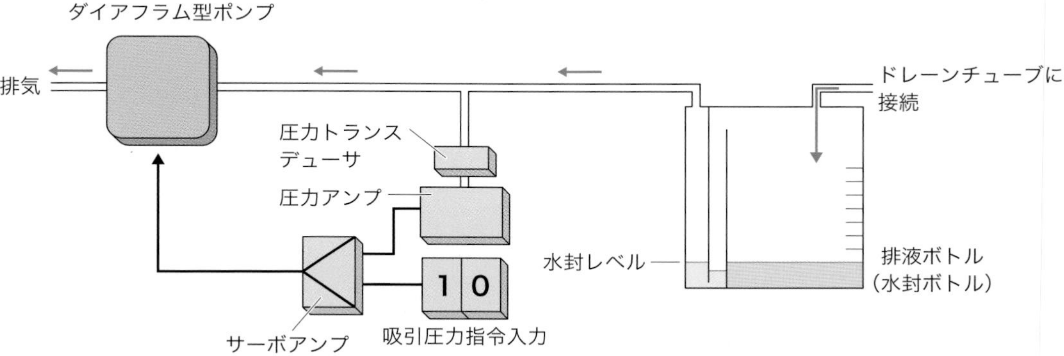

図 32-3　低圧持続吸引器の仕組み

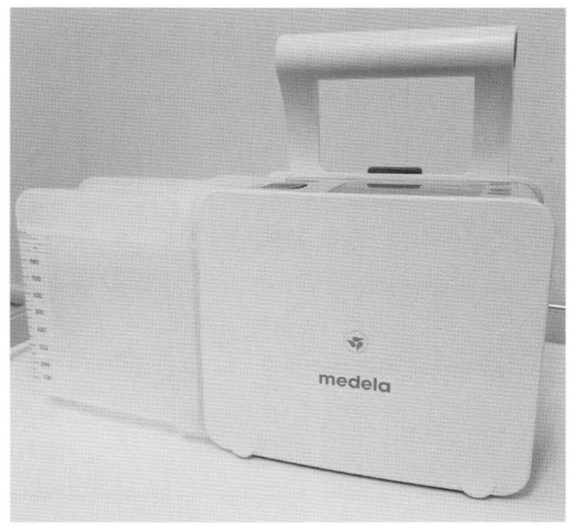

図 32-4　小型低圧持続吸引器

☑ 使用中点検

- □ 排液びん内の水位は適正ですか？
- □ 吸引ができていますか？
- □ 異常な音，臭い，本体に発熱はありませんか？

☑ 使用後点検

- □ 排液びんを清掃，消毒しましたか？（ディスポーザブルの排液ボトルは除く）

取り扱い手順[1]

❶ 機器本体や排液びんに破損がないか確認する。

> ❗注意　機器本体は，必ず患者より低い位置に設置します。

❷ 水封線まで滅菌蒸留水を入れる（水封が必要なもの）。
❸ 電源を入れ吸引圧を設定し，吸引を開始する。
❹ 作動中異常な音，臭い，本体に発熱がないか観察する。
❺ リークなどのアラームが点灯していないか確認する。
❻ 電源を切り，停止させる。

トラブル対応

症状	原因	対応
モータが作動しない	電源コードの断線	電源コードを交換する
	ヒューズの切断	ヒューズを交換する（すぐ切断されるときは専門家に連絡する）
	電気回線またはモータの故障	専門家に連絡する
	内蔵バッテリの充電不足	充電する
	内蔵バッテリの劣化	専門家に連絡する
モータは動くが吸引しない，または吸引が弱い（圧がかからない）	吸引圧の未調整	正しく調整する
	排液びん（排液ボトル）の蓋が閉まっていない	確実に蓋を閉める
	排液びんの破損・亀裂	排液びんを交換する
	チューブのはずれ，接触不良	チューブを確実に接続する
	チューブの亀裂	チューブを交換する
	チューブの閉塞 モータからの排気側閉塞	閉塞を解除する
	本体の故障	• 本体を交換する • 専門家に連絡する

NOTE 1 **準備するもの**：低圧持続吸引器，ドレーンチューブ，排液ボトル，滅菌蒸留水，テーブルタップ（必要時）

リーク時の対応

トラブルの多くはリーク（水封線内蒸留水のバブリング）に関するものが多いため，ここではリーク時の確認方法を記します（図32-5）。

① をクランプすることにより，バブリングが止まる。
⇒ 患者またはドレーンチューブ挿入部からのリーク

② をクランプすることによりバブリングが止まる。
⇒ 接続部 A の不良

③ のゆるみのチェックにより，バブリングが止まる。
⇒ ③ の接続不良

④ をチェックすることにより，バブリングが止まる。
⇒ キャップのゆるみ

①～④ までのチェックでもバブリングが止まらない場合は，

⑤ 排液ボトルの破損が考えられるため，排液ボトルを交換します。

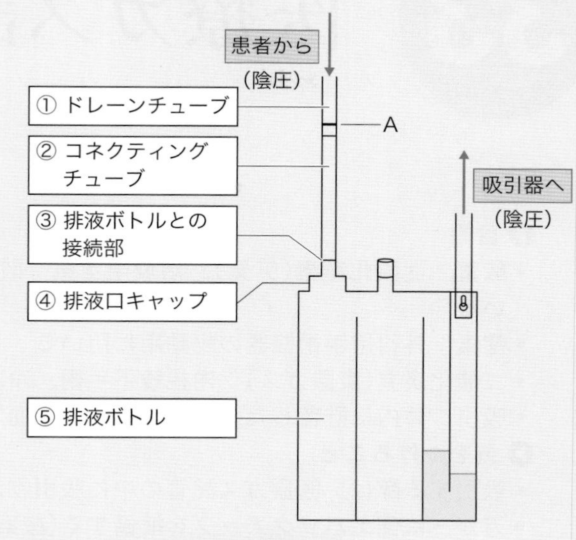

図 32-5　リーク時の確認方法

33 医療ガス設備

重要度★★

目的

- 酸素，亜酸化窒素(笑気)，治療用空気：酸素療法や人工呼吸療法，麻酔などに用いる
- 窒素：外科用手術機器の駆動用に用いる
- 二酸化炭素(炭酸ガス)：内視鏡下手術，冷凍手術などに用いる
- 吸引：体内に貯留した分泌物や手術中の血液などを吸引するときに用いる

気をつけること

- 吸引する際は，医療ガス配管の中に吸引物が入らないように注意する
- 万が一に備えバックアップを準備する(酸素ボンベ，代替吸引源など)(図 33-1)

医療ガスとは

医療ガスの種類と特徴は，表 33-1 のとおりです。それぞれ用途が異なります。

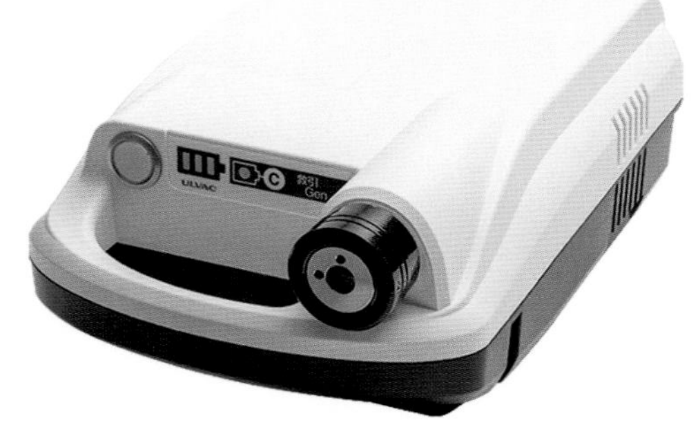

図 33-1　吸引アウトレット付き携帯吸引源
(救引 Gen，写真提供：アルバック機工株式会社)

各部の名称と役割

- **配管端末器(アウトレット)**

医療ガス設備の端末口のことをいい，手術室，ICU・CCU，病室などの壁または天井に設けられています。人工呼吸器や麻酔器の使用時には，ホースアセンブリ[1]のアダプタプラグを配管端末器に接続して使用します。配管端末器は各ガスごとに異なっており，ガスの誤供給を防止しています(表 33-2，図 33-2)。

- **アダプタプラグ**

安全に医療ガスを使用するために，配管端末器とホースアセンブリのアダプタプラグとの誤接続を防止する工夫がされています。アダプタプラグの方式には，ピン方式とシュレーダ方式の 2 つがあります(図 33-3)。

NOTE 1　**ホースアセンブリ使用時の注意点**：
- ホースアセンブリの破損，亀裂などがないか
- ガスの漏れがないか
- アダプタプラグの変形がないか
- ピンの変形，脱落などがないか

表 33-1　医療ガスの種類

ガスの種類		特徴
酸素，液化酸素：O_2		気体は無色，液体は淡青色。燃焼を助け（支燃性），水との共存下では，金属の腐食を促進する。
亜酸化窒素（笑気）：N_2O		無色の気体で，麻酔作用や支燃性をもつ。
治療用空気	圧縮空気	大気中の空気を圧縮し，清浄化したもの。 1 気圧下乾燥状態の圧縮空気の組成は，酸素 20.93%，窒素 78.10%，炭酸ガス 0.03%，その他のガスは 0.94%
	合成空気	液化酸素と液化窒素を気化混合したもの。 組成は酸素 22%，窒素 78%
窒素：N_2		無色・無臭で，可燃性はない。 一般に，外科用手術機器の駆動用に用いられる。
二酸化炭素（炭酸ガス）：CO_2		無色・無臭で，不燃性。内視鏡下手術などに用いられる。
吸引		医療ガス設備を介して供給される陰圧ガス。 吸引圧は－40～－70 kPa

表 33-2　医療ガス設備の色

ガス	医療ガス設備
酸素	緑
亜酸化窒素（笑気）	青
治療用空気	黄
吸引	黒

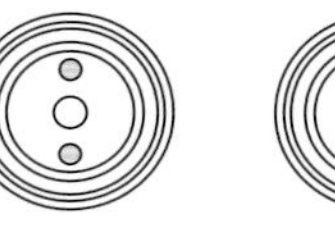
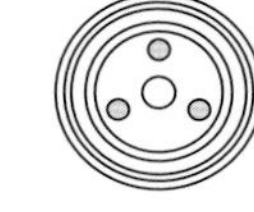
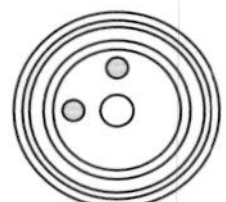

図 33-2　配管端末器

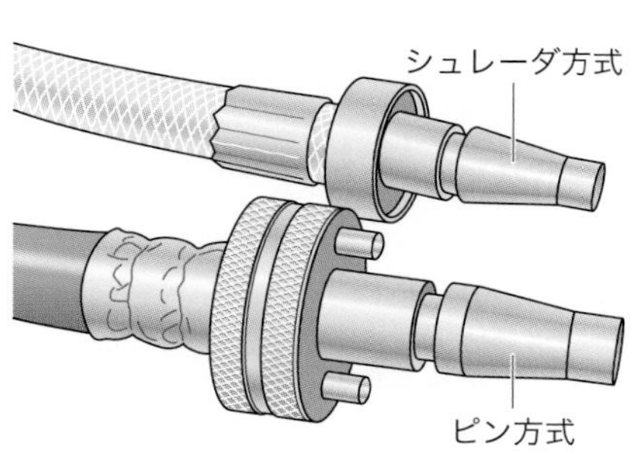

図 33-3　アダプタプラグの方式

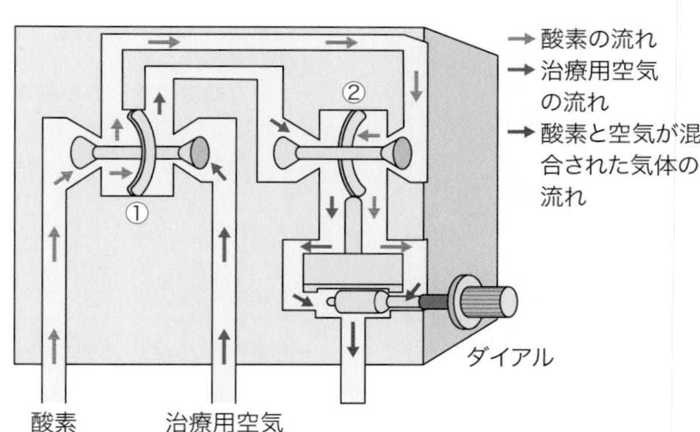

図 33-4　酸素ブレンダの構造

[周辺機器]

●酸素ブレンダ

酸素と空気を混合することにより，任意の酸素濃度のガスを作るときに使用されます。人工呼吸器などでは本体の中に内蔵しているものもあります。図 33-4 にその構造を示しました。

ダイアルを回すことにより図にある①と②のダイアフラムを調節し，両方のガスの出口の面積を変え任意の酸素濃度（21～100%）のガスを得ることができます。

● **遮断弁**

酸素ガスが放出した場合に，医療ガス設備全体ではなく局所的に供給を閉止するためのものです(図33-5)。火災などの緊急時，また医療ガス設備の点検時などに供給を停止するときにも使用されます。

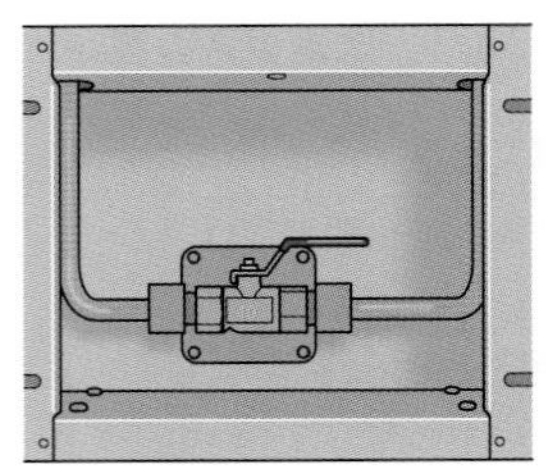

図33-5　遮断弁(シャットオフバルブ)

トラブル対応

トラブル	原因	対応
医療ガス(酸素)の放出	• 医療ガス配管の破損 • 配管端末器の故障 • ボンベの安全弁の作動	• 人工呼吸器使用中の患者に対しては，酸素ボンベと用手式人工呼吸器による人工呼吸を行う • 酸素吸入中の患者，麻酔中の患者に対しては，酸素ボンベを準備する • 局所の遮断弁を閉止する • 周囲での火気の使用を中止する • 周囲から可燃物を取り除く • 窓，戸の開放により酸素ガスを戸外へ放出する • 医療ガス設備管理部門に連絡する
酸素供給圧の低下・停止	• 酸素ガス設備の不適切な保守点検 • 十分な酸素ボンベの準備なし	• 人工呼吸器使用中の患者に対しては，酸素ボンベと用手式人工呼吸器による人工呼吸を行う • 酸素吸入中の患者，麻酔中の患者に対しては，酸素ボンベを準備する • 医療ガス設備管理部門に連絡する • 酸素ボンベを確保する
吸引圧の低下・停止	• 医療ガス設備の不適切な保守点検 • 手動式吸引器の不適切な操作，または保守点検	• 呼吸療法中の患者，手術または麻酔中の患者に対しては，手動式吸引器を適切に使用し，電気吸引器を準備する

34 酸素ボンベ

重要度★★★

▶目的
- 患者搬送時や緊急時の酸素投与に使用される

▶気をつけること
- 高圧ガスを充塡しているため，取り扱いには十分注意する

医療現場で使用される頻度が最も高い医療ガスは酸素です。そこで，ここでは酸素ボンベを中心に解説します。

酸素ボンベとは

高圧ガス容器のことをボンベといい，タンクともいわれることがあります。医療ガスの種類によって，ボンベの色が異なります(表 34-1)。

酸素ボンベには，用途に合わせてさまざまな容量のものや流量計付きのものなどがあります(図 34-1，2)。それぞれのボンベの表面には図 34-3 のように，ガスの種類(名称)，ボンベの内容積，ボンベの重量，最高充塡圧力などが刻印されています。

ボンベの充塡口は，おねじ形とヨーク形があります(図 34-4)。いずれも，ボンベ内の圧力が異常に上昇した場合，ボンベの爆発を防ぐために安全弁[1]がついています。

取り扱い手順[2]

高圧の医療ガスが入っているため，次のように正しく取り扱います。

[保存方法]
- 通風，換気のよいところに置く。
- 温度 40℃ 以下に保つ。

NOTE 1 **安全弁**
安全弁は圧力調整器接続口の反対側にあり，ここからガスが急激に噴き出すことがある。この場合，以下のような対処を行う。
- 周囲での火気の使用を中止する。
- ボンベの周囲より，可燃物を取り除く。
- 窓，戸を開放して酸素ガスを戸外へ放出する。
- 酸素ガスの放出が止まるまでボンベに近寄らないようにする。

NOTE 2 **必要物品(搬送時)**：酸素ボンベ，圧力調整器，酸素供給用チューブ，酸素マスク，用手式人工呼吸器(必要時)

表 34-1　医療ガスのボンベの色

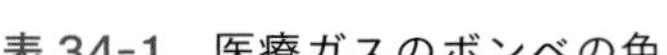

ガスの種類	ボンベの塗色
酸素	黒色
空気	ねずみ色
亜酸化窒素(笑気)	ねずみ色
二酸化炭素	緑色

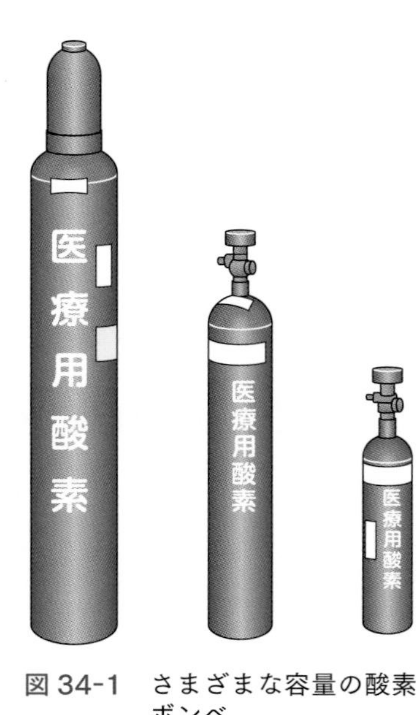

図 34-1　さまざまな容量の酸素ボンベ
(左から 1,500L，500L，150L)

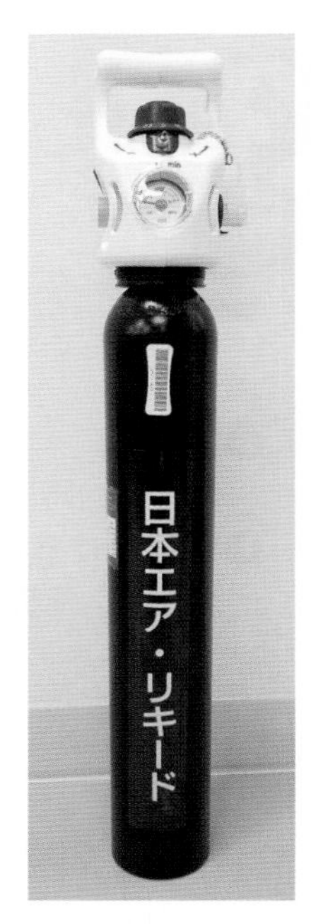

図 34-2　流量計付き酸素ボンベ

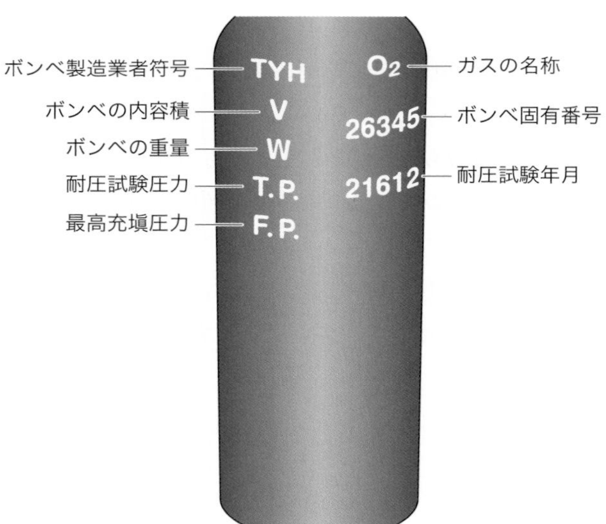

図 34-3　ボンベの刻印の意味

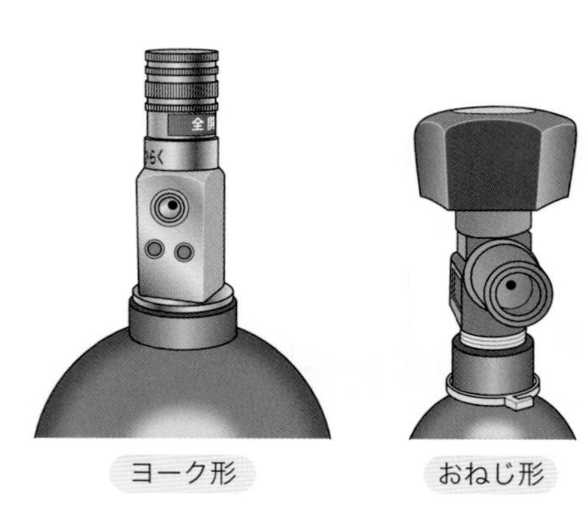

図 34-4　ボンベの充塡口

- ボンベの近くに可燃物を置かない。
- 転倒しないように鎖などで固定する。

［運搬方法］

- キャップをかぶせる。
- 専用のキャリアを使用する。

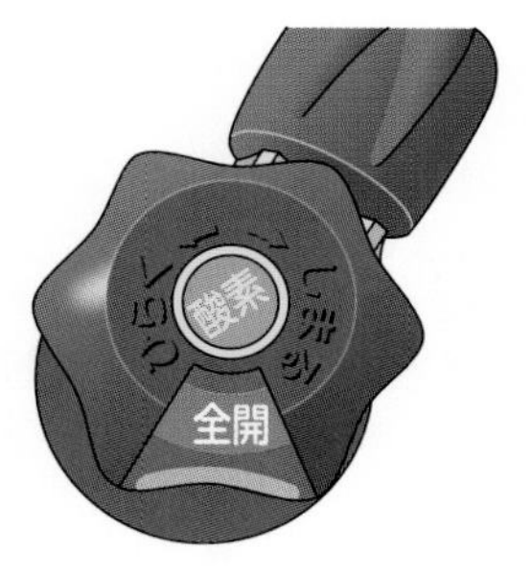

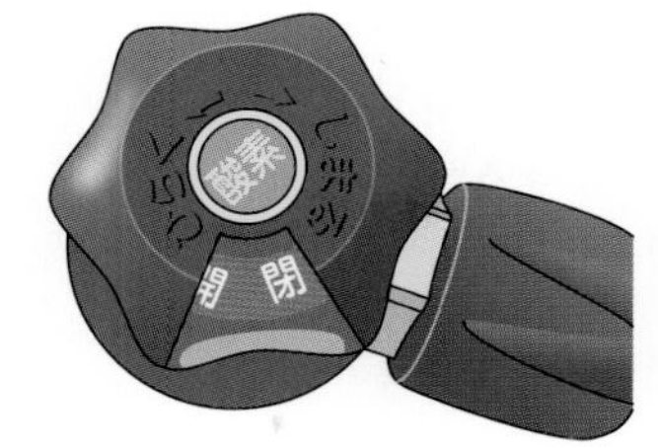

図 34-5　バルブの開閉窓

・使用中の搬送時は，ボンベをしっかり固定し，壁などにぶつからないようにする。

注意

・ボンベとの接続部には専用のパッキンを使用します。

・ネジの部分には油脂類を使用しないようにします。また，油の付いた手では取り扱わないようにします。酸素は支燃性のため，可燃物の油脂と着火源があると激しく燃えてしまうおそれがあります。

・運搬時は，衝撃を与えないように十分注意します。

[使用時]

・ボンベ内のガスは高圧(150 気圧)で充填されているため，使用時には圧力調整器(減圧弁)により使用圧力まで減圧調整する。

・酸素専用の圧力調整器を使用し，ほかのガスのものは使用しないようにする。

[ボンベのバルブ開閉時]

・圧力調整器のメータの部分は最も弱いため，バルブの開閉は静かに行う。

・バルブを開く際には破損する可能性があるため，メータには顔を近づけないようにする。

・ボンベのバルブは全開にした後，半周戻すようにする(バルブを開閉する際，開閉方向を誤ってバルブを締めすぎる可能性があるため)。

・開閉が一目でわかるバルブもある(図 34-5)。

酸素ボンベの残量の計算

酸素ボンベの残量を計算することにより，酸素ボンベが何分使用できるかを知ることができます。

①圧力調整器の単位がMPaの場合の計算

酸素残容量(L)＝ボンベ内容量(L)注)×圧力表示値(MPa)×10.2

②圧力調整器の単位がkgf/cm^2の場合の計算

酸素残容量(L)＝ボンベ内容量(L)注)×圧力表示値(kgf/cm^2)

注)ボンベに刻印のある(図34-3)容量(積)Vの値

Q. 圧力表示値10 MPaの酸素ボンベ(500 L：V 3.4)を使用し，心電図検査室へ移動しようとしています。酸素10 L/分で移動するときこの酸素ボンベを使うと何分使用できるでしょうか？

A. ①の式を使用し，まず酸素残量を求めます。3.4×10×10.2＝346.8 Lの残量がある計算になります。

これを10 L/分で割り算をします。

346.8÷10＝34.68分使用可能ということになります。

※上記はあくまでも計算のため，使用するときは，酸素残容量に安全係数(0.8)をかける必要があります。また，移動には往復の時間がかかるため，余裕をもって使用できるように心がけましょう。

35 血液透析

重要度★★

▶目的

- 血液透析療法は，主に慢性腎不全および急性腎不全の患者に対して，①血液中の老廃物の除去，②電解質濃度の是正，③酸塩基平衡の是正，④体内にたまった余剰な水分の除去を目的として行われる

▶気をつけること

- 治療中は，患者の容態の変化に注意するとともに，回路内圧や空気の混入などの監視を行う
- 透析用水・透析液に化学物質による汚染，生物学的汚染がなく，一定の水質基準を満たすよう水質管理を行う

血液透析とは

メカニズム（図 35-1，2）

患者の血液は，血液ポンプにより血液回路を通して体外に導かれ，ダイアライザ（血液透析器）で浄化され，体内に戻されます。ダイアライザには透析液という治療液が灌流しています。血液と透析液の流れは，コンソール（患者監視装置やベッドサイドモニタとも呼ばれる）という装置によって制御・監視されます。透析液は水処理装置で精製した水と透析液原液を混合することで作製され，コンソールに供給されます。

各部の名称と役割

［血液回路］　※カッコ内の数字は図 35-1 に対応

●アクセス部（①）

血液回路の脱血側を動脈（A）側，返血側を静脈（V）側と呼びます。アクセス部（穿刺針などの血管アクセス機器との接続部）は動脈側が赤色，静脈側が青色で示されます。

●補液ライン（②）

回路の充塡（プライミング）時や返血時，補液時に生理食塩液をここから流します。治療中は誤って補液されないようにクランプを閉じておきます。

●血液流量感知用ピロー（③）

アクセス部と血液ポンプの間に血液流量感知用ピローと呼ばれる少し膨らんだ部分がありま

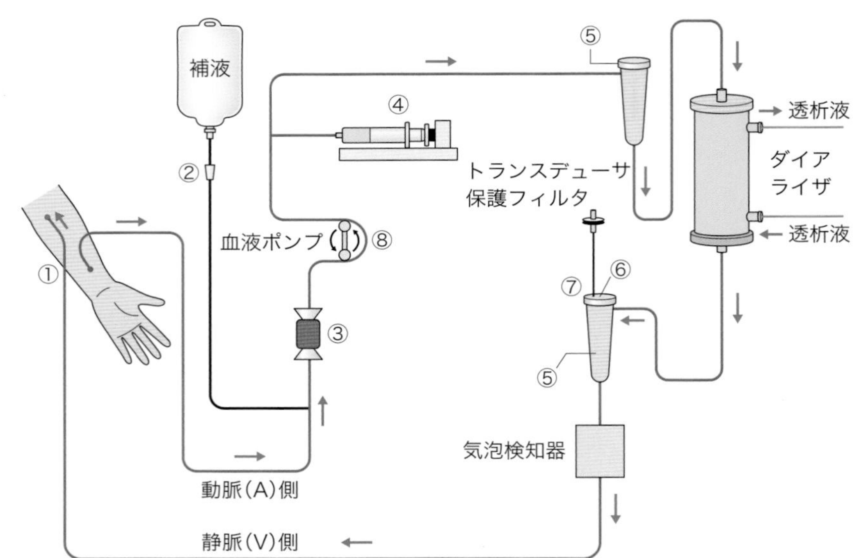

図 35-1　血液回路

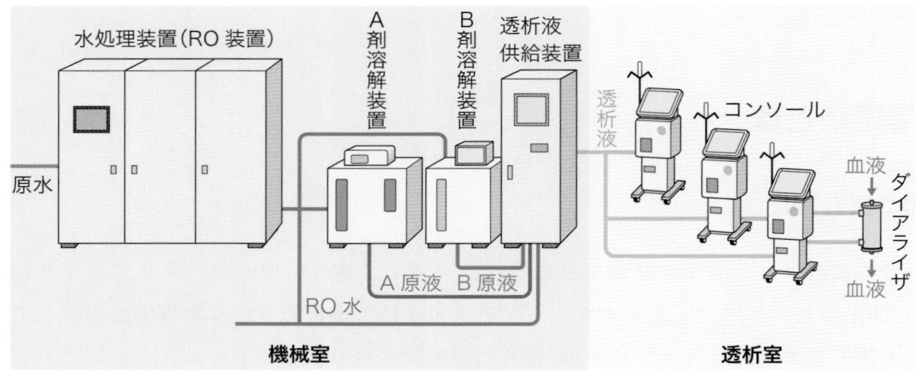

図 35-2　透析液の流れ

す。このピローのへこみ具合で脱血具合を把握することができます。ピローがしっかり膨らんでいる場合は脱血が良好で，反対にへこみができている場合には脱血不良が疑われます。

● **抗凝固薬注入ライン部(④)**

抗凝固薬を注入するためのラインで，抗凝固薬注入ポンプにセットされた抗凝固薬を接続します。

● **エアトラップチャンバ(⑤)**

ダイアライザの前後にあります。ダイアライザ前(動脈側)のチャンバは，動脈回路内の空気および凝固塊を捕捉します。

● **薬液注入ライン(⑥)**

治療中に血液回路より薬液を注入するためのライン。

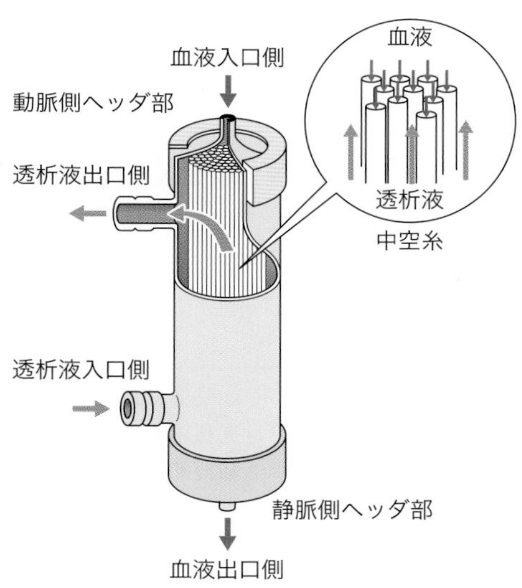

図 35-3 ダイアライザ

● **圧力モニタライン(⑦)**

エアトラップチャンバ内の圧力を測定するためのラインで，コンソールの回路内圧ポートに接続します。回路外への血液流出防止と感染防止のため，トランスデューサ保護フィルタがついています。

● **ポンプセグメント部(⑧)**

血液ポンプのヘッド部分に装着される部分で，血液ポンプの駆動によって血液流量を得ます。

[透析液の回路]（図 35-2）

● **ダイアライザ**(図 35-3)

ダイアライザの中には中空糸という半透膜でできた細い管が約 1〜2 万本の束で入っています。血液は中空糸中を流れ，中空糸の外側に透析液が流れます。

ダイアライザ内では拡散や濾過の原理による物質移動が行われます。半透膜を介して不要な物質は血液から透折液に流れ出し，血中に不足している物質は透析液から血液へ補充される仕組みです。また，半透膜の両側の圧差により，血液から余剰水分が除去されます。

● **コンソール**

ベッドサイドで，透析液流量，透析温度，除水速度，除水量，血流量，抗凝固薬注入速度などを制御するとともに，気泡や漏血などをアラーム機能により監視する装置です。治療ごとにディスポーザブルの血液回路とダイアライザをセットして使用します。

● **水処理装置**

透析液に使用する水を精製する装置で，多人数用同時供給方式と個人用供給方式があります。原水に含まれる，マグネシウムやカルシウムなどのミネラル分，消毒に使われている塩素やナリウムなどのイオン，細菌やそれらの残骸などの有機物を除去します。精製には逆浸透

(RO)[1]を用いていることから，水処理装置をRO装置，精製された水をRO水と呼んでいます。

● 透析液供給装置

透析液原液(A原液，B原液)と水処理装置で精製されたRO水を一定比率で混合し，複数台のコンソールに供給します。

● 透析液供給装置

多人数用同時供給方式では1か所で透析液を作製し，配管を通して各コンソールに透析液が供給されます。透析液管理を1台の装置で行えるという利点があります。

一方，個人用供給方式では，コンソールごとに透析液を作製する必要がありますが，患者に合わせた処方透析ができ，またRO水があれば透析室以外でも透析ができるという利点があります。

● A剤，B剤溶解装置

粉末の透析剤を溶解して透析液原液を作り，透析液供給装置に供給します。

保守点検

☑ 使用前点検

[RO装置・透析液供給装置]

- □ RO水の伝導度[2]が基準値を上回っていませんか？
- □ RO水に残留塩素はないですか(塩素試薬または塩素濃度計で測定しましたか)？
- □ RO水は軟水化されていますか(硬度指示薬で測定しましたか)？
- □ 透析液の浸透圧と伝導度が普段と大幅に違っていませんか(浸透圧計で測定しましたか)？
- □ 液漏れしている部分はないですか？

[コンソール・血液回路]

- □ 補液ラインはクランプで閉じられていますか？
- □ 気泡検知器，抗凝固薬の注入ポンプの運転工程はオンになっていますか？
- □ 血液回路に屈曲や接続のゆるみはありませんか？

☑ 使用中点検

- □ 血流量静脈圧(回路内圧)，透析液圧，透析液温度，透析液濃度，抗凝固薬注入量(残量)，除水量が急激な変化をしていませんか？
- □ エアトラップチャンバの液面レベルはチャンバの8割くらいになっていますか？
- □ 患者のバイタルサインに変化はありませんか？

NOTE 1 **逆浸透(RO)**：水を通し，イオンや塩類など，水以外のものは通過させない濾過の方法。
NOTE 2 **伝導度**：水の清浄度の指標。

取り扱い手順

❶ 透析液濃度(浸透圧)，RO 水濃度(硬度，残留塩素濃度)，透析液供給装置，RO 水装置のチェックを行う。
❷ コンソールの電源を入れる。
❸ 血液回路を組み立て，コンソールへ装着する。
❹ 血液回路を生理食塩液で洗浄して充塡する。
❺ 透析条件(DW[3]，除水量，血流量など)を設定する。
❻ バスキュラーアクセス[4]の状態を確認する(聴診，触診)。
❼ 穿刺する。
❽ 患者へ血液回路を接続する。
❾ 血液ポンプを操作し，血液を循環させ，治療を開始する。
❿ 治療中はバイタルサインをチェックする。

トラブル対応

コンソールには，異常を感知した時にアラーム音が鳴り，ディスプレイや表示灯でメッセージを表示する警報機能があります。アラーム発生時には血液ポンプが停止し，治療が中断されこともあります。アラーム音の消音は必ず原因を確認してから行い，原因を解除したうえでリセットボタンを押して復帰します。また，警報機能では感知されない異常もあるため，治療中は定期的に装置や血液回路，患者の容態を確認する必要があります。

アラーム	原因	対応
静脈圧上限アラーム	▶ 静脈側の血液回路のねじれ，屈曲	▶ 回路を確認し，ねじれや屈曲を解除する
	▶ 静脈側の穿刺針の位置が不適切	▶ 穿刺針の針先位置を再調整し，改善がなければ再穿刺する
	▶ 静脈側の穿刺針やカテーテルの血液凝固による閉塞	▶ シリンジで血栓を吸引後，生理食塩液で穿刺針やカテーテルを洗浄する
	▶ 静脈側エアトラップチャンバのフィルタへの血栓の付着	▶ 抗凝固薬の量を増量する。継続不能の場合には回路交換を行う

NOTE 3 **DW(dry weight，ドライウェイト)**：身体の水分が適切で，心血管系に負荷の少ない状態の体重のこと。透析療法では，この体重を基本にして水分などを除去する。

NOTE 4 **バスキュラーアクセス**：血液の脱血や返血をするための患者側ルートのこと。シャントや上腕動脈表在化，透析用カテーテルなどがある。

アラーム	原因	対処
静脈圧下限アラーム	▶ 血圧の低下	▶ 血圧を測定し，必要に応じて医師の指示のもと補液などにより昇圧を行う
	▶ 血液回路のはずれ，穿刺針の抜針	▶ 回路の接続部と穿刺針の穿刺状態を確認する。はずれている場合には再接続，抜針の場合には再穿刺する
	▶ 静脈側圧力モニタラインのはずれ	▶ ラインの接続部を確認し，はずれている場合には再接続する
	▶ 動脈側の穿刺針やカテーテルの血液凝固による閉塞	▶ シリンジで血栓を吸引後，生理食塩液で穿刺針やカテーテルを洗浄する
	▶ 動脈側の穿刺針が血管内に留置されていない	▶ 穿刺針の針先位置を再調整し，改善がなければ再穿刺する
	▶ 動脈側の血液回路の圧迫，屈曲	▶ 回路を確認し，ねじれや屈曲を解除する
気泡アラーム	▶ 血液回路の接続部のゆるみなどによる空気の混入	▶ 接続を確認する。気泡検知部出口側をクランプし，気泡検知部を開放して混入した気泡を静脈側エアトラップチャンバに送る
漏血アラーム	▶ ダイアライザの透析膜の破損	▶ 尿検査薬で透析液の潜血反応を調べる。陽性の場合にはダイアライザを交換する
	▶ ダイアライザの透析液側の空気除去が不十分	▶ ガスパージ[5]を行う
ダイアライザ差圧アラーム	▶ 静脈側の血液回路のねじれ，屈曲	▶ 回路を確認し，ねじれや屈曲を解除する
	▶ 血液凝固によるダイアライザのつまり	▶ 抗凝固薬の量を増量する。継続不能の場合にはダイアライザの交換を行う

NOTE 5　ガスパージ：透析液回路系の空気除去を目的とした機能で，ダイアライザに透析液を流して空気を追い出す。

36 血漿交換

重要度★

目的

- 血液を血球成分と血漿成分に分離し，血漿内から病因物質を除去して等量の血液製剤で置換する

気をつけること

- 血漿分離速度は，血液流量に対して30% 以下にする
- 血漿分離速度と血液製剤置換速度は同期させる
- 血漿分離器の最大膜間圧力差(transmembrane pressure：TMP)が60 mmHg を超えない状態で治療を行う
- 投与した抗凝固薬も血漿に含む分は除去されるため，投与量を検討し，回路内の血液凝固に注意する
- FFP(fresh frozen plasma：新鮮凍結血漿)製剤によりアレルギー反応が起こる可能性があるため，注意する
- 血液製剤は単独投与が望ましい

血漿交換とは

メカニズム

血漿交換[NOTE 1]とは血液を血球成分と血漿成分に分離し，血漿内から病因物質を除去して等量の置換液(FFP 製剤あるいはアルブミン製剤)で置換する血液浄化療法です。単純血漿交換(simple plasma exchange：PEx)や血漿冷却濾過(cryofiltration plasmapheresis)[NOTE 2]，二重膜濾過血漿交換(double filtration plasmapheresis：DFPP)など，ターゲットとする病因物質や分子量の大きさによりさまざまな治療選択がありますが，ここでは主に行われている回路構成の異なる2種類を説明します。

● **単純血漿交換**(図 36-1)

単純血漿交換は血漿分離器で分離した血漿成分をすべて廃棄し，等量のFFP 製剤またはアルブミン製剤で置換する方法です。大小さまざまな分子量の病因物質除去が可能ですが，大量の置換液(血液製剤)を必要とするため，感染のリスクやアレルギーの出現に注意が必要です。

NOTE 1 **血漿交換の保険適用**：血漿交換を含むアフェレーシス療法の保険適用は疾患ごとに細かく規定されている。疾患ごとに保険適用となる施行回数限度などが決められているため，治療時には確認すること。

NOTE 2 **血漿冷却濾過**：血漿分離器で分離した血漿を回路ごと冷却し，冷却により形成された冷却沈降物(クライオゲル)を血漿成分分画器で除去するDFPP の一種。

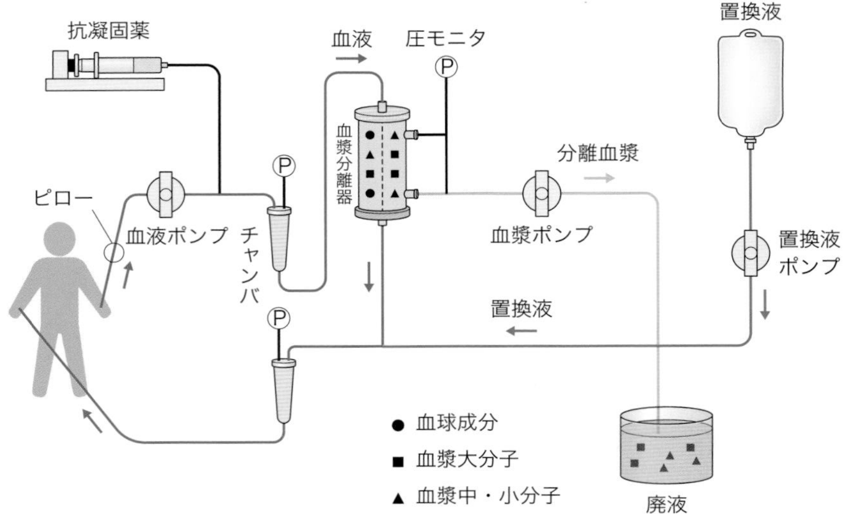

図 36-1　単純血漿交換

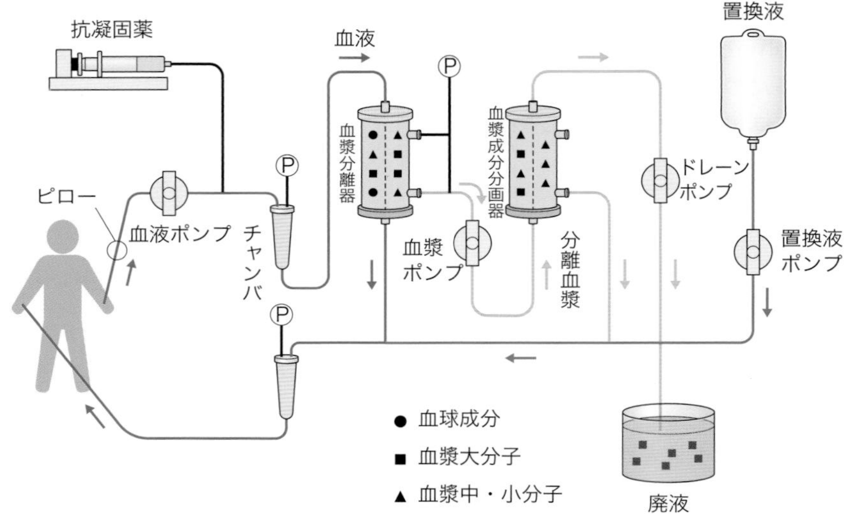

図 36-2　二重膜濾過血漿交換

● **二重膜濾過血漿交換**(図 36-2)

二重膜濾過血漿交換は血漿分離器で分離した血漿成分をさらに血漿成分分画器で濾過する方法です。病因物質を選択的に除去できるため，アルブミンなどの有用成分の損失を減らすことができます。また，単純血漿交換に比べ，置換液および廃棄血漿を大幅に削減できます。しかし，通常は置換液に FFP 製剤ではなくアルブミン製剤を用いるため，凝固因子の損失に注意が必要です。

各部の名称と役割

● **血液回路**(図 36-1，2 でピンクの線で示された回路)

患者から血液を引いてくる脱血部(接続部は赤色で示される)と返血部(接続部は青色で示される)があり，脱血した血液を血漿分離器に通して処理し，返血します。

● **ピロー**

血液ポンプの前についており，へこみ具合で脱血状態を確認できます。脱血不良時には陰圧によりへこみます。

● **血液ポンプ**

ローラーポンプが使用され，血液を送脱血します。

● **抗凝固薬注入ライン**

体外循環された血液が凝固しないように抗凝固薬を注入します。

● **チャンバ**

血漿分離器の前後にあり，気泡や血栓を捕捉します。

● **回路内圧モニタライン**

回路内圧をモニタし，血漿分離器に過度な圧力がかからないよう経時的に確認できます。

● **血漿分離器**

膜内部には中空糸というストロー状の膜が束で植え込まれています。中空糸内側を血液が通過すると中空糸内側の圧力が上昇し，中空糸外側の圧力より高くなると血液中の血漿成分が中空糸の内側から外側に濾過されます。

中空糸の孔径は，血球成分の通過を阻止し，血漿成分のみを通過させる長さ(平均 0.3 μm)になっています。

● **血漿成分分画器**

中空糸は，アルブミンの分子量(分子量約 67,000)程度までは通過させ，グロブリンなどの大きな成分は通過させない孔径(0.01 μm～0.03 μm)になっています。

保守点検

☑ 使用前点検

- □ 血液濾過器ではなく，血漿分離器を使用していますか？
- □ 血液回路，置換液回路のプライミングは行いましたか？　気泡は入っていませんか？
- □ 抗凝固薬は適切な種類，投与量ですか？
- □ 回路内圧モニタの警報設定値(特に TMP[3] の値)は適切ですか？
- □ 血漿分離速度と血液製剤置換速度は同じ設定ですか？

NOTE 3　TMP：陽圧と陰圧によって膜にかかる膜間圧力差(transmembrane pressure)のこと。

☑ 使用中点検

- □ 患者にアレルギー反応[4]は出現していませんか？
- □ 置換液は正しく投与されていますか？　血漿は正しく廃液されていますか？
- □ 置換液のルートがクランプされていないことを適時確認していますか？
- □ 血漿分離器の TMP は 60 mmHg を超えていませんか？
- □ 溶血[5]していませんか？
- □ 回路内圧は急激に変化していませんか？

取り扱い手順[6]

❶ 血液回路，置換液回路を装置へ正しく取り付ける。

> **注意**　血液回路の患者接続部，血漿分離器との接続部は清潔に取り扱いましょう。

❷ 血液回路内と血漿分離器内を抗凝固薬加生理食塩液で十分に洗浄する。

> **注意**　血液回路と血漿分離器が緩みなく確実に接続され，血液回路，置換液回路，血漿分離器内が生理食塩液で満たされていることを確認しましょう。

❸ 回路内に気泡がないこと，チャンバの液面が十分にあるか確認する。

> **注意**　気泡は血液凝固の原因にもなります。チャンバの液面が不十分だと，患者に気泡を送ってしまうリスクがあります。

❹ 血漿交換を開始する。

NOTE 4 **アレルギー反応**：患者の状態をよく観察し，血圧低下，呼吸困難，痒み，発疹などの変化にいち早く気づき，対応することが大切。

NOTE 5 **溶血**：TMP が高い場合，膜細孔に血球成分が押し込まれることにより発生する可能性がある。また，過度な脱血不良の継続も原因となり得るため，回路内圧モニタやピローをチェックし，十分な送脱血ができているかを確認する。

NOTE 6 **準備するもの**：血液浄化装置，血漿交換用回路，血漿分離器，血漿成分分画器，生理食塩液(プライミング用 1 L，返血用 500 mL)，輸血フィルタ，廃液用タンク，FFP 製剤またはアルブミン製剤，抗凝固薬。

トラブル対応

単純血漿交換では副作用や合併症[7]のリスクがつきまといます。特に多くの置換液(FFP 製剤またはアルブミン製剤)を使用するため，急激なアレルギー反応が出現することがあります。予防的措置として，血漿交換速度を緩徐に開始することが有効です。

また，FFP 製剤に添加されているクエン酸ナトリウムにより低カルシウム血症をきたす可能性があるため，注意する必要があります。予防としてカルシウム補給剤を使用することがありますが，FFP 製剤と混ざることでフィブリン形成の可能性があるため，末梢から投与するなど投与ルートの検討が必要です。

	原因	対応
回路内圧アラーム	▶ 留置針，カテーテルの閉塞	▶ 血栓を除去する
	▶ 回路の屈曲	▶ 屈曲を解除する
	▶ 回路，血漿分離器の血液凝固	▶ ●生理食塩液により洗浄する ●抗凝固薬を変更または増量する ●回路，血漿分離器を交換する
	▶ 留置針，カテーテルの血管壁への先当たり	▶ ●体位変換などを行い，位置を調節する ●カテーテルを逆接続する ●再穿刺，カテーテル入れ替え
気泡アラーム	▶ 抜針	▶ 再穿刺する
	▶ 接続不良	▶ 再接続または締め直す
	▶ 脱血不良	▶ ●気泡を除去する ●留置針，カテーテルの位置を調節する
副作用	▶ 体外循環による血圧低下	▶ 血圧を測定し，必要に応じて医師の指示のもと補液，昇圧薬を投与する
	▶ 治療による出血傾向	▶ ●抗凝固薬の変更または投与量の変更をする ●抗凝固因子を補充する
	▶ FFP によるアレルギー 電解質，酸塩基平衡の異常	▶ ●血漿交換速度を緩徐にする ●治療を中断または中止する ●抗アレルギー薬を投与する ●血液透析を併用する ●薬剤による電解質補正を行う

NOTE 7 **単純血漿交換における副作用，合併症**：主に血圧低下，アレルギー症状，凝固因子の低下，感染リスク，電解質や酸塩基平衡の異常が挙げられ，原因は体外循環や血漿の除去・補充によるものなどさまざまである。

37 腹膜透析

重要度★★

目的

- 腹膜という生体膜を用いて腎不全患者の体内の尿毒症物質，余剰水分を除去する

気をつけること

- 患者が自己管理することが基本となるため，定期的な検診および教育・指導が必要となる
- トラブル時の連絡態勢を整え，患者と共有しておく

腹膜透析とは

腹膜透析は腎代替療法の１つで，腎不全患者の体内の尿毒症物質，余剰水分を除去するために行われます。小児の腎不全患者においては，腹膜透析が多く選択されています。

腹膜透析の長所として，月 1～2 回程度の通院ですみ，治療のほとんどを在宅で行えるようになるため，社会活動がよりしやすくなるなど，QOL の改善に優れています。また，物質除去が非常に緩徐であり，循環動態の変動が少ないといえます。一方で，清潔操作の煩雑さや腹膜機能の劣化などの欠点もあり，永久的な長期使用は困難とされています。

メカニズム

腹腔内には，半透膜として機能しうる腹膜が，ほぼ体表面積に等しい面積で存在しています。腹腔内に腹膜透析液[1]を貯留させることにより，腹膜を介して腹膜中の毛細血管と腹膜透析液との間で拡散・濾過が起こり，尿毒症物質と余剰水分が除去されます。

腹腔内への透析液の貯留は，腹腔に留置された腹膜透析用カテーテルを介して行われます。透析液を交換するにあたっては，新しい透析液の入ったバッグを，専用回路を介してカテーテルと接続し，また排液バッグを新しいものに交換します。

腹膜透析は，日中に透析液の交換を用手で行う持続携行式腹膜透析(continuous ambulatory peritoneal dialysis：CAPD)と，夜間に機械を用いて自動的に交換を行う自動腹膜透析(automated peritoneal dialysis：APD)に分類されます。

NOTE 1 **腹膜透析液**：浸透圧物質(ブドウ糖あるいはイコデキストリン)が添加されており，その濃度勾配によってできる浸透圧格差により余剰水分を除去することが可能となる。時間とともに進む水分除去により，浸透圧物質であるブドウ糖濃度が希釈され，除水量は減少していく。

持続携行式腹膜透析(CAPD)(図 37-1)[2]

CAPDでは，日中を含めた1日3～5回，腹膜透析液を交換します。交換には専用の回路を使用し，基本的には機械は必要としません。バッグと回路があればどこでも交換ができますが，日中にも交換が必要です。

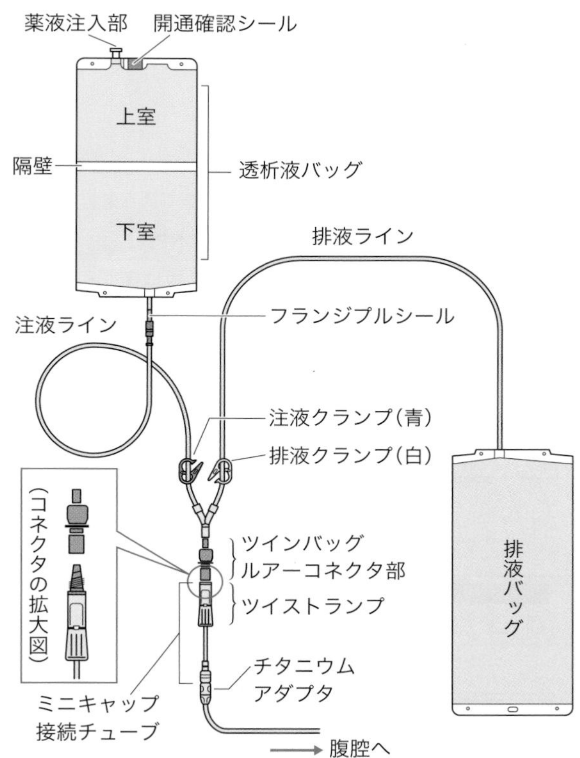

図 37-1　CAPD 回路の構成

自動腹膜透析(APD)(図 37-2)

APDでは，夜間睡眠中にサイクラという専用の装置(APD装置)を用いて透析液を自動で交換します。日中の交換は不要ですが，専用の機械がないと交換ができません。

APDは，透析液の交換方法により，いくつかに分類されます(表 37-1)。

NOTE [2] **準備するもの**：透析液バッグ，ミニキャップキット，はかり，排液確認用下敷，保温カバー，時計，バッグ加温器，CAPDスタンド

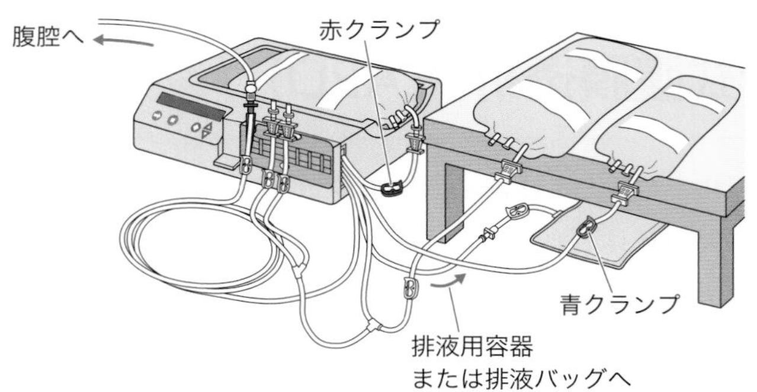

図 37-2　APD 全体構造

表 37-1　APD の種類

持続的周期的腹膜透析 (continuous cyclic peritoneal dialysis：CCPD)	夜間腹膜透析 (nightly peritoneal dialysis：NPD)	干満型腹膜透析 (tidal peritoneal dialysis：TPD)
日中に透析液を貯留し，夜間にサイクラを用いる	日中に透析液を貯留せず，交換は夜間のみ行う	・夜間に一部の透析液を貯留させたまま，頻回に透析液を交換する ・透析効率を向上するために行う

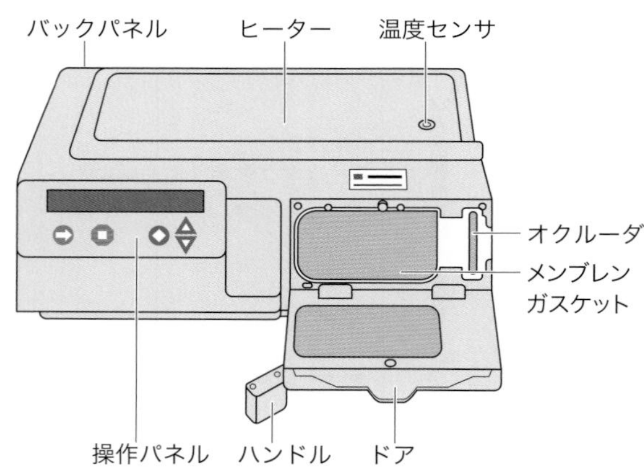

図 37-3　APD 装置

各部の名称と役割

[APD 装置(サイクラ)] (図 37-3)

総注液量，治療時間，注液量，最終注液量を設定することにより，自動的にサイクルおよび貯留時間を算出します。

● **ヒーター**

ヒーターラインを接続した透析液バッグを置く場所で，加温を行います。

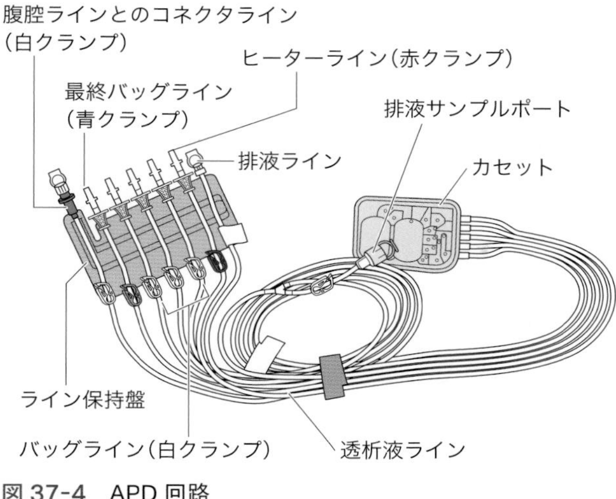

図 37-4　APD 回路

● **操作パネル**

治療の開始と再開をする開始ボタン，治療やアラームを止めるボタン，処方設定メニューや調整メニュー，ナースメニューに入る設定ボタンなどがあります。

● **ドアおよびハンドル**

APD 回路をセットする部分です。治療中は開きません。

● **オクルーダ**

異常時にカセットのチューブ部分を閉塞させる安全装置です。

● **メンブレンガスケット**

カセットを密着させて，圧力を変化させるための膜です。

● **バックパネル**

電源コード差込口と電源スイッチがあります。

［APD 回路］（図 37-4）

腹膜透析液を腹腔内に注入・排液するための回路です。カセットをメンブレンガスケットにセットして使用します。

ヒーターラインはヒーター上の透析液バッグに，バッグラインはヒーター上にない透析液バッグに接続します。

● **最終バッグライン**

透析液の最終注液濃度を変更する場合，濃度の異なる透析液バッグに接続します。

● **コネクタライン，排液ライン**

コネクタラインは患者側接続チューブに接続し，排液ラインは排液用容器または排液バッグにつなぎます。

● **腹膜灌流用紫外線照射器**

紫外線照射による消毒を行いながら，自動的にラインの接続・切り離しをします。

保守点検

☑ 使用前点検

□ 使用する装置に汚れや破損などの異常はありませんか？

□ 使用する物品は準備できていますか？

☑ 使用中点検

□ 装置が異常なく作動していますか？

☑ 使用後点検

□ 装置を清拭し，落下などしない安全な場所に保管しましたか？

□ 次回の使用物品を準備できていますか？

取り扱い手順 3

ここでは，APD の手順を示します。

❶ APD 装置を用意する。

装置本体は，明るく清潔で，平らな場所に設置し，原則として患者と同じ高さになるようにします。また，腹膜透析液バッグ接続のための作業台を用意します。

❷ 透析液バッグをヒーターにのせる。

透析液バッグの種類や濃度，容量，使用期限を確認します。また，液漏れやキャップが外れていないことも確認します。

❸ 電源コードを接続し，電源を入れる。

❹ 装置の自己診断終了後，設定を確認する。

❺ 回路を接続する。

回路，排液バッグのクランプを閉じ，ドアを開けて所定の位置にカセットをしっかりはめ込みます。ライン保持盤はドアの外側のフックにかけて固定します。排液ラインはキャップを外し，排液バッグまたは排液用容器へセットします。

❻ ラインをバッグに接続する。

手洗いとマスクの装着を行い，ヒーターラインを清潔操作で，または腹膜灌流用紫外線照射器を用いてヒーターの上の透析液バッグに接続します。バッグラインは，ヒーターラインと同様に作業台の上の透析液バッグに必要分をつなぎます。最終濃度を変更する場合には，最終注入バッグにヒーターラインと同様に最終バッグラインを接続します。

❼ 回路のプライミングを行う。

装置の自動プライミング機能で充填を行います。このとき，プライミングする回路のクランプが開いていることを確認します。

NOTE 3 **準備するもの**：透析液バッグ，APD 回路，ストッパー，ミニキャップキットまたは APD キット，排液バッグまたは排液用容器，排液確認用下敷，（腹膜灌流用紫外線照射器）

❽ 清潔操作で，または腹膜灌流用紫外線照射器を用いてコネクタラインと接続チューブをつなぐ。

❾ 治療を開始する。

トラブル対応

トラブル	原因	対応
プライミングされない	回路，カセットが正しくセットされていない	回路，カセットを正しくセットする
	回路，カセットの異常	回路とカセットを交換する
	装置の異常	専門家に連絡する
治療が開始されない，中断する	チューブが屈曲している，つぶれている	屈曲，つぶれを解除する
	透析液バッグの接続不良	確実に接続する
	クランプが閉じている	クランプを開く
	装置の位置が低い	患者と同じ高さに設置する
	装置の異常	専門家に連絡する

38 幹細胞採取

重要度★

目的

- 造血器腫瘍などの原疾患に対する大量の抗がん剤の投与や全身放射線照射時に行う造血幹細胞移植に必要な造血幹細胞をあらかじめ採取する。

気をつけること

- 装置各部に汚れや破損，ぐらつきなどがないか十分に確認する。
- 血液回路をセッティングする場合には，回路がねじれないよう注意し，ねじれなどによる破損を防ぐ。

幹細胞採取とは

造血幹細胞移植は，さまざまな薬物療法に難治性・抵抗性の造血器疾患に対する根治療法と位置づけられています。造血細胞移植は，患者自身の幹細胞を使う自家移植と，他者の幹細胞を用いる同種移植に分類されます。自家移植では末梢血幹細胞移植(peripheral blood stem cell transplantation：PBSCT)が，同種移植では骨髄移植(bone marrow transplantation：BMT)，臍帯血移植(cord blood transplantation：CBT)が実施されています。

造血幹細胞の採取方法は，①末梢血，②骨髄，③臍帯血の3つありますが，ここでは①について解説します。

メカニズム

末梢血幹細胞採取では，顆粒球コロニー刺激因子(G-CSF)製剤を患者に連日投与したのち，遠心型血液成分分離装置(図38-1)を用いて幹細胞を含む白血球分画を採取します。

遠心型血液成分分離装置で患者の血液を遠心分離にかけ，それによってできる層の中の一部から幹細胞を採取し，幹細胞を採取したその他の血液成分は患者に返される仕組みとなっています(図38-2)。

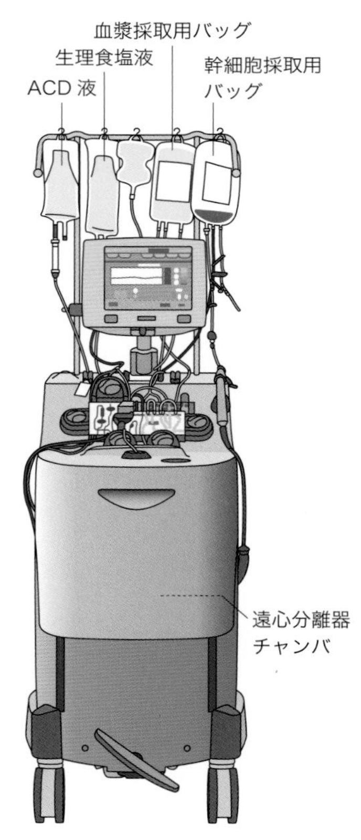

図38-1　遠心型血液成分分離装置

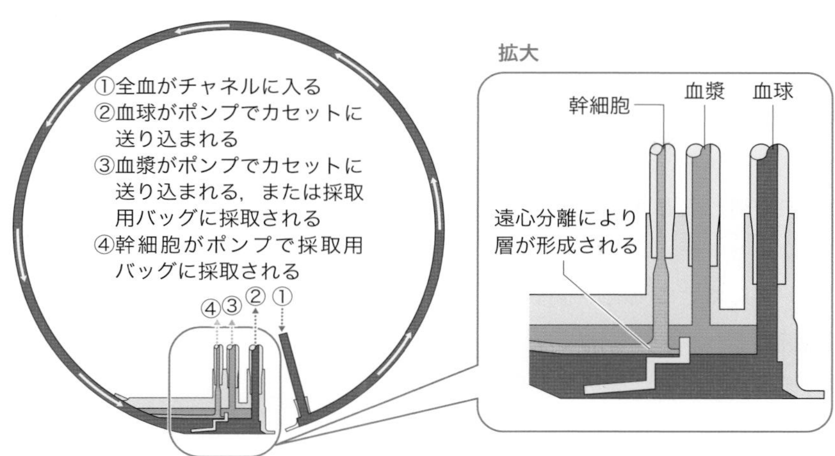

図 38-2　遠心分離器チャンバ回路図

各部の名称と役割

●モニタ

採取条件を設定したり，採取データが表示されます。

●血漿採取用バッグ

このバッグに採取した血漿が送り込まれます。

●幹細胞採取用バック

このバッグに採取した幹細胞が送り込まれます。

● ACD 液（抗凝固血液保存液）

体外循環の血液凝固を抑制するために用いられます。

ACD 液により血中のカルシウム濃度が低下してしまうため，別途カルシウム製剤の投与を行います。

●生理食塩液

血液回路のプライミングを行います。

●カセットおよび各種ポンプ

血液回路がカセット状にまとめられています。各種ポンプにより血液成分が分離または統合されます。

●遠心分離器チャンバ（図 38-2）

回路内に血液の分離層をつくります。

保守点検

☑ 使用前点検

- □ 患者のバイタルサインを確認しましたか？
- □ 各部に破損や汚れなどはありませんか？
- □ 回路は適切にセッティングできていますか？
- □ プライミングにおいて気泡が残留していませんか？

☑ 使用中点検

- □ 患者のバイタルサインに異常はみられませんか？
- □ 装置は正常に動いていますか？
- □ 採取物はふさわしい色となっていますか？（適切に分離された場合，幹細胞の層はおおよそ橙色，血漿の層は黄色，血球の層は赤色となる。色が異なっている場合には，装置の設定を変更し，調整を行う。なお，幹細胞の層については適正な色の見本が装置についている）

☑ 使用後点検

- □ 規定量の採取ができましたか？
- □ 各部（特に遠心分離器）に破損やねじれなどの異常はありませんか？

取り扱い手順

❶ 各部回路を装置に正しく取り付ける。

> **注意**　特に遠心分離器に血液回路をセッティングする場合には，血液回路にねじれや破損が生じないように気をつけましょう。

❷ 生理食塩液を用いて血液回路のプライミングを行う。

血液回路内に気泡が残っていないことや，遠心分離器から異音が発生していないことを確認します。

❸ 採取条件を確認し，装置の設定を行う。

❹ 患者と血液回路を接続し，幹細胞採取を実施する。

❺ 採取物を速やかに検査室に提出する。

> **注意**　採取中はバイタルサインの変化や採取物の色を注意深く観察します。採取物の色によっては調整が必要となります。また，採取中はACD液による低カルシム血症，およびそれを予防するために投与されるカルシウム製剤による高カルシウム血症の症状に注意します。

トラブル対応

トラブル		原因		対応
気泡アラーム	▶	回路やチューブの破損	▶	治療を中止し，新しいものに交換する
	▶	接続不良	▶	正しく接続し直す
回路内圧アラーム（上限，下限）	▶	カテーテルの閉塞	▶	• 血液凝固塊を除去する • カテーテルの位置を調整する • 体位を調整する
	▶	血液回路の屈曲	▶	屈曲を解除する
血中カルシウムの変動	▶	ACD 液投与による血中カルシウム濃度の低下またはカルシウム製剤投与による血中カルシウム濃度の上昇	▶	カルシウム製剤の投与量を変更する

39 持続緩徐式血液濾過

重要度★

目的

- 主に急性腎不全，心不全などの患者において，電解質・酸塩基平衡異常の是正，余剰水分の除去などの腎機能の代行をする
- さまざまな理由で間欠的血液透析(1回4〜5時間程度を週2〜3回行う)ができない患者に対する，主に集中治療室で行う24時間連続の血液透析治療

気をつけること

- 循環動態が不安定な患者に適応となることが多いため，血圧低下などの容態変化に注意する
- 24時間連続で体外循環が装着されている状態であり，患者に挿入したブラッドアクセスカテーテルと回路の接続不良や回路内の血栓形成に注意する

持続緩徐式血液濾過とは

メカニズム

患者に挿入したブラッドアクセスカテーテルから血液回路を通して持続緩徐式血液濾過器に血液を循環させ，電解質・酸塩基平衡異常の是正，余剰水分の除去などを行い，患者へ血液を戻します。

持続緩徐式血液濾過には，主に分子拡散を原理とする持続的血液透析(continuous hemodialysis：CHD)，主に限外濾過を原理とする持続的血液濾過(continuous hemofiltration：CHF)，この2つを同時併用させた持続的血液濾過透析(continuous hemodiafiltration：CHDF)があり，CHDFが最も多く施行されています(図39-1，2)。

間欠的血液透析と比較すると，低血流量，低濾過液量，低透析液量で治療可能のため，循環動態に影響を及ぼしにくく，主に循環動態が不安定な急性期の患者に用いられます。

各部の名称と役割

血液回路

脱血(A)側回路と返血(V)側回路からなり，血液が循環します。A側回路内圧とV側回路内圧をそれぞれモニタリングしています。

持続緩徐式血液濾過器

濾過器内にある中空糸というストロー状の膜の中を血液が，外側を透析液が通り，この過程

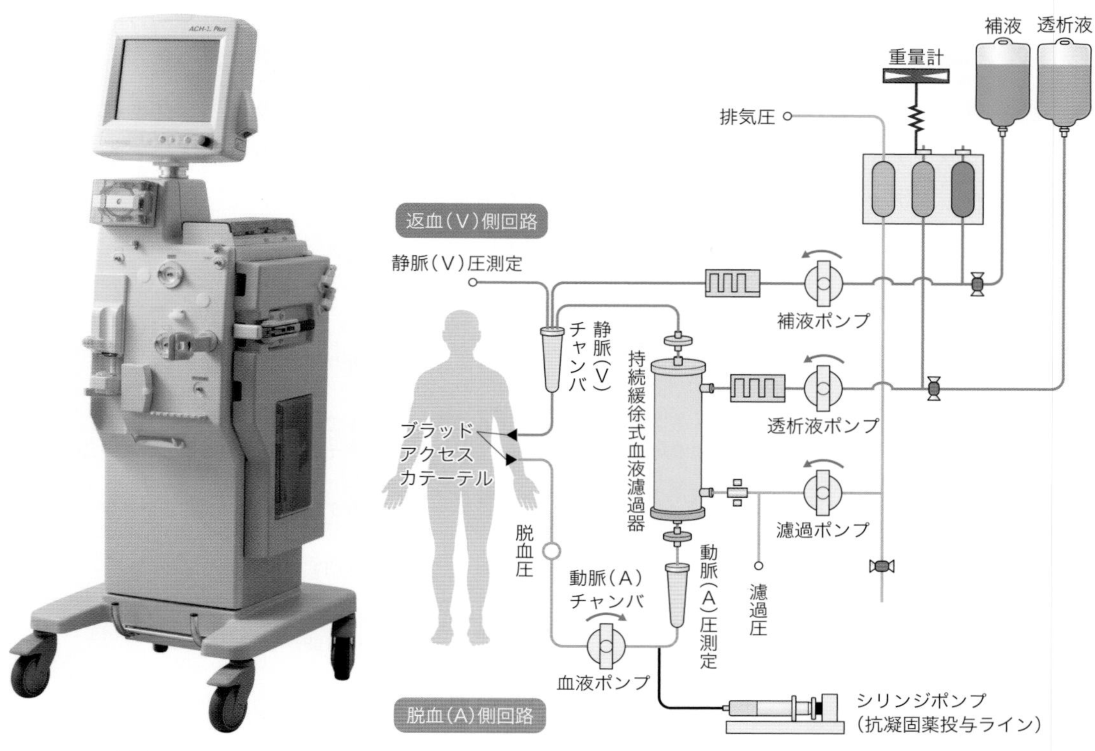

図 39-1　持続緩徐式血液濾過器
（ACH-Σ®Plus，写真提供：旭化成メディカル株式会社）

図 39-2　CHDF 回路図

で拡散と濾過が行われます。

● **抗凝固薬投与ライン**

血液回路を循環する血液が固まらないよう抗凝固薬を投与します。

保守点検

☑ 使用前点検

☐ 回路内圧は正常に測定できますか？

☐ 医師の指示に沿った回路，持続緩徐式血液濾過器，抗凝固薬を準備しましたか？

☑ 使用中点検

☐ 回路は確実に接続されていますか？

☐ 血液回路内に血栓が形成されていませんか？

☐ 各圧力モニタリングに急激な変化や異常はありませんか？

☐ 透析液・補液の残量は十分にありますか？

☐ 心電図や血圧などの生体情報に異常はありませんか？

☐ 血液データに異常はありませんか？

取り扱い手順

❶ 医師の指示に沿って，持続緩徐式血液濾過器と回路を組み立て，プライミングする。
❷ ブラッドアクセスカテーテルに血栓がないか，血液流量が十分にとれるか確認する。
❸ ブラッドアクセスカテーテルに血液回路を接続し，治療を開始する。

トラブル対応

アラーム	原因	対応
脱血不良アラーム	▶ 脱血(A)側回路に折れ曲がりがある	▶ 折れ曲がりを解除する
	▶ ブラッドアクセスカテーテルの先端が血管壁に当たっている	▶ 体位変換，医師へ相談のうえ，カテーテルの固定位置を変更する
	▶ ブラッドアクセスカテーテル内で血栓が形成され，閉塞している	▶ カテーテル内の血栓を除去する
	▶ 脱血センサの不良	▶ 専門家に連絡する
動脈圧上昇アラーム	▶ A側回路内圧モニタリング部以降の回路に折れ曲がりがある	▶ 折れ曲がりを解除する
	▶ A側回路に血栓が形成されている	▶ 回路交換
	▶ 持続緩徐式血液濾過器内に血栓が形成されている	▶ 回路交換
静脈圧上昇アラーム	▶ 返血(V)側回路内圧モニタリング部以降の回路に折れ曲がりがある	▶ 折れ曲がりを解除する
	▶ V側回路に血栓が形成されている	▶ 回路交換
	▶ ブラッドアクセスカテーテルの位置不良	▶ 体位変換，医師へ相談のうえ，カテーテルの位置変更や入え替えを行う
気泡アラーム	▶ 血液回路の外れ，緩みにより気泡が混入している	▶ 気泡検知部以降の血液回路をクランプし，気泡を取り除く
	▶ 気泡検知部の血液回路の外れ	▶ 血液回路を機器にセッティングし直す
透析液・補液/液切れアラーム	▶ 透析液・補液の不足	▶ 透析液・補液を補充する
	▶ 透析液・補液/液切れ検知部の外れ	▶ 検知部をセッティングし直す

40 電気メス

重要度★★

▶目的

- 身体に高周波電気を流して高熱を発生させることで，組織の切開や出血の凝固，止血などを行う

▶気をつけること

- 十分な大きさの対極板を適切な部位に的確に貼る
- 意図しない熱傷事故や，引火による火災事故の予防に努める
- 心臓ペースメーカ植込み患者への使用前に，設定変更などの対応を依頼する

電気メスとは

メカニズム

メス先電極から高周波電流を身体へ流すと，電流が流れ込む部分で高熱が発生します。この熱を利用して組織の切開や，出血の凝固，止血などを行います。電流は，本体→メス先電極→患者→対極板→本体という経路で流れます(図 40-1)。人体が感じにくい高周波電流[1]を使用しているので，患者が感電することはありません。

各部の名称と役割

●電気メス本体

高周波電流を発生する部分です。出力の大きさや作用方式(切開，凝固，混合など)を設定することができます(図 40-2)。

●メス先電極

電流を身体に流し込む部分です。身体に直接接触させなくても放電によって電流が流れます。非常に小さい一点に電流が集中するため，流れ込む部分に高熱(ジュール熱[2])が発生し，この熱によって組織の切開・凝固を行います。術野で使用するため，滅菌されている必要があります。

対極板が必要な「モノポーラ型」と，対極板が不要でピンセットなどの形をした「バイポーラ

NOTE 1 **高周波電流**：電源コンセントに流れる商用電源の周波数(50/60 Hz)と比べ，高い周波数(300 kHz〜5 MHz)の電流を使用する。

NOTE 2 **ジュール熱**：導体に電気を流すと発生する熱。ドライヤやアイロンなどの熱を発生する製品はジュール熱を利用している。

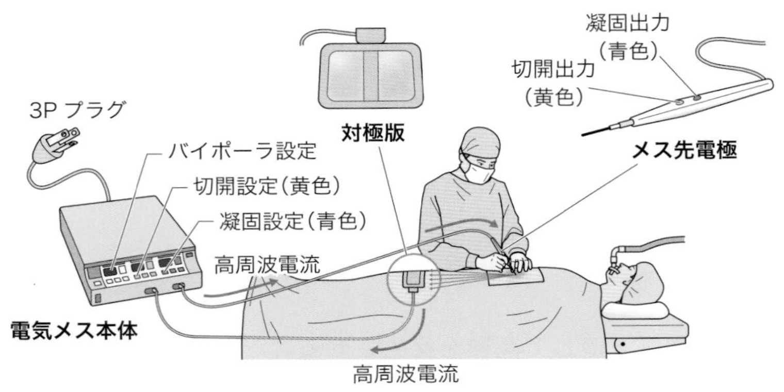

図 40-1　電気メスのしくみ

切開（CUT）
電流を連続的に流して非常に高い熱を発生させ，細胞内水分を瞬間的に沸騰・破裂させる

凝固（coagulation：COAG）
電流を断続的に流して温度の上昇を抑え，細胞内水分を緩やかに蒸発・乾燥させ，蛋白質を変性させる

混合（BLEND）
切開と凝固の中間的な作用をする（切開しながら凝固・止血）

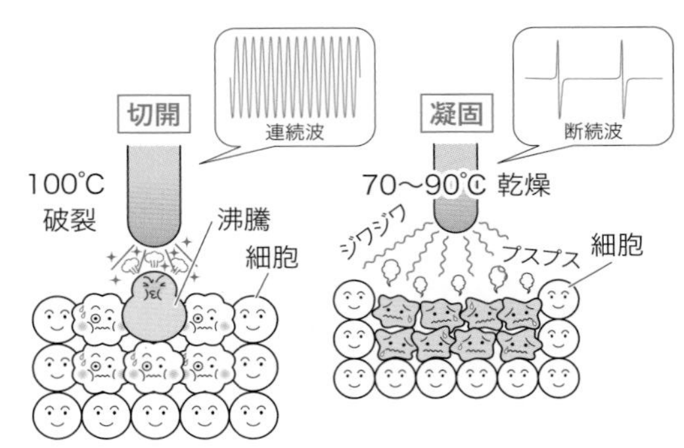

図 40-2　電気メスの作用方式と原理

型[3]」があります。「バイポーラ型」は脳外科手術のように細かな操作に向いています。

● **対極板**

メス先電極から流入した高周波電流を安全に回収し，本体へ戻す部分です。メス先電極と違い，電流を十分に広い面積で受けるので高熱は発生しません。

術野から離れた体表面に貼って使用します。多くが粘着ゲルタイプのディスポーザブル製品ですが，マット型の製品もあります。

保守点検

☑ 使用前点検

□ 電源の延長コードなどを使用せず，壁面の 3P コンセントから電源を取っていますか？

□ 対極板は適切に装着されていますか？

□ 装着された対極板を本体に接続後，対極板監視モニタ[4]のアラームが発生していないこと

NOTE [3] **バイポーラ型**：対極板を使用しない代わりに，ピンセットの両端に電流を流す。熱の発生が局所的で，周囲への影響が小さい。

を確認しましたか？

□ 患者の手や踵などが，身体の他の部位へ接触していませんか？

□ 患者が指輪などの貴金属を身に付けていませんか？

□ 引火性の消毒薬や可燃物が電気メスの熱や火花で火災を起こさないよう対策をしていますか？

☑ 使用中点検

□ 出力を示す表示灯(切開・混合：黄，凝固：青)と出力音は正常に作動していますか？

□ 対極板監視モニタのアラームは発生していませんか？

☑ 使用後点検

□ 患者の対極板装着部に異常(発赤，熱傷など)はありませんか？

取り扱い手順[5]

❶ 対極板を患者に装着し，本体と接続する。

[対極板の正しい装着法]

対極板の不適切な使用は熱傷の原因になります。以下の点に注意して正しく装着しましょう(図 40-3)。

- 長辺が術野に向くように貼る。
- 使用期限を過ぎた対極板は使用しない。
- 十分な装着面積があり，凹凸の少ない部位に貼る。
- 血行のよい筋肉質の部位で，圧迫を受けない部位に貼る。
- 体毛が濃い場合は剃毛してから貼る。

❷ 術野から下ろされたメス先電極を本体と接続する。

注意　メス先電極のコードを小さく巻いた状態で使用すると電気抵抗が上がり，対極板以外の部分に電流が流れやすくなります。

❸ 術者の指示で，作用方式(切開，凝固，混合など)と出力の大きさを設定する。

注意　電気メスの出力が弱いと感じる場合は，むやみに出力の大きさを上げず，メス先の汚れを取り除きましょう。対極板が適切に装着されているか確認することも重要です。

❹ 使用後は，対極板装着部やそれ以外の部位に熱傷がないか必ず確認する。

NOTE 4　**対極板監視モニタと 2 面式対極板**：2 面に分割された対極板(右図)の 2 面間に微弱な高周波電流を流し，患者と対極板の接触状態を検知している。接触状態に異常があれば電気メスの出力ができなくなる。

NOTE 5　**準備するもの**：電気メス本体，フットスイッチ(必要時)，メス先電極(ペンシルとブレード電極)，対極板，ホルスタ(術中にメス先電極を収納しておくもの)，電極クリーナ*

＊焼痂(しょうか)(熱によって壊死した組織)の付着を防ぐコーティングがされたメス先電極には使用しない

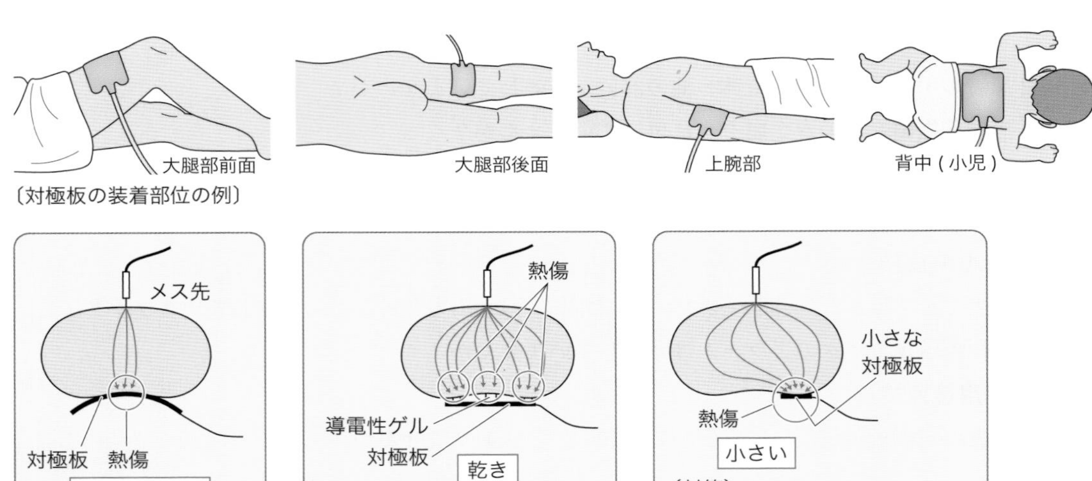

〔対策〕術前に対極板をテープで固定する

〔装着部での熱傷の原因と対策〕

〔対策〕使用前に対極板の使用期限をチェックする

〔対策〕
成人：必ず成人用を使用する
小児：貼れる限りは成人用を用いる。小児用を用いる場合は，出力を制限する

図 40-3　対極板の装着部位の例と装着部での熱傷の原因と対策

トラブル対応

	原因	対応
対極板監視モニタのアラームが鳴った	対極板と電気メスの接続不良	正しく接続しなおす
	対極板コードの断線	新しい対極板に交換する
	対極板と患者の接触不良	• 正しく装着しなおす • 装着部位を変える
	対極板表面の乾燥	新しいものと交換する
熱傷	対極板が十分な面積で患者と接触していない(図 40-3)	• 適切な大きさの対極板を使用する • はがれやずれを確認し，正しく装着しなおす
	メス先電極からの電流が対極板以外のところを流れている(図 40-4)	皮膚同士が接触する部位にガーゼやタオルを挿入する
雑音障害	患者モニタへのノイズ混入 NOTE 6	モニタのフィルタ機能を使用する
	内視鏡モニタへのノイズ混入 NOTE 6	内視鏡のカメラケーブルと電気メスのケーブルを離して使用する
	心臓ペースメーカの誤作動 NOTE 7	ペースメーカ植込み患者に使用する場合は臨床工学技士へ対応を依頼する

NOTE 6　**ノイズ混入**：ノイズを完全に防ぐことは不可能であるが，出力を止めればノイズは消える。
NOTE 7　**心臓ペースメーカの誤作動**：ノイズにより必要なペーシングがされなくなることがあるため，一時的に設定を変える対応が必要である。

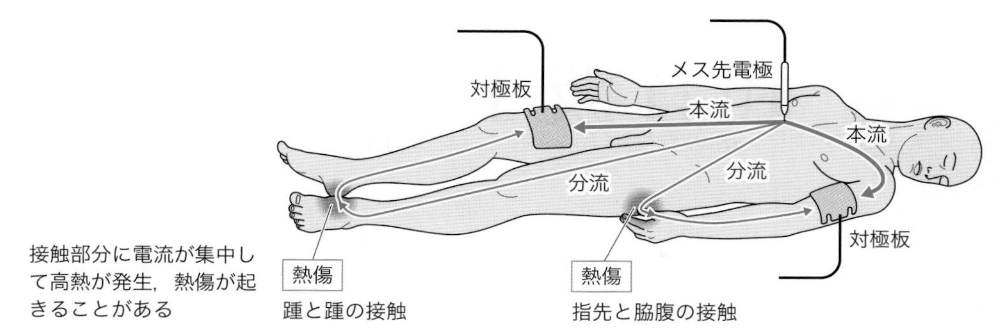

図 40-4　異常な電流経路による熱傷(高周波分流)

41 超音波手術装置

重要度★

▶目的
- 超音波振動により正常な組織を傷つけずに，切除すべき組織だけを破砕して除去する
- 脳神経外科領域の脳腫瘍摘出術や腹部外科の肝臓，膵臓などの手術に用いる。また，形成外科，整形外科領域の骨切除にも使用されている

▶気をつけること
- 手術目的に合ったハンドピースとチップを準備する
- ハンドピースとチップ先端を，金属や人体などに触れないようにする

超音波手術装置とは

メカニズム

血管や神経などの弾力性のある組織を壊さずに，脳や肝臓などの実質臓器の細胞をほとんど出血なく破砕し，吸引・除去する装置です。

具体的には，機器本体から発生されたエネルギーが，ハンドピース内の振動子に伝えられることよって，ハンドピース先端のチップが超音波周波数(20〜35 kHz)で前後に約100〜350 μm 振動し，それを組織に接触させて破砕します。破砕された組織片は，本体内蔵の吸引器により除去されます。

各部の名称と役割

機器本体は，操作パネル，ハンドコントローラ(図 41-1)，組織を吸引し回収する吸引ボトル，イリゲーション(洗浄)用のポンプ，フットスイッチから構成されています。

ハンドピース[1]は先端チップの形や長さによっていくつか種類があるため，腫瘍，臓器，骨など手術目的に合わせて選択する必要があります(図 41-2)。

イリゲーション(洗浄)用のポンプは，生理食塩液をハンドピース先端に送り出し，超音波振動によって発生する摩擦熱や，破砕された組織がハンドピース内部に詰まるのを防ぎます(図 41-3)。

NOTE 1 **ハンドピースの種類**：大きく分けて，軟組織用と硬組織用がある。硬組織用のハンドピースを軟組織に使用することがないように特に注意する。

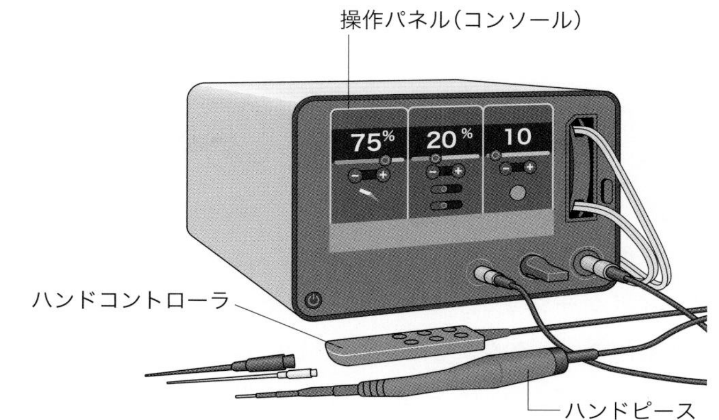

図 41-1　操作パネル，ハンドピース，ハンドコントローラ

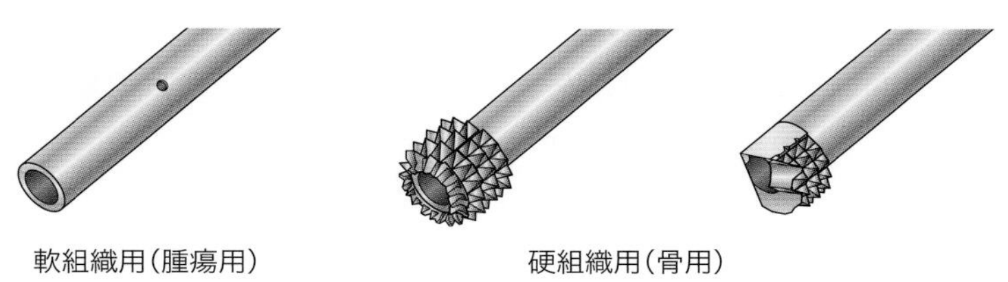

図 41-2　ハンドピースの種類

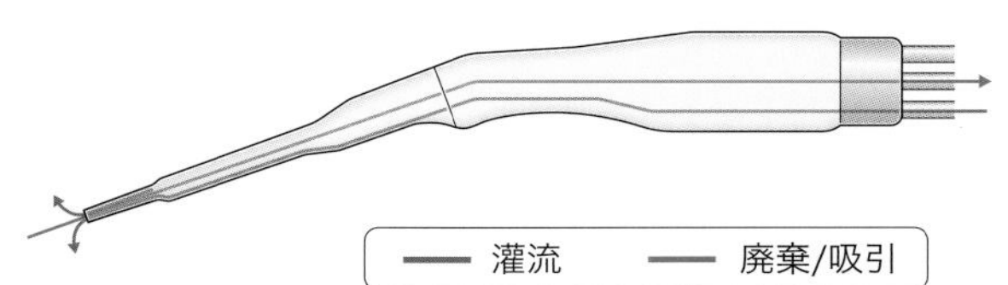

図 41-3　イリゲーション用のポンプ内の生理食塩液の流れ

保守点検

使用前点検

□ 洗浄用の生理食塩液，吸引ボトルがきちんと取り付けられていますか？

□ 手術の目的に合った種類の滅菌されたハンドピースを用意してありますか？

□ ハンドピースケーブルは機器本体のコネクタにしっかり接続されていますか？

使用中点検

□ ハンドピース先端がどこにも触れていませんか？

□ 電気メスを使用している場合，ハンドピースのチップに放電していませんか？

□ 近くに可燃性ガスはありませんか？

取り扱い手順

[使用前]

❶ ハンドピースとチップは，専用のトルクレンチを使用し組み立てる。

❷ ハンドピース先端がどこにも触れていないことを確認して作動させ，エラーが発生しないこと，先端から生理食塩液が流れることを確認する。

❸ ハンドピースにイリゲーションチューブ，吸引チューブを清潔野で接続し，ハンドピースケーブルを機器本体のコネクタにしっかり接続する。

❹ イリゲーションチューブをローラーポンプに，吸引チューブを吸引ボトルにそれぞれ取り付ける。

[使用後]

❺ 院内感染マニュアルに従って，吸引ボトルとチューブを廃棄，または洗浄する。

❻ ハンドピースに付着した血液や組織を十分に洗い流し，チップに組織などが詰まっている場合は，クリーニングワイヤーなどで取り除いてから滅菌する。

❼ チップが再使用品の場合は，傷や破損がないことを確認する。

トラブル対応

異常	原因	対応
超音波振動の異常	ハンドピースコネクタの接続不良	ハンドピースコネクタを正しく接続する
	フットスイッチの接続不良	フットスイッチを正しく接続する
	チップ先端部の磨耗	新しいものと交換する
吸引の異常	吸引チューブのねじれ，屈曲	吸引チューブがまっすぐになるように設置する
	吸引チューブの亀裂	新しいものと交換する
	吸引チューブの接続不良	吸引チューブを正しく接続する
	ハンドピース内の詰まり	詰まりを取り除く
イリゲーション流量の異常	イリゲーションチューブのねじれ，屈曲	イリゲーションチューブがまっすぐになるように設置する
	イリゲーションチューブの亀裂	新しいものと交換する
	イリゲーションチューブの接続不良	イリゲーションチューブをローラーポンプに正しく接続する

42 レーザ手術装置

重要度★

▶目的

- 自然界に存在しない人工光であるレーザ光によって，生体組織の切開，蒸散，凝固，止血，破砕を行う

▶気をつけること

- 眼への直接的傷害を防ぐため，レーザ光の種類によって決められた保護眼鏡を着用する
- レーザ手術装置使用中は，手術室の入り口に警告表示を出す

レーザ手術装置とは(p210，図 42-2)

メカニズム

レーザ手術装置は，人工光で生体組織の切開，蒸散，凝固，止血，破砕を行うものです。レーザ光[1]を生体に照射すると，生体組織での光吸収が起こり，①光熱作用，②光音響(衝撃波)作用，③光化学作用，④光解離作用，などを生じるといわれています。レーザ手術装置は，これらの特徴を利用しています。

レーザ手術装置は細くてフレキシブルな光ファイバにレーザ光を導くことができ，内視鏡下，カテーテル下の治療に対応が可能であることが特徴です。さらに，疼痛治療用に用いられていた半導体レーザを高出力化することで，外科治療などへ使用領域が広がってきています。

レーザ手術装置にはさまざまなレーザ光が用いられています。レーザ光の性質によって生体への作用が異なり，用途によって区別されています。表 42-1 にレーザ手術装置の種類，特徴とその用途をまとめました。

各部の名称と役割

レーザ手術装置の構成を大まかに分けると，①制御部，②レーザ発生部，③導光部，になります。

●制御部

レーザ光の出力を制御する部分です。

NOTE 1 **レーザ光**：光の波長や位相を人工的にそろえたもの。レーザ光は出力方向にのみ進み，光は広がらず，またエネルギー密度も極めて高い。

表 42-1　レーザ手術装置の種類，特徴とその用途

種類	発振波長	特徴	用途
CO_2 レーザ	10.6 μm 遠赤外光	・組織(水分)に吸収されやすい ・深部組織へ到達しにくい ・切開に適している ・装置が小型化されてきた	・切開，腫瘍蒸散 ・皮膚疾患，耳鼻科
Ho：YAG レーザ (ホロミウム・ヤグ)	2.1 μm 中赤外光	・軟組織と硬組織両方の切開に使用できる(ただし，軟組織切開は，精密さにおいて CO_2 レーザより劣る) ・カテーテル，内視鏡，穿刺針などを介しての最小侵襲治療が可能	・切開，破砕 ・泌尿器科(前立腺肥大症治療，尿路結石破砕治療)
Nd：YAG レーザ (ネオジウム・ヤグ)	1.064 μm 近赤外光	・組織(水分)に吸収されない ・深部組織に到達する ・止血，凝固に優れている	・止血，凝固 ・内視鏡下治療 ・形成外科
ArF エキシマレーザ (アルゴン・フッ素)	193 nm 紫外光	・角膜の表面加工に優れている ・混合ガスを使用しているため，ガス配管の取り扱いに注意	・角膜切除術 ・眼科(近視矯正治療)
半導体レーザ	800 nm 付近	・メラニン，ヘモグロビン，水に対して吸収が少なく透過性に優れている ・小型で，消費電力が少ない	・止血，凝固 ・疼痛治療
ルビーレーザ	694 nm	・酸化ヘモグロビンへの吸収が非常に低く，メラニンにおける吸収が高い	・黒あざ治療

〔日本生体医工学会 ME 技術教育委員会(監修)：ME の基礎知識と安全管理改訂第 7 版，南江堂，2020 および小野 哲章ほか(編)：臨床工学技士標準テキスト　第 3 版増補，金原出版，2019 をもとに作成〕

● レーザ発生部

レーザ光を発生させる部分で，エネルギー源に気体，固体，色素，半導体などが利用されています。

● 導光部

レーザ光を導く部分で，レーザ手術装置の種類により導光部も異なります(図 42-1)。フレキシブルな導光部を持つ CO_2 レーザは，口腔のような狭い術野や内視鏡下治療に用いられています。

保守点検

使用前点検

☐ 周囲に光反射を起こすもの〔ガラスや金属製品(鋼製小物など)〕はありませんか？

使用中点検

☐ CO_2 レーザの場合，マニピュレータに光軸のずれはありませんか？

CO_2 レーザの関節式導光路
（マニピュレータ）

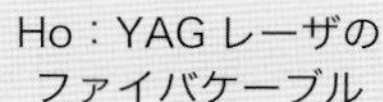

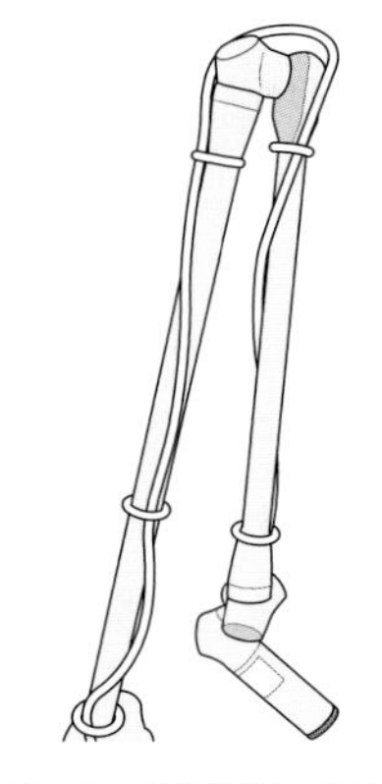

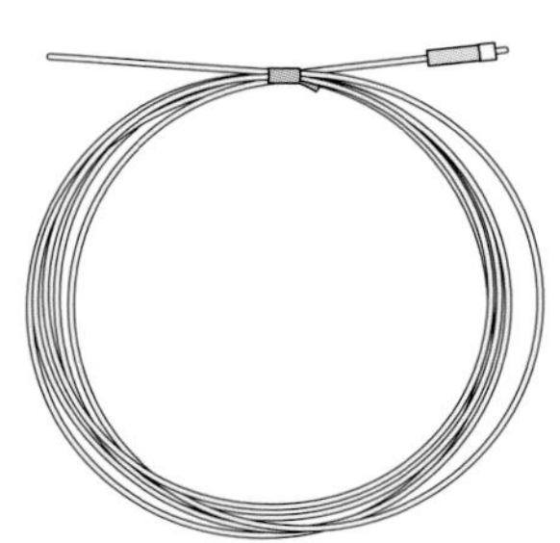

図 42-1　導光部の種類

取り扱い手順[2]

❶ 機器本体とハンドピースの接続を確認する。

> 注意　レーザ手術装置の種類によっては，機器本体とハンドピースやファイバケーブルとの接続部のコネクタの形状が同じものがあるため，誤接続に十分注意が必要です。

❷ レーザ手術装置使用中の部屋へ入室するすべての人は，レーザ光の種類によって決められた保護眼鏡を着用する。

> 注意　レーザ光は生体にさまざまな作用を起こすため，安全に使用しなければ患者だけではなく，周囲の医療従事者に対しても重大な危険をもたらすことが考えられます。特に失明や熱傷など眼や皮膚への直接的傷害を防ぐ必要があり，そのための安全対策も重要です。

❸ レーザ手術装置使用中の部屋への入室者に注意を促すために，部屋の入口にレーザ手術装置使用中の警告表示(図 42-3)を行う。

❹ 頭部，咽喉，頸部の手術時にはレーザが誤って照射されても破損したり，容易に発火したりしないレーザ耐性気管チューブの使用も考慮する。

❺ 患部以外にレーザを照射しない。出力は最低限必要なエネルギーに設定する。

> 注意　レーザ光の反射防止のため，手術器具反射対策を施したもの(黒色のものやプラスチック製のもの)を使用することが必要です。

❻ 術中，レーザ手術装置を使用していないときは先端をカバーなどで保護する。

NOTE 2　**準備するもの**：本体装置，保護眼鏡

> ❗注意　レーザ手術装置によっては消費電流の大きいものがあるため，電源容量に注意します。

❼ レーザ照射による煙霧は健康を害する恐れがあるため，吸引・排気を行う。

トラブル対応

症状		原因		対応
レーザ光・ガイド光が出ない（レーザ発振は正常）	▶	ハンドピース先端の汚れ	▶	ハンドピース先端の汚れを取り除く
	▶	ファイバの破損	▶	ファイバを取り替える
	▶	マニピュレータの光軸のずれ	▶	専門家に連絡する
	▶	鏡の破損	▶	ハンドピースを交換する。改善されない場合は専門家に連絡する
レーザが発振しない	▶	電気やガスの供給不全	▶	供給源を確認する。ガスの場合はボンベが開いているか確認する

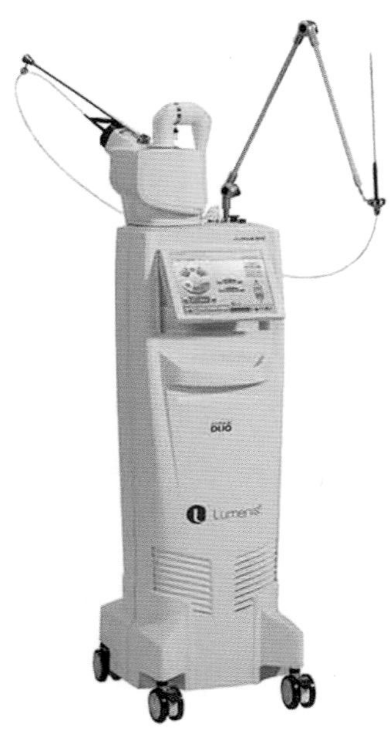

図 42-2　レーザ手術装置
（AcuPulse™DUO，写真提供：株式会社日本ルミナス）

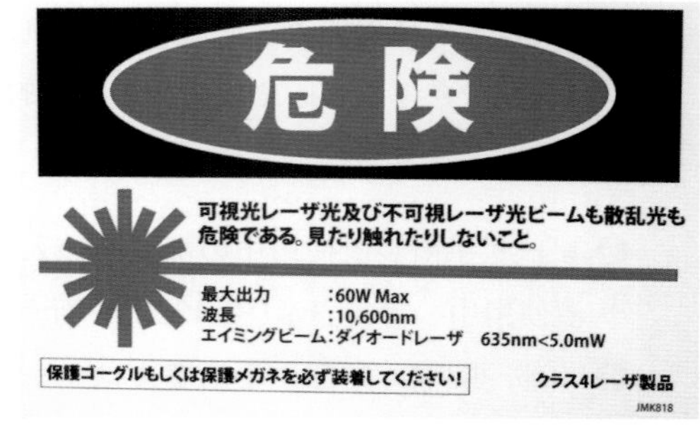

図 42-3　警告表示

43 麻酔器

重要度★

目的

- 吸入麻酔薬（セボフルラン，イソフルラン，デスフルラン，亜酸化窒素）と医療ガス（酸素，空気）を，設定どおりに安全かつ効率的に患者へ供給し，全身麻酔を行うときに使用する
- 人工呼吸器による機械換気とバッグによる用手換気の２つの換気機構をもち，この２つを切り替えて，麻酔中の呼吸管理を行う

気をつけること

- 使用前には必ず始業点検を行い，特に患者呼吸回路のリークがないことを確認する
- 麻酔器の急なトラブルに対応するために，バッグバルブマスクやジャクソン-リース回路などを手術室内に準備する

麻酔器とは

メカニズム

吸入麻酔薬と医療ガスを混合させて供給し，適切な吸入麻酔濃度の維持と供給を行う機器です。また，人工呼吸器として適正な酸素供給と換気量の維持を行い，さまざまな人工呼吸モードをもつ機種もあります。

麻酔器は，ガス供給部と呼吸回路部の２つからなり，異常発生時に被害を最小限に抑えるために種々の安全対策（フールプルーフ，フェイルセーフ）が組み込まれています。

各部の名称と役割（図 43-1，2）　※本文中の数字は図 43-2 の数字に対応

［ガス供給部］

- **ガス供給源（①，②）**

医療ガス設備（中央配管）または補助ボンベからガスを供給します。通常は，医療ガス設備の配管端末器（アウトレット）に接続して，酸素，亜酸化窒素，空気を供給し，誤接続防止のために非互換性のアダプタプラグや方式，識別色による耐圧ホースの色分けが行われています。

- **圧力計（③）**

医療ガス設備からのガス供給圧と補助ボンベ内の圧力を表示します。

- **圧力調整器（④）**

補助ボンベの高圧ガスを減圧調整します。

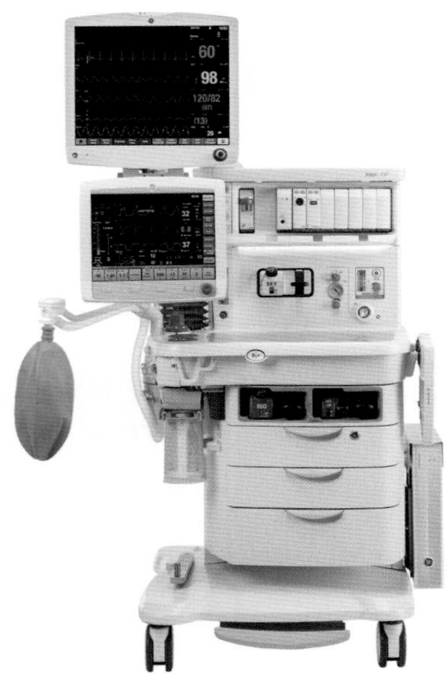

図 43-1　麻酔器
（エイシス CS[2]，写真提供：GE ヘルスケア・ジャパン株式会社）

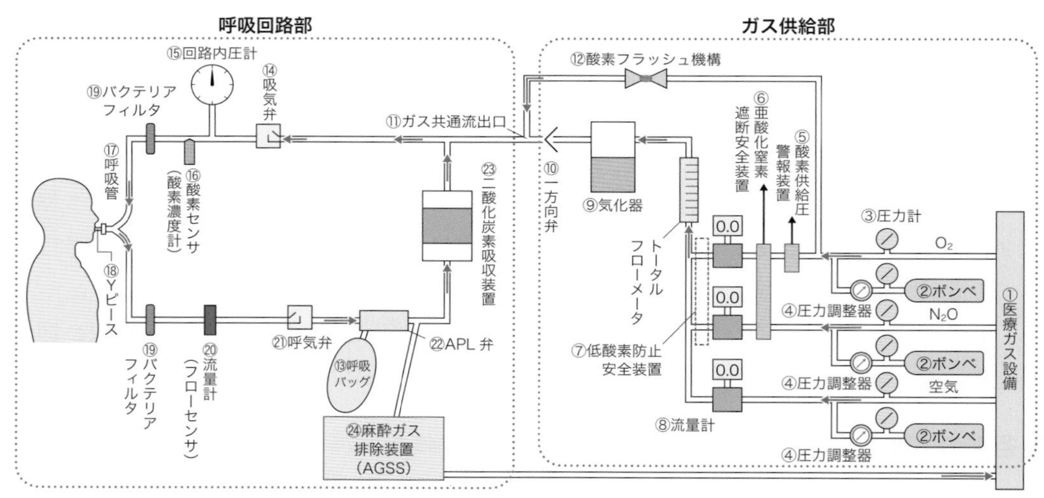

図 43-2　麻酔器の基本構成

● 酸素供給圧警報装置（⑤）

酸素供給が不良となり，酸素供給圧が一定レベル以下になった場合に発生する可聴警報です。

● 亜酸化窒素遮断安全装置（⑥）

酸素供給が停止した場合，自動的に亜酸化窒素の供給を停止する装置です。酸素供給圧が下限圧を下回ると，亜酸化窒素を遮断します。

● **低酸素防止安全装置(⑦)**

酸素と亜酸化窒素の混合ガスを用いる場合，吸入酸素濃度が25%以下にならないようにする装置です。

● **流量計(⑧)**

各医療ガスの流量を調節します。酸素の調節ノブは，ほかのガスの調節ノブよりも突き出るようになっており，さらに一連の流量計の中で向かって右端または下部に位置するようになっています。最近ではデジタル式へ変更されてきています。

● **気化器(⑨)**

揮発性の吸入麻酔薬の投与に用いられ，ガス流量に対して濃度(%)を設定します。現在は，セボフルランとデスフルランが多く使用されています。複数の気化器が同時に搭載(接続)されている場合も，同時投与できない安全機構が備わっています。

● **酸素フラッシュ機構(⑫)**

高流量(35～75 L/ 分)の酸素を流量計と気化器を通さずにガス共通流出口に直接送ります。用手換気時の患者呼吸回路を酸素ガスで早急に満たしたり，使用前点検時や呼吸器回路のリークテストに用いたりします。患者に接続された状態で使用する場合，麻酔薬が投与されていない100%酸素が高流量で送られるため，酸素濃度，麻酔薬濃度，気道内圧に注意する必要があります。

● **一方向弁(⑩)**

ガス共通流出口(⑪)の上流に設けられた弁で，麻酔薬が混合したガスが呼吸回路から麻酔器内を通ってガス配管へ逆流するのを防ぐためのものです。備えられていない機種もあり，その場合はリークテストで麻酔器内のリークを発見できないことがあるため，注意する必要があります。

[呼吸回路部]

● **吸気弁・呼気弁(⑭，㉑)**

回路内のガスを一方向に流すための弁で，人工呼吸器の吸気弁・呼気弁と同じ働きをします。

● **回路内圧計(⑮)**

回路内の圧力を表示します。

● **酸素濃度計(⑯)**

回路内の酸素濃度を測定するセンサで，必ず使用する必要があります。

● **バクテリアフィルタ(⑲)**

吸気口と呼気口に接続し，患者や麻酔器への汚染を防ぎます。

● **呼吸管(蛇管)(⑰)，Y ピース(⑱)，人工鼻**

患者呼吸回路は麻酔器の吸気口と呼気口へ接続する呼吸管と，気管チューブまたはマスクの接続口(患者接続口)へ接続するY ピースで構成されます。加湿するために人工鼻が使用されることが多いです。

● **流量計（フローセンサ）（⑳）**

患者呼吸回路の呼気ガスをフローセンサで測定し，一回換気量などを表示します。最近では，吸気側にもセンサが付いている機種もあります。

● **APL 弁（圧力調整弁，ポップオフバルブ）（㉒）**

用手換気時に，回路内圧を調節し，最高気道内圧や呼気終末陽圧（positive end-expiratory pressure：PEEP）などの圧力をコントロールする弁です。回路内圧が設定した圧力以上になると，圧を逃がすように働きます。ここから排気されたガスは麻酔ガス排除装置（AGSS）へと流れます。

● **呼吸バッグ（⑬）**

用手換気時に患者へガスを送り込むためのバッグです。

● **麻酔ガス排除装置（AGSS）（㉔）**

呼気ガスには吸入麻酔薬が含まれており，そのまま手術室内へ排気することができないため，麻酔器から排出されたガスを施設外へ送り出します。

● **二酸化炭素吸収装置（㉓）**

二酸化炭素吸収剤により呼気ガス中の二酸化炭素を吸着し，除去します。その後，呼吸回路の吸気側へ流れ，再利用されます。

保守点検

☑ 使用前点検

- ☐ 医療ガス設備とホースアセンブリ[NOTE 1]を正しく確実に接続しましたか？
- ☐ 補助ボンベの残量は十分ですか？
- ☐ 酸素配管からホースアセンブリを外すと，低酸素防止装置と酸素供給圧低下アラームが作動しましたか？
- ☐ 余剰ガス排除装置の電源は入れましたか？
- ☐ 気化器は正しく確実に接続しましたか？　薬液量は十分ですか？
- ☐ 酸素濃度計の表示は正しいですか？
- ☐ 二酸化炭素吸収剤の色と充塡量を確認しましたか？
- ☐ 患者呼吸回路は正しく確実に接続しましたか？　リークテストで漏れはありませんか？
- ☐ 人工呼吸器は正常に作動し，アラームも作動しましたか？
- ☐ バッグバルブマスクやジャクソン-リース回路などを準備しましたか？

☑ 使用中点検

- ☐ 気化器の残量は十分ですか？
- ☐ パルスオキシメータやカプノメータの数値は正常ですか？

NOTE 1　**ホースアセンブリ**：配管端末器（アウトレット）と麻酔器を接続するための管。

□ 二酸化炭素吸収剤の色は変色していませんか？　カプノメータ波形の基線上昇はありませんか？

使用後点検

□ ホースアセンブリの破損や亀裂，アダプタプラグのピン欠落や破損はありませんか？

□ 二酸化炭素吸収剤は交換しましたか？

□ 補助ボンベの残量は十分ですか？

□ 患者呼吸回路などの単回使用品はすべて外されていますか？

取り扱い手順

❶ 医療ガス設備とホースアセンブリを接続し，ボンベの残量を確認する。

❷ 患者呼吸回路，Y ピース，バクテリアフィルタ，人工鼻，サンプリングチューブ(カプノメータ)を組み立て，麻酔器に接続する。

❸ リークテストをする。麻酔器にセルフチェック機構が搭載されている場合は，その手順に従ってテストする。

❹ 人工呼吸器の作動確認をする。

トラブル対応

症状	原因	対応
ガス供給圧の低下	医療ガス設備の供給圧低下	補助ボンベへ切り替える
	ホースアセンブリの外れ	ホースアセンブリの接続を確認する
回路内圧の低下（換気量の低下）	患者呼吸回路の破損・亀裂	バッグバルブマスクなどに切り替えてから患者呼吸回路を交換する
	患者呼吸回路の外れ	接続部を確認する
	気管チューブのカフ漏れ	カフ圧を確認する
二酸化炭素吸収剤の変色	二酸化炭素吸収剤の吸着限界	二酸化炭素吸収剤を交換する

44 麻酔ガスモニタ

重要度★

▶目的
- 酸素や二酸化炭素，亜酸化窒素，揮発性麻酔薬の濃度を測定し，患者の呼吸状態のモニタリングや麻酔管理をする

▶気をつけること
- システム内にリークがあると，周囲の空気を吸引してしまい，正確な濃度測定ができない。それにより，呼吸管理や麻酔管理に影響が出る可能性がある

麻酔ガスモニタとは

メカニズム

二酸化炭素，亜酸化窒素，揮発性麻酔薬などには赤外線を吸収する特性があります。その特性を利用してガスを透過した赤外線の量を測定することで，ガスの濃度を計算します。

また，酸素濃度は，酸素が磁気に引き寄せられる性質を利用して測定します。

各部の名称と役割

本体，ウォータートラップ，サンプリングチューブ，エアウェイアダプタなどから構成されます(図 44-1)。呼吸回路を流れるガスは，本体の吸引装置によってエアウェイアダプタからサンプリングチューブを通して取り込まれ，各種ガス濃度が測定されます。

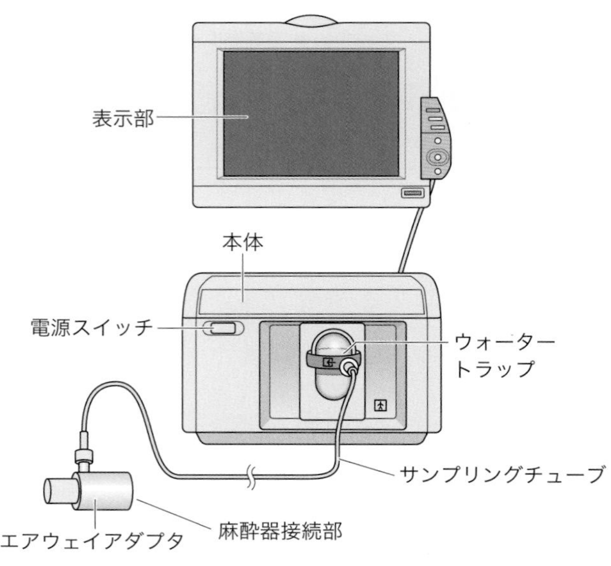

図 44-1　麻酔ガスモニタ全体像

保守点検

☑ 使用前点検

- □ サンプリングチューブ，エアウェイアダプタは新しいものですか？
- □ ウォータートラップに水がたまっていませんか？
- □ 各接続部に緩みはないですか(システム内にリークがあると，周囲の空気を吸引してしまい，正確な濃度測定ができません)？
- □ ゼロ較正[1]はしましたか？

☑ 使用中点検

- □ 各接続部に緩みはないですか？
- □ サンプリングチューブが折れたり，ベッドなどに挟まったりしていませんか？
- □ サンプリングチューブが水滴などで閉塞していませんか？

取り扱い手順

❶ エアウェイアダプタ，サンプリングチューブ，ウォータートラップなどの構成品に破損などがないか確認する

❷ ウォータートラップを本体にしっかりと接続する。

❸ サンプリングチューブを介してエアウェイアダプタとウォータートラップを接続する。

❹ ゼロ較正を行う。

❺ 呼吸回路にエアウェイアダプタを接続する。

注意

- サンプリングチューブのルアーロックコネクタは三方活栓や輸液ルートの接続部と同じ形状をしているため，静脈ラインやその他の回路と誤って接続しないようにしましょう。
- エアウェイアダプタとサンプリングチューブの接続部は，サンプリングチューブの詰まりを防ぐために，接続部が上に向くように取り付けましょう。

トラブル対応

症状	原因	対応
測定ができない	サンプリングチューブ詰まりや折れ	水滴などによる詰まりがあれば，チューブを交換する
	サンプリングチューブの外れ	接続し直す
呼気終末二酸化炭素濃度が吸気時に「0」まで戻らない	ゼロ較正が行われていない	ゼロ較正を行う
	二酸化炭素を再吸収している	必要があれば炭酸ガス吸収剤を交換する

NOTE [1] **ゼロ較正**：エアウェイアダプタを大気に開放し，大気中の CO_2 分圧をおよそ 0 mmHg としてゼロに合わせる。

45 BIS モニタ

重要度★

▶目的

- 手術室や集中治療室で，麻酔状態または鎮静状態にある患者の鎮静レベルをモニタリングする

▶気をつけること

- BIS センサ装着時や装着中は各電極部のインピーダンス[1]を確認する。インピーダンスが高いと，測定値が表示されない
- BIS 値だけでなく，他の臨床サインも組み合わせて患者の鎮静レベルについて判断する必要がある

BIS モニタとは

メカニズム

患者の前頭部に装着した BIS(bispectral index)センサが，脳波(EEG)信号を測定し，患者の鎮静レベルを BIS 値〔100(完全な覚醒)〜0(抑制状態，脳の電気的活動がない状態)〕でモニタに表示します。その他に，SQI，EMG，SR[2]なども計算されます。

各部の名称と役割

本体，モニタケーブル，BISx プロセッサ，患者インターフェースケーブル，BIS センサから構成されます(図 45-1)。

本体は各数値や BIS 値などのトレンドなどを表示します。モニタケーブルは本体と BISx プロセッサを，患者インターフェースケーブルは BISx プロセッサと BIS センサを接続します。BISx プロセッサは脳波の解析などを行います。BIS センサは成人用と小児用があり，4 つの電極部とセンサタブからなり，患者の脳波を測定します。

NOTE 1　**インピーダンス**：皮膚との接触抵抗。高いインピーダンスはノイズの原因となる。

NOTE 2　**その他のパラメータ**
- SQI(signal quality index)：脳波信号の質(信頼性)を表す指標。「SQI＜15％：数値計算不可」「SQI 15〜50％：表示の数値の信頼性は低い」「SQI 50〜100％：表示の数値は信頼できる」とされる。
- EMG(electromyographic activity)：混入する筋電の大きさと高周波アーチファクトを表す指標。「EMG＜55 dB：許容できる値」「EMG≦30 dB：測定に適した値」とされる。
- SR(suppression ratio)：過去 1 分間の測定された脳波のうち，脳波が平坦化された状態にある割合を表す指標。

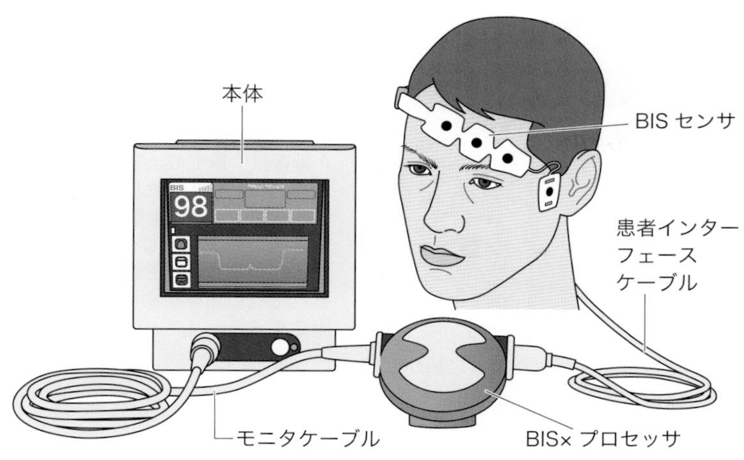

図 45-1　BIS モニタ

保守点検

使用前点検

□ 装置本体の固定は適切ですか？

□ 本体や各ケーブルに破損はないですか？

□ 有効期限内の新しい BIS センサを準備しましたか？

使用中点検

□ 各ケーブルが引っ張られ，BISx プロセッサが落下しそうになっていませんか？

□ 各電極部のインピーダンスは有効範囲内にありますか？

□ アーチファクトの要因(皮膚との接触不良，筋肉の活動や硬直，頭部や身体の動き，持続的眼球運動，センサの不適切な装着，異常な電磁干渉など)を取り除けていますか？

使用後点検

□ 本体や各ケーブルを消毒薬で清拭しましたか？

取り扱い手順

[測定開始前]

❶ 装置本体にモニタケーブル，BISx プロセッサ，患者インターフェースケーブルを接続する。

❷ BIS センサの装着部をアルコールで清拭し，患者に取り付ける(図 45-2)。

注意

・傷口や炎症のある部位にセンサを装着してはいけません。また，皮膚の弱い患者の場合，装着部に発赤やかぶれなどが現れる場合があるため，定期的に装着部位を観察します。

・患者インターフェースケーブルは，首などに絡まないよう，束ねるなどしてください。

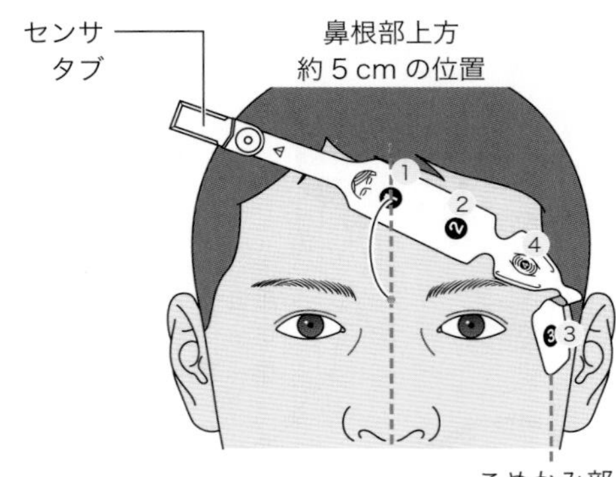

●BIS センサの装着手順
センサに書かれている番号をもとに，以下の手順で装着する。
1 番電極：額の中心部，鼻の上約 5 cm のところ
4 番電極：眉毛の上方
2 番電極：1 番電極と 4 番電極の中間
3 番電極：目尻と毛髪の間のこめかみ上
各電極の周囲を押し伸ばすようにして，しっかりと皮膚に密着させる。
それぞれの電極を約 5 秒間ずつ押さえ，固定する。

図 45-2　BIS センサの装着

❸ 本体の電源を入れ，装置のシステムセルフチェックが通過することを確認する。

❹ BIS センサと患者インターフェースケーブルを接続し，インピーダンスチェック通過後，測定が開始される。

［測定終了］

❶ センサタブを持ち，患者インターフェースケーブルのリリースボタンを押しながら，BIS センサを引き抜く。

❷ BIS センサを患者から取り外す。

> **注意**
> - BIS センサはディスポーザブル製品であり，交差感染防止のため，再使用や他の患者への利用はできません
> - 性能維持のため 1 回の使用は 24 時間以内としてください。

❸ 装着部の皮膚を清拭し，電極部のゼリーや粘着剤を除去する。

トラブル対応

症状		原因		対応
値が表示されない	▶	ケーブルが接続されていない	▶	各ケーブルの接続を確認する
	▶	インピーダンスが許容範囲内にない	▶	インピーダンスの通過を確認する
	▶	SQI が低すぎる	▶	アーチファクトの影響を確認する
				※上記の対応をとっても改善しなければ，BISx プロセッサや患者インターフェースケーブルの交換を検討する
各電極部のインピーダンスが有効範囲内にない	▶	皮膚との接触抵抗が高い	▶	電極貼付部の皮膚をアルコール綿で再度清拭したり，各接続の確認を行う
	▶	BIS センサの使用期限が切れている	▶	センサの使用期限を確認し，必要であればセンサを交換する
BIS 値の突然の変動	▶	アーチファクトの影響(筋電図や電気メス，ペーシングスパイクなど)	▶	アーチファクトの原因を調べる
装置のシステムセルフチェックが通過しない	▶	機器の不良など	▶	装置の交換を行う

46 血液加温器

重要度★

▶目的
- 輸液製剤や輸血用血液を体温近くまで加温して患者に投与することで，体温低下や血管収縮を防ぐ

▶気をつけること
- 湿式タイプでは，循環水が患者ルートから漏れていないことを必ず確認する
- 使用中は必ず回路に触れ，加温されていることを確かめる
- 極端に低温または高温の輸液バッグの使用は避ける

血液加温器とは

血液加温器は一般に加温装置と加温用ディスポーザブルセットで構成され，ディスポーザブルセット周囲の循環水を加温する湿式タイプと，ディスポーザブルセットをヒータープレートなどで加温する乾式タイプがあります。

湿式タイプ

メカニズム

加温装置と加温チューブで構成されます(図 46-1，2)。加温装置内で 41.5 ±0.5℃まで温めた水を，二腔構造になっている加温チューブの外腔を通して循環させることで，チューブ内腔の血液や輸液製剤を体温に近い温度まで加温します。

保守点検

☑ **使用前点検**

☐ 装置本体はポールなどに確実に固定されていますか？
☐ 装置が血液などで汚染されていませんか？
☐ 循環水は十分ありますか？
☐ 新しい加温チューブは準備しましたか？

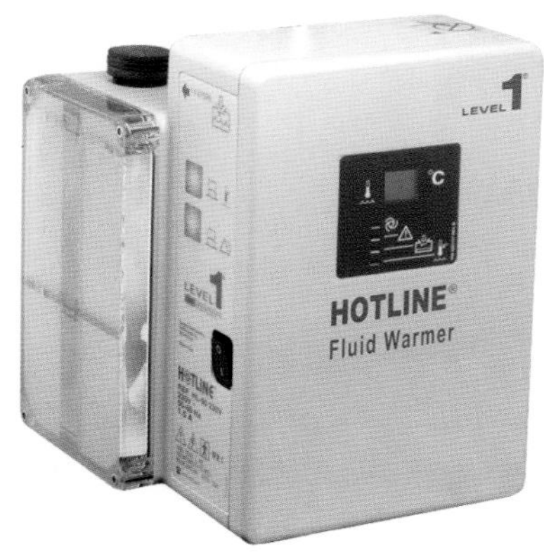

図 46-1　湿式タイプの加温装置
（レベル 1® ホットライン，写真提供：スミスメディカル・ジャパン株式会社）

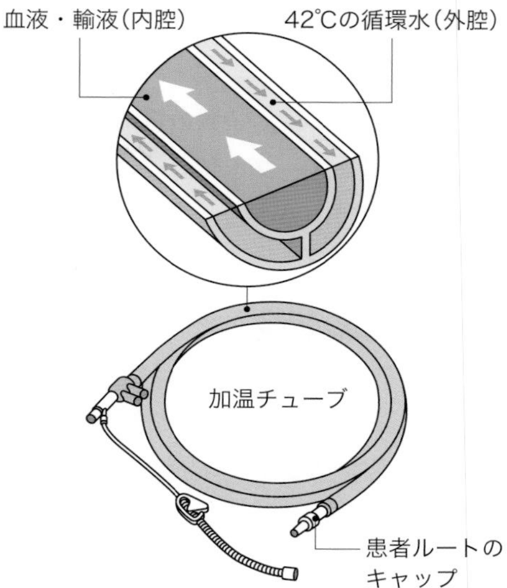

図 46-2　加温チューブの構造

□ 循環水が患者ルートから漏れてきませんか？

☑ **使用中点検**

□ 正常作動の LED が点灯し，アラームなどは発生していませんか？

□ 加温チューブの折れ曲がりはありませんか？

□ 循環水の漏れはありませんか？

□ 循環水の温度は設定温度になっていますか？

□ 加温チューブを触れたとき温かくなっていましたか？

取り扱い手順

[使用方法]

❶ 循環水が十分あることを確認する。

❷ 加温チューブを加温装置に取り付ける。

❸ 装置の電源を入れ，循環水ルートをプライミングする。

❹ 患者ルートのキャップを一時的に外し，患者ルートから循環水が漏れないことを確認する。

> **注意**　この操作を怠ると，装置の循環水が患者ルートに混入してしまう危険性があります。

❺ 循環水が加温されていることを確認する。

> **注意**　機器の不良により，正常な温度表示がされていても，実際は適切に加温されていないことがあります。使用中は必ず回路に触れ，加温されていることを確認しましょう。

❻ 輸液と輸液セットを加温チューブに接続し，患者ルートをプライミングし，投与を開始する。

[取り外し方]

❶ 投与終了後，装置の電源を切る。

❷ 加温チューブを装置から取り外す。

❸ 使用済みのチューブを施設の基準に沿って医療廃棄物として適切に処理する。

トラブル対応

アラームには，①循環水の補充確認アラーム，②加温チューブ取付確認アラーム，③加熱確認アラームがあります(「レベル 1® ホットライン」の場合)。アラームが鳴った場合には以下の対応をとります。それでも改善されない場合には，故障を疑い，装置の交換を検討します。

アラーム		原因		対応
循環水の補充確認アラーム	▶	循環水の不足	▶	循環水を指定の位置まで補充する
加温チューブ取付確認アラーム	▶	チューブの外れ，接続不良など	▶	チューブを正しく取り付ける
加熱確認アラーム	▶	チューブの折れ	▶	チューブの折れを取り除く
	▶	気泡による循環水ルートの閉塞	▶	まず装置の電源を切る。次にチューブを取り外し，装置を軽く揺する。チューブを再接続し，電源を入れる

乾式タイプ

メカニズム

温水を使わないタイプで，加温装置と加温用ディスポーザブルセットで構成されます(図46-3，4)。ディスポーザブルセットを加温装置に挿入し，装置内のヒータープレートで温めることにより血液や輸液製剤を加温し，送出する液の温度をおおよそ33〜41℃に維持します。

保守点検

☑ 使用前点検

- □ 装置本体はポールなどに確実に固定されていますか？
- □ 装置に血液などによる汚染はありませんか？
- □ 新しい加温用ディスポーザブルセットは準備しましたか？
- □ 回路内に気泡の残存はありませんか？

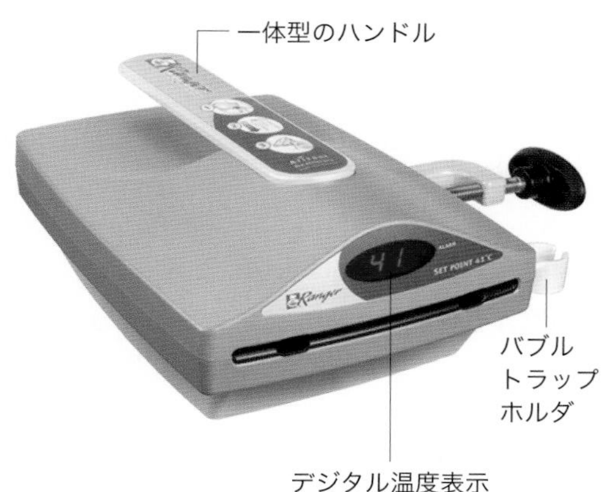

図 46-3　加温装置
（3M™ レンジャー™ 血液・輸液ウォーミング装置，写真提供：スリーエム ジャパン株式会社）

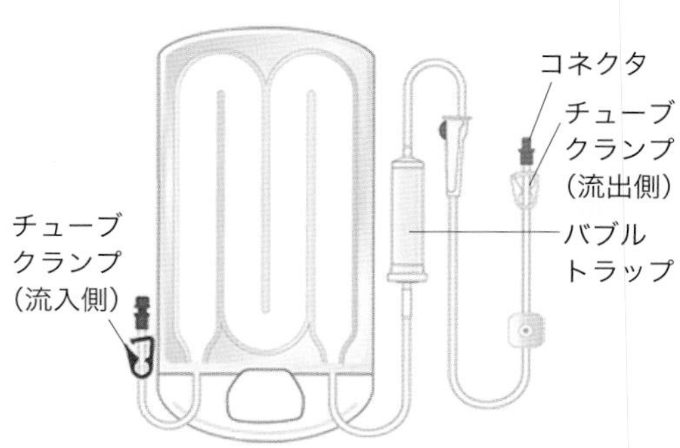

図 46-4　加温用ディスポーザブルセット
（3M™ レンジャー™ 血液・輸液ウォーミングセット，画像提供：スリーエム ジャパン株式会社）

☑ 使用中点検

- □ 回路の折れやクレンメが閉じていたりしませんか？
- □ アラームは発生していませんか？
- □ 温度表示は正常ですか？
- □ 回路は加温されていますか？

取り扱い手順

[使用方法]

❶ 加温用ディスポーザブルセットを加温装置に挿入する。
❷ バブルトラップホルダにバブルトラップを装着する。
❸ ディスポーザブルセットの手前の流入側のチューブクランプとバブルトラップの先のチューブクランプを閉じる。
❹ 流入側に血液・輸液バッグを接続する。
❺ バブルトラップを血液・輸液で満たす。バブルトラップがすべて満たされると，流入が止まる。

> **注意**　ライン内に気泡がある場合は軽く叩き，気泡を除去します。

❻ バブルトラップの先のチューブクランプを開放し，流出側（患者側）をプライミングする。
❼ プライミング終了後，すべてのクランプを閉じ，流出側（患者側）のコネクタを患者ラインに接続する。

注意　使用前・使用中に輸液ラインに閉塞や漏れがないか確認します。異常が発見された場合には，使用を中止します。

❽ 電源を入れ，注入を開始する。

注意　機器の不良により，正常な温度表示がされていても，実際は適切に加温されていないことがあるため，使用中は必ず回路に触れ，加温されていることを確認しましょう。

[取り外し方]

❶ 流入側のチューブクランプを閉じる。

❷ 流出側(患者側)のチューブクランプを閉じる。

注意　この際，加温装置は患者よりも高い位置にセットしてください。落差で血液・輸液が流れます。

❸ 加温用ディスポーザブルセットを加温装置から抜き出す。

❹ 使用済みのディスポーザブルセットを施設の基準に沿って医療廃棄物として適切に処理する。

トラブル対応

アラームには，①高温警報アラーム，②低温警報アラームがあります(「3M™ レンジャー™ 血液・輸液ウォーミング装置」の場合)。アラームが鳴った場合には以下の対応をとります。それでも改善されない，または加温されない状態が確認された場合には，故障を疑い，装置の交換を検討します。

アラーム	原因	対応
高温警報アラーム	▶ 著しい流量の変更	▶ 流れを開放し，温度を下げる(41℃になると警報は止まる)
	▶ 加温用ディスポーザブルセット挿入前に電源が入っていた	
	▶ 輸液バッグが42℃以上に加温されていた	
低温警報アラーム	▶ 輸液バッグが極度に低温で保管されていた	▶ 室温程度の輸液バッグを使用する

47 貯血式自己血回収装置

重要度★

目的

- 手術時の大量出血に対して，遠心分離して洗浄した患者血液を自身に輸血することで，血液を有効利用する
- 同種血輸血(献血などで得られる他人からの血液による輸血)で起こりうる感染症や免疫副作用などの合併症を防ぐ

気をつけること

- 血液回収時はヘパリン加生理食塩液が滴下されているか確認する
- 濃厚洗浄赤血球液は4時間以内に返血する
- 返血時は微小凝集塊除去用フィルタを使用する
- 腫瘍細胞，消毒薬，フィブリンのりなどの凝固補助剤，羊水や胃液などを吸引しないよう注意する

貯血式自己血回収装置とは

メカニズム

手術にて出血した血液をヘパリン加生理食塩液とともに，吸引器で自己血回収装置のリザーバに回収します。その際，リザーバのフィルタによって異物の除去が行われます。回収した血液は血液ポンプで装置内へ導かれ，遠心器で赤血球が濃縮され，血漿などのその他の成分は破棄されます。その後，赤血球は生理食塩液で洗浄され，返血バッグに濃厚洗浄赤血球液として貯血され，これを患者へ輸血します(図47-1)。

装置は連続式とボウル式(図47-2)に分類され，ともに送返血回路はリザーバ，血液ポンプ(連続式は3つの独立した血液ポンプ)，遠心器，返血バッグ，排液バッグ，ヘパリン加生理食塩液，洗浄用生理食塩液で構成されています。

連続式は濃厚洗浄赤血球液を連続的に生産でき，すぐに返血できます。また，少量の血液から洗浄濃縮が可能です。

一方，ボウル式はある一定の血液を回収すると，洗浄工程に移行します。また，1つの血液ポンプで運用可能のため，装置が小型，軽量で，回路もシンプルとなります。主に心臓血管外科，整形外科，産婦人科，臓器移植などの領域で使用されます。

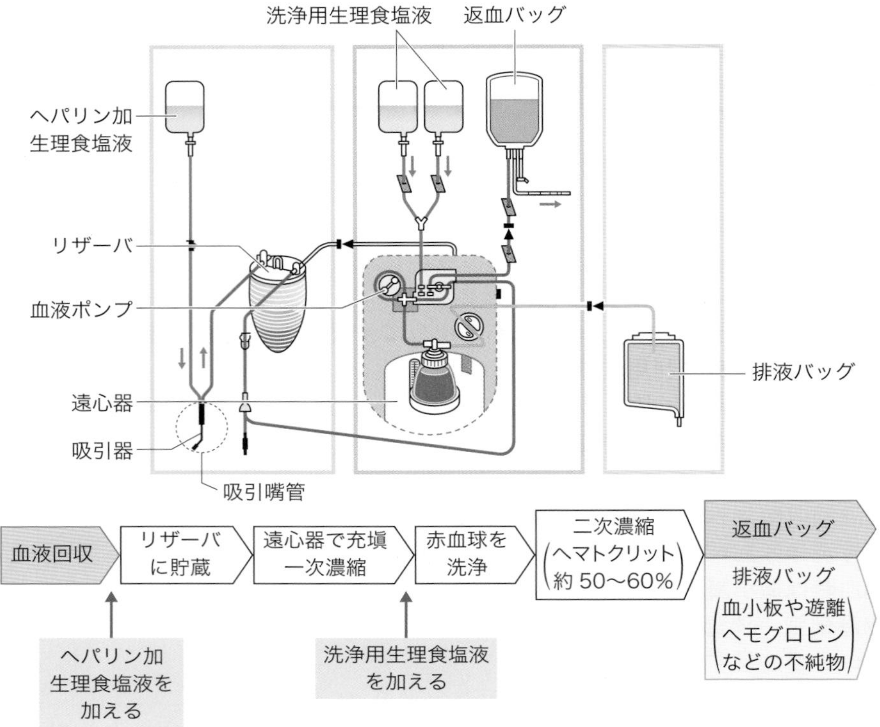

図 47-1　自己血回収装置構成と流れ

保守点検

☑ 使用前点検

- □ 装置に汚れや血液汚染はありませんか？
- □ 回路を構成する物品の使用期限が過ぎていませんか？
- □ 回路は適切に組み立てられていますか？
- □ リザーバは吸引源(装置本体または吸引配管)に接続されていますか？
- □ ヘパリン加生理食塩液および洗浄用生理食塩液は準備されていますか？

☑ 使用中点検

- □ ヘパリン加生理食塩液は滴下されていますか？
- □ リザーバに凝固はみられませんか？
- □ 吸引はできていますか？(吸引嘴管のつまりや術野回路，吸引チューブの屈曲はありませんか)

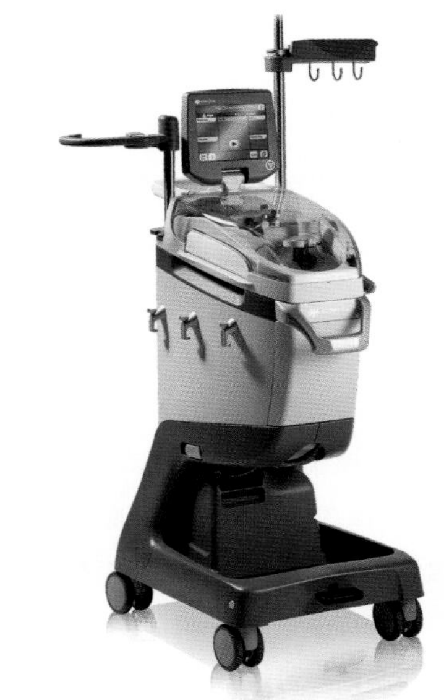

図 47-2　貯血式自己血回収装置(ボウル式)
(エクストラ，写真提供：リヴァノヴァ株式会社)

□ 回路にねじれや屈曲はありませんか？
□ 必要なクレンメは開いていますか？
□ 装置内に血液の漏れはありませんか？

取り扱い手順

❶ 回路を装置に正しく取り付ける。
❷ 洗浄用生理食塩液を洗浄ラインに接続し，必要時回路の充塡を行う。
❸ 吸引チューブをリザーバと吸引源に接続する。
❹ 術野回路を清潔野に準備し，機械側をリザーバおよびヘパリン加生理食塩液に接続し，ヘパリン加生理食塩液を 100〜200 mL フラッシュする。
❺ 設定を確認する。
❻ 必要に応じて(または自動で)洗浄を開始する。

注意
- 濃厚洗浄赤血球液は 4 時間以内に返血しましょう。
- 返血時は微小凝集塊除去用フィルタを使用しましょう。

トラブル対応

症状	原因	対応
吸引できない	吸引嘴管のつまり	吸引嘴管の洗浄または交換を行う
	術野回路の屈曲，外れ	屈曲を解除する。ラインが外れている場合は接続する
	吸引ラインの屈曲，外れ	
洗浄ができない	洗浄用生理食塩液の不足	洗浄用生理食塩液の交換を行う
	血液ライン，洗浄ライン，返血ラインのいずれかのクレンメが閉じている	回路を確認し，必要なクレンメを開ける
	リザーバ内の血栓	リザーバを新しいものに交換する
	回路内の血栓	回路を新しいものに交換する
リザーバや回路内に血栓がある	ヘパリン加生理食塩液が滴下されていない	ヘパリン加生理食塩液を適切な滴下速度にする。必要があればリザーバや回路の交換を行う
	凝固補助剤などを吸引している	ヘパリン加生理食塩液の滴下速度を速める。必要があればリザーバや回路の交換を行う

48 加温・冷却ブランケット，中心静脈留置型経皮的体温調節装置

重要度★

▶目的

- 手術中や手術後の低体温症による合併症の予防および治療に用いる
- 心拍再開後の低体温療法の維持や，発熱患者に対する発熱負荷の軽減を目的に使用する

▶気をつけること

- パッドやブランケットは加温・冷却部位に合ったものを選択する
- 装着部の熱傷や凍傷，医療関連機器圧迫創傷(MDRPU)に注意する
- バイタルサイン，特に体温は常に監視し，小児や低心拍出量，末梢循環障害がある患者においては注意深く観察する

加温・冷却ブランケットとは

手術中や手術後の低体温症によるシバリングの防止や治療，低体温療法の維持，解熱薬に耐性のある高熱への治療などで使用される体温維持管理装置です。蒸留水をブランケットに循環させるウォーターフロータイプと，温風をブランケットに送るエアフロータイプがあります。

ウォーターフロータイプ

メカニズム

装置本体，注水ライン，患者体温プローブアダプタケーブル，患者の身体を加温または冷却するパッドなどで構成されます(図 48-1)。パッドは，体格や装着部位により，さまざまな大きさや形状があります。

装置本体で温度制御された蒸留水をパッド内に循環させることで，水と患者の間で熱交換が行われます。温度プローブから得られる患者の体温をフィードバックすることで，設定体温に維持します。

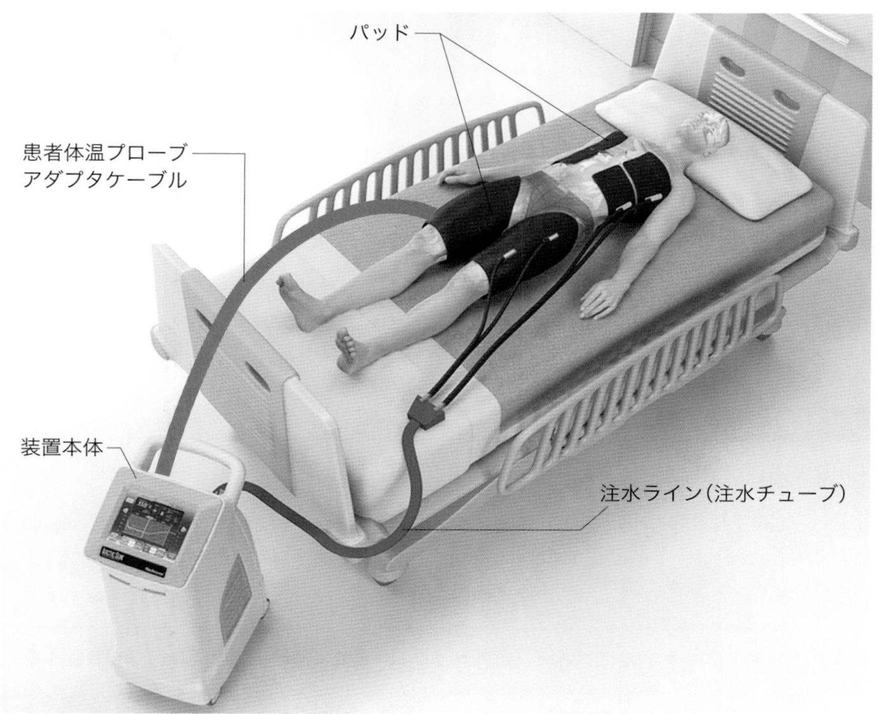

図 48-1　ウォーターフロータイプの加温・冷却ブランケット
（Arctic Sun™ 5000 体温管理システム，画像提供：株式会社メディコン）

保守点検

☑ 使用前点検

- □ 装置に汚れや破損はありませんか？
- □ 使用目的，装着部位に合ったパッドを準備しましたか？
- □ パッドに破損はありませんか？
- □ 患者体温のモニタリングの準備はできていますか？
- □ 循環水の不足はありませんか？

☑ 使用中点検

- □ パッド装着部に皮膚トラブルはありませんか？
- □ 患者体温は適切にモニタリングされていますか？
- □ 注水ラインに気泡の混入はなく，適切に循環水が循環していますか？
- □ 循環水は適切な温度ですか？
- □ アラームは発生していませんか？

取り扱い手順

❶ 電源コードを電源コンセントに挿入し，装置を稼働させる
❷ 使用する温度プローブ(食道温，膀胱温，直腸温)を患者に装着し，もう一方を患者体温プローブアダプタケーブルに差し込む
❸ 患者の体格や装着部位に応じて，適切なパッドを選択し，装着する
❹ パッド側コネクタと注水チューブを接続する。
❺ 目標温度を設定し，駆動を開始する

トラブル対応

	原因	対処
適正流量が保持できていない	▶ 注水ライン・パッドのラインの屈曲	▶ 屈曲を解除する
	▶ パッドと注水ラインの接続不良	▶ 接続状態を確認し，確実に接続する
	▶ 循環水が不足している	▶ タンクの水量を確認し，指定の位置まで循環水を補充する
患者体温に関するアラーム	▶ 温度プローブが外れている	▶ 温度プローブを装着する
	▶ 体温を認識できない	▶ 患者体温プローブアダプタケーブルの確認および点検を行う
	▶ アダプタケーブルが外れている	▶ ケーブルの接続状態を確認する
	▶ 患者の体温が高いまたは低い	▶ 温度プローブ，水温設定などの確認を行う。また，患者の体温を確認し，適切な処置を行う
装置システムエラーに関するアラーム	▶ 装置の排気口やフィルタの詰まり	▶ 原因を取り除き，再起動を行う。装置の故障の可能性があるため，装置の交換を検討する

エアフロータイプ

メカニズム

本体はコントロールパネル，エアホースによって構成され，エアフィルタを介して空気が取り込まれ，装置内で設定した温度に加温されます(図 48-2)。加温された空気はエアホースを通して，患者の身体を覆うように掛けられたまたは敷かれたブランケット(図 48-3)に送られ，体温調節が行われます。ブランケットは，対象者や体位，部位に応じて，さまざまな種類が開発されています。

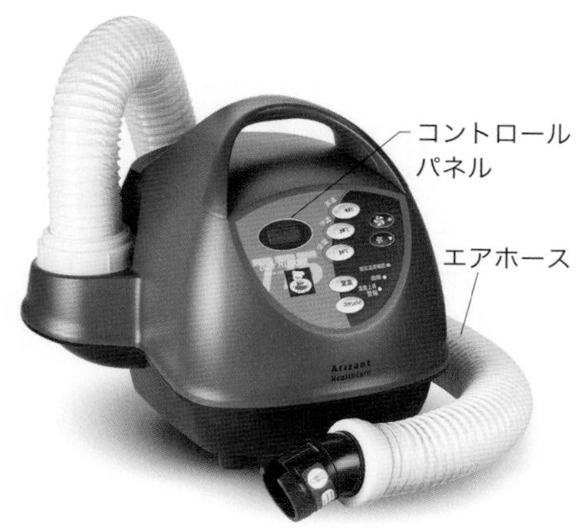

図 48-2　エアフロータイプの加温・冷却ブランケット装置の本体
(3M™ ベアーハガー™ ペーシェントウォーミング Model 775，写真提供：スリーエム ジャパン株式会社)

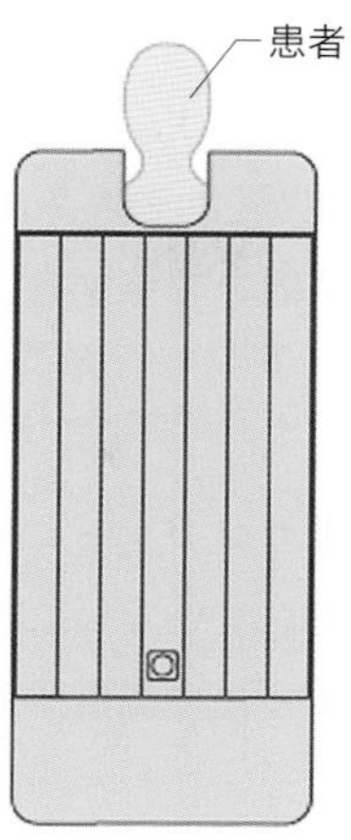

図 48-3　掛け型のブランケット
(画像提供：スリーエム ジャパン株式会社)

保守点検

使用前点検

☐ 装置本体が不安定な状態で固定されていませんか？
☐ 装置本体やエアホースに破損はありませんか？
☐ 吸気口が塞がれていませんか？
☐ 使用目的や部位に合ったブランケットを準備しましたか？

使用中点検

☐ 体温などのバイタルサインを適切にモニタリングしていますか？
☐ ブランケットの向きや固定状態は適切ですか？
☐ ブラケットのずれやエアホースの外れはありませんか？
☐ 送風されている空気は設定温度程度ですか？　ブランケットを直接触って確かめましたか？
☐ アラームは発生していませんか？

取り扱い手順

❶ ブランケットの表裏，中心位置を確認したうえで，患者にセッティングする。

注意

・ブランケットはエアスリット側(孔がある面)を患者体表に向けて掛けます。
・ブランケットと患者体表面の間にシーツやタオルケットなどを敷くと，温風の対流が妨げられ，加温効果が低減するため，避けてください。

❷ 固定テープおよびタイストリップを用いて，ブランケットと患者を適切に固定する。
❸ 装置を所定の位置に置き，エアホースをブランケットのホース挿入口に差し込む。
❹ 必要に応じて固定具(ホースクリップ，シートクリップ)を使用し，エアホースが患者に近づかないよう，位置を調整する。

注意　稼働中，エアホースは高温になるため，接触すると熱傷のおそれがあります。

❺ 電源プラグを電源コンセントに接続し，装置を稼働させる。
❻ 温風流路が圧迫されていないことを確認する。
❼ コントロールパネルにて温度や作動時間を設定する。

トラブル対応

症状	原因	対応
作動しない	電源コードの抜け	電源コードをコンセントに接続し，装置を稼働させる
	ヒューズ切れ	装置本体を交換する
作動するが，温風が出ない	装置の安全機能が働いている	電源コードをコンセントより抜く。5分程度してから再度接続し，設定を行う。正常に作動すれば，継続使用する。改善しない場合は装置本体の故障を疑い，交換をする
故障アラーム	コントロール不能な事態の発生	電源コードをコンセントより抜く。5分程度してから再度接続し，設定を行う。正常に作動すれば，継続使用する。改善しない場合は装置本体の故障を疑い，交換をする
温度上昇警報アラーム	装置が加熱状態になっている	使用を中止し，装置本体を交換する

中心静脈留置型経皮的体温調節装置とは

心停止，心拍再開後の患者の体温管理や，急性重症脳障害に伴う発熱患者に対する発熱負荷の軽減などを目的として使用されます。また，加温・冷却ブランケットの補助としても用いられます。

メカニズム

中心静脈に留置した専用のバルーン付きカテーテル内を冷却あるいは加温した生理食塩液が循環することで，血液温を調整します(図48-4)。装置本体で目標体温を設定し，膀胱温や直腸温などの患者体温を装置にフィードバックすることで自動制御されます。

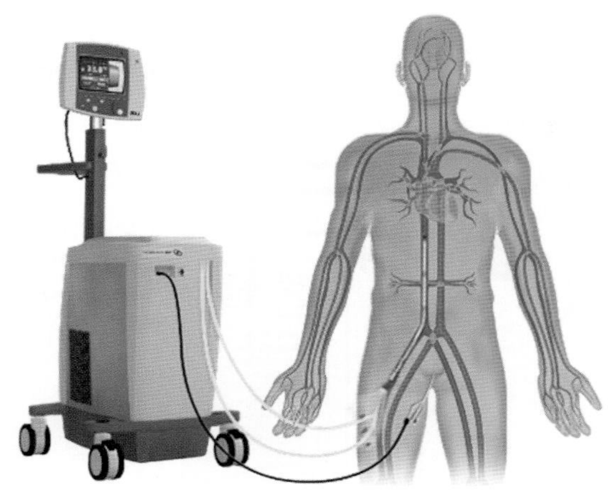

図 48-4　中心静脈留置型経皮的体温調節装置
（サーモガードシステム，画像提供：旭化成ゾールメディカル株式会社）

各部の名称と役割

装置本体，回路(スタートアップキット)，カテーテルで構成されます。装置本体内には，冷却・加温装置や温度コントロール槽(熱交換コイル)，エアトラップ，ローラーポンプが内蔵されています(図 48-5)。装置本体で温度設定や生理食塩液の冷却・加温の制御を行い，回路を通して中心静脈に留置されたカテーテルのバルーンに生理食塩液が供給されます。これにより，血液と熱交換が行われます。

保守点検

使用前点検

- □ 装置に汚れや血液汚染はありませんか？
- □ 使用期限内の新しい回路および専用カテーテル，生理食塩液 500 mL は準備しましたか？
- □ 患者体温のモニタリングの準備はできていますか？
- □ 回路は適切に組み立てられ，気泡の残存がなく充塡されていますか？
- □ 装置は正常に起動していますか？
- □ 冷却液の水位レベルは適切ですか？
- □ 専用カテーテルは適切に留置されていますか？

注意　カテーテル先端が右心房内に入ると，不整脈を起こす可能性があるため，心電図モニタリングにて確認しましょう。

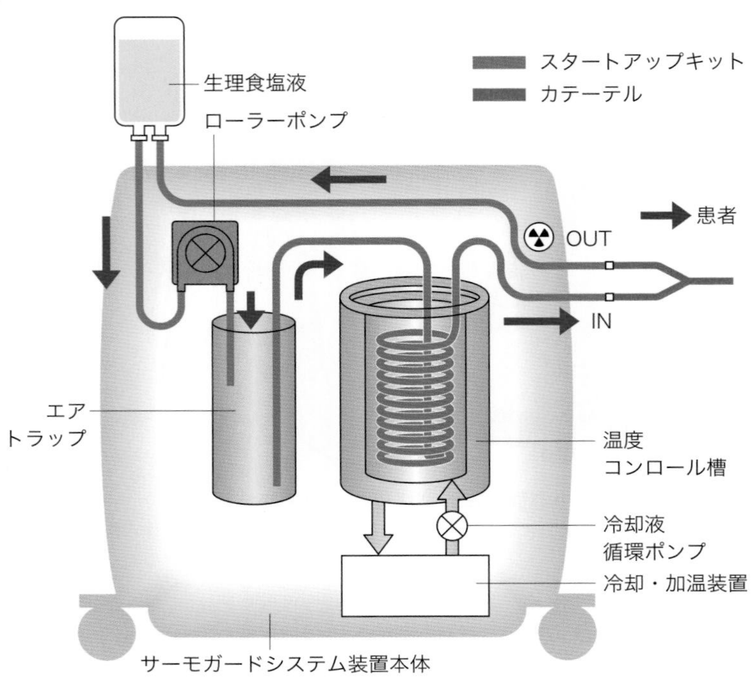

図 48-5　装置の構成

☑ 使用中点検

- □ 各接続部での緩みや回路の屈曲はありませんか？
- □ 装置は停止状態になっておらず，適切に駆動していますか？
- □ アラームは発生していませんか？
- □ チューブおよびカテーテルに生理食塩液や血液の漏れはありませんか？
- □ 患者体温は適切にモニタリングされていますか？
- □ 生理食塩液が減っていませんか？

> ❗注意　フローインジケータがある場合は回転していることを確認しましょう。ただし，セルフチェック時や水温が適切でない場合にはローラーポンプが停止していることもあります。

取り扱い手順

❶ 装置の電源を入れ，セルフテストが通過するか確認する。
❷ テストが通過したら，目標体温やモードなどを設定する。
❸ 回路を手順に沿って組み立て，プライミングをする。
❹ 回路をカテーテルと接続する。
❺ 温度プローブを患者センサおよび本体に接続する。
❻ 装置を駆動させる。

トラブル対応

トラブル	原因	対応
体温がモニタリングされていない	ケーブルの抜け	ケーブルの接続の確認を行う
	温度プローブの破損	温度プローブを新しいものに交換する
エアトラップの異常	気泡の混入	チューブやカテーテルから漏れがないか確認する
	エアトラップの結露	結露を拭き取る
体温が冷却されない	患者が発熱している	水温計で生理食塩液が冷たいことを確かめる。また，患者の状態も確認する
	回路のねじれや屈曲	回路を確認し，ねじれや屈曲があれば解除する
生理食塩液が減少する	カテーテルや回路からのリーク	破損などがみられれば，交換する
冷却水の不足	冷却水を補充する	

49 IPC(間欠的空気圧迫装置)

重要度★★

目的
- 深部静脈血栓予防のために使用する
- 間欠的な圧迫，減圧効果による血流増加作用により下肢静脈の灌流状態が改善される

気をつけること
- 深部静脈血栓症(deep venous thrombosis：DVT)を発症している患者には使用しない
- 体格に合ったカフ(スリーブ)を選択するとともに，使用中の接触部分の確認を行う

間欠的空気圧迫装置(IPC)とは

メカニズム

周術期や集中治療管理中などの長期臥床を要する患者に発生する可能性がある深部静脈血栓症(DVT)[1]を予防するために使用する装置です。スリーブに送気，脱気を行い，取り付け部位である足部や下腿に繰り返し加圧・減圧が行われ，下肢静脈灌流が改善されます。

各部の名称と役割

IPC(intermittent pneumatic compression)は，本体(コントローラ)，チューブセット，スリーブから構成されます。

スリーブは，機器の種類や方法により下肢加圧タイプ，足底加圧タイプがあります。下肢スリーブは3つのチャンバ(大腿部，腓腹部，足首部あるいは腓腹上部，中部，下部)より構成されており，足底スリーブは，土踏まずにチャンバが設けられています。

機器本体(コントローラ)よりチューブセットを介しスリーブに設定時間ごとに空気が送り込まれ，それぞれのチャンバが順次拡張，減圧されます。この際の圧力の効果により，下肢静脈内の血液を心臓に向け送り出すとともに静脈に早く血液を戻す(再充填)働きをします。この効果により下肢の静脈灌流が促進されます(図 49-1)。

NOTE 1 **深部静脈血栓症(deep vein thrombosis：DVT)**：静脈に血栓が生じて血管が閉塞したために患肢が腫脹し，赤紫色に変色，疼痛を呈する疾患。危険因子は，悪性疾患，長期臥床，喫煙，肥満，妊娠，下肢麻痺，カテーテル留置などがあり，これらリスクの多くが該当する周術期やICU・CCU入院中，長期臥床患者に発生しやすいといわれている。

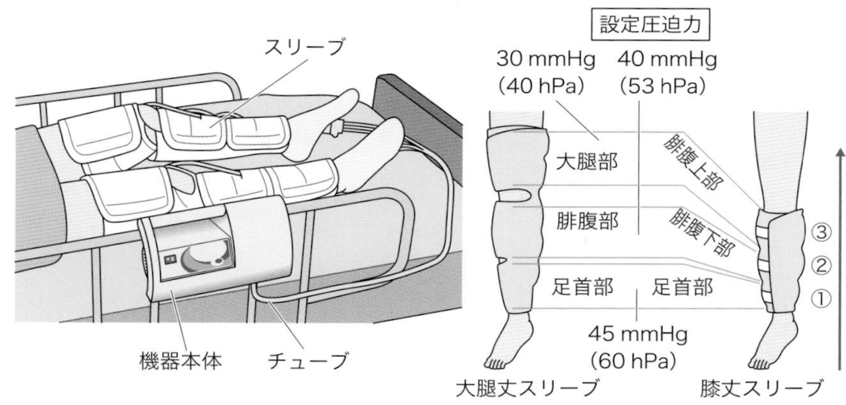

図 49-1　IPC の構成と圧迫方法

保守点検

☑ 使用前点検

- □ 足背動脈，後腓骨動脈の触知を確認しましたか？　足部冷汗・チアノーゼはありませんか？
- □ スリーブは，体格(メーカ指定サイズ)に合っていますか？
- □ 圧力，送気・脱気サイクルは，正しく設定しましたか？

☑ 使用中点検

- □ 送気・脱気サイクルは，一定間隔で作動していますか？
- □ スリーブの接触している部位に過度の摩擦や圧迫はありませんか？
- □ 疼痛，しびれの自覚がないか確認しましたか？

☑ 使用後点検

- □ スリーブの接触していた部位に擦過傷や医療関連機器圧迫創傷(medical device related pressure ulcer：MDRPU)，麻痺などはみられませんでした？

取り扱い手順[2]

❶ 患者の体格に合ったスリーブを選択する。

> ❗ 注意　スリーブが腓腹上部より長い場合，スリーブのチャンバが加圧の際に腓骨神経を強く圧迫し腓骨神経麻痺を引き起こす可能性があります。腓骨頭よりも上部に位置しないスリーブを選びましょう。

NOTE 2　**準備するもの**：機器本体，チューブセット，スリーブ

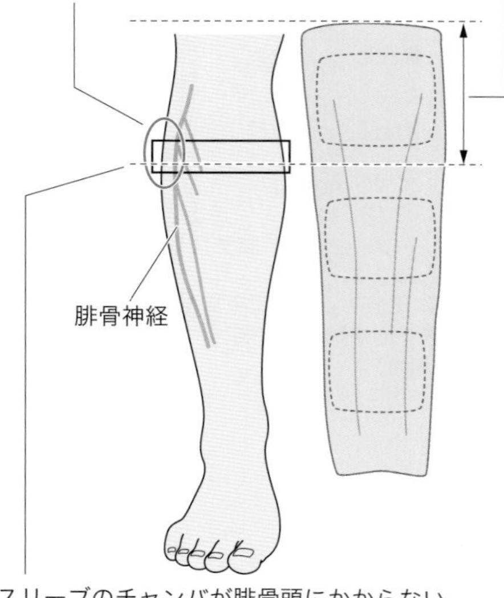

図 49-2　スリーブの巻き方のポイント

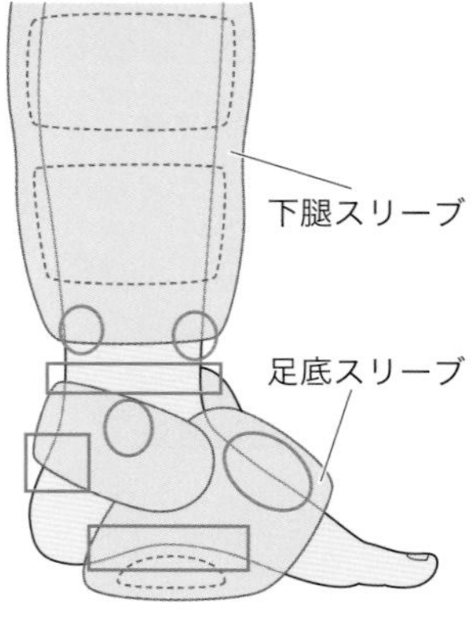

図 49-3　MDRPU の好発部位

❷ 指が２本入る程度の隙間を空けるように，スリーブを患者の下肢に取り付ける。

❸ チューブセットを介し本体に接続する(図 49-2)。

注意　スリーブの巻き方がきつすぎたりゆるすぎたりする場合，スリーブと下肢がこすれることにより擦過傷が発生しやすくなります(図 49-3)。このため，スリーブは弾性ストッキングの上から取り付けることが望ましく，できない場合は筒状包帯などで皮膚がこすれないようにする必要があります。予防として，ずれや摩擦の生じやすい部位にポリウレタンフィルム材など，創傷被覆材貼付による外力軽減ケアを考慮します。

❹ 使用時の圧力，送気・脱気サイクルを設定する。

注意　腓腹部や足底に正しく圧力がかからないと改善効果が得られません。

❺ 使用を開始する。

スリーブと患者の接触している部位の確認を行います。

注意　砕石位など膝を曲げた状態で下腿を固定する場合には，スリーブのずれや固定具の圧迫が加わることもあり，腓骨神経麻痺を引き起こす可能性があります。チャンバの膨らみを確認し，腓骨神経が圧迫されていないか，必ず確認しましょう(図 49-2)。

トラブル対応

IPCでみられるMDRPUの多くは，スリーブ部に関係したものが多いため，適切なサイズを選択し，正しく取り付けるように心がけます。また，使用中にスリーブの接触部位の確認作業は，圧迫創傷を未然に防ぐために重要です。

トラブル	原因	対応
擦過傷	スリーブの巻き方がきつすぎた，ゆるすぎた	指が2本入る程度の隙間を空けるよう，取り付けなおす
腓骨神経麻痺	スリーブが腓腹上部より長い	スリーブのチャンバ部分が腓骨頭よりも上部に位置しないようなスリーブを選択する
	● スリーブのずれ ● 固定具の圧迫	腓骨神経が圧迫されない，正しい位置に取り付けなおす
褥瘡	スリーブの送気・脱気の繰り返しによる末梢血管の閉塞	下腿の位置を動かす
コンパートメント症候群 3 (図49-4)	● 圧力が長時間加わった ● 下肢が動かせない患者で，下腿の自重が大きい場合，または腓腹部の筋肉が発達している	下腿の位置を動かす

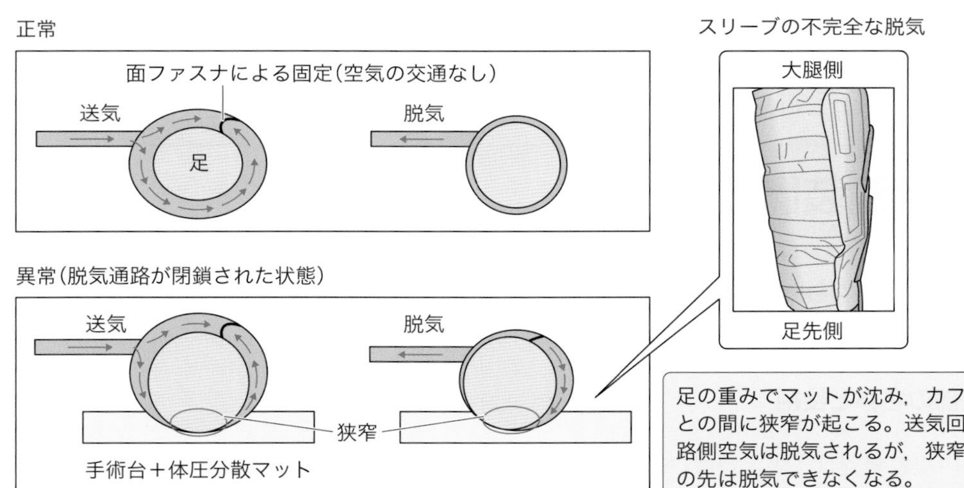

図49-4　コンパートメント症候群を引き起こす原因となる脱気不良

NOTE 3 **コンパートメント症候群**：IPCの使用により，下腿とベッド(特に体圧分散マット)や下腿と下腿支持器間の隙間がなくなると，脱気の際にスリーブ内の一部が長時間加圧されたままになり，その区画(コンパートメント)内の血管や神経，筋肉の壊死や麻痺を引き起こす可能性がある。これをコンパートメント症候群という。特に自分で下肢を動かせない患者(麻痺，意識障害，麻酔中)で，下腿の自重が大きい場合や腓腹部の筋肉が発達している場合，褥瘡予防のため踵を浮かせた場合などには特に注意が必要である。使用中の経過観察とともに下腿の位置を動かすなどのケアを行う。

50 内視鏡関連装置

重要度★★★

目的
- 体内あるいは体腔内にスコープを挿入し，診断，治療，処置(手術)を行う

気をつけること
- 消費電流が大きく，電源容量が 80 A 程度の検査室や手術室で使用し，電源のタコ足配線は避ける
- スコープは衝撃(体内脱落の危険)や過度な屈曲(直径 12 cm 以下)に弱いため，取り扱いに十分注意する
- 体内に挿入されるスコープは，高水準消毒を行う

内視鏡装置は，体内あるいは体腔内に内視鏡を挿入し診断，治療，処置(手術)を行うための医療機器の総称です。内視鏡室などで主に行われる，内科的に体内で診断，治療，処置(手術)など行う際の機器は内視鏡装置，手術室などで主に行われる体腔内で手術を行う機器は内視鏡外科装置と分類されています。

内視鏡装置とは

内視鏡装置は，体内の観察対象物に対し観察光(照明)を照射し，その像をスコープに導き，その映像を見ながら処置，治療を行う医療機器です。

各部の名称と役割

内視鏡装置は，表示装置(モニタ)，スコープ，画像記録媒体装置(HDD，ブルーレイデッキなど)，受像装置(カメラコントロールユニット，ビデオシステムセンタなどの名称)，光源装置，画像プリント・ファイリング装置などで構成されています(図 50-1)。

● **スコープ**

体内に挿入し，映像または画像を得るための装置です(図 50-2)。スコープの先端は，外部からの操作により容易に方向を変えることができます。また，病変部組織の採取，焼灼，切除，吸引，洗浄，薬液の注入などができるようにチャネル(処置孔)があり，さまざまな処置を行うことができます。

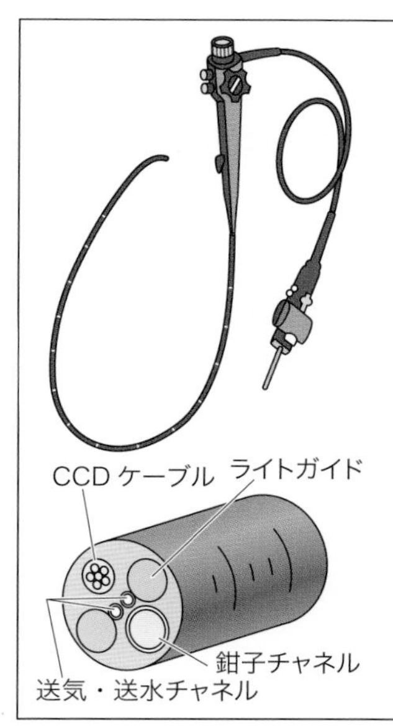

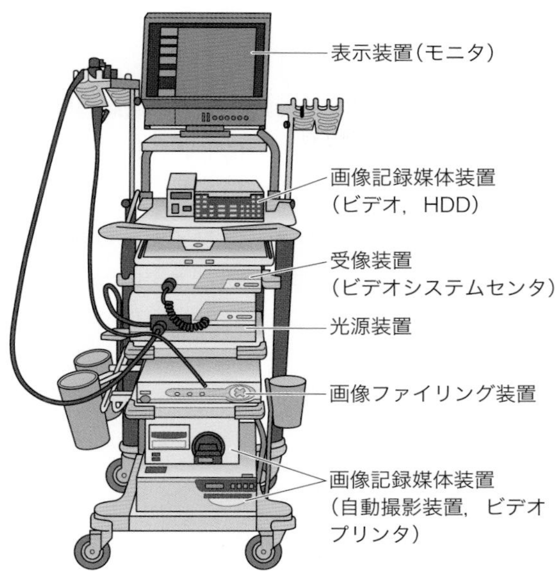

図 50-1　消化器内視鏡の全体像

ファイバスコープ	柔軟な直径 8 μm 程度のガラス繊維(光を伝達する性質を持つ)を数千～数万本規則正しく束ねたもの。電池式の光源の使用でスコープ単体による直視が可能で，病棟や緊急時の検査が容易。スコープの径を細くでき胆管，気管支などの内腔の細い臓器にも使用可能。
電子スコープ (ビデオスコープ)	先端に CCD(電荷結合素子)カメラが組み込まれたもの。観察対象物(臓器，組織)に光を当て CCD カメラにより電気信号に変換し，受像装置からテレビ映像に変換後，テレビモニタ装置に映出。
超音波内視鏡	先端に超音波振動子を組み込んだもの。観察対象物に超音波を発信し，その反射波を捉え画像化する。内視鏡機能と超音波機能が一体化した専用機器と，ファイバスコープや電子スコープのチャネルに挿入して使用するプローブタイプがある。消化管の壁構造や周囲の臓器，血管，リンパ節などの情報を得ることが可能。

ガラス繊維の束
(直径 8 μm，数千～数万本)
画像が伝達
される

図 50-2　スコープの種類と原理

● 光源装置

観察対象物の照明に使用する機器です。ランプは，明るく自然光に近い色温度(6000 ケルビン)に調整された LED や，キセノンランプが用いられています。

● 映像関連機器

受像装置は，内視鏡スコープに内蔵されている CCD カメラで撮影した画像をテレビ映像に変換する装置です。変換された画像は，表示装置に映し出されます。

[その他の周辺機器]

● **洗浄・吸引装置**

洗浄(送水)装置は，蒸留水を加圧し，出血点の確認や洗浄のために使用されます。吸引装置は，出血や洗浄液を吸引するために用いられます。

● **処置具**

スコープのチャネル内に挿入し，ワイヤーの押し引きにより処置具先端部を作動させます。さまざまな形状(把持鉗子，生検鉗子，高周波スネア，細胞診ブラシなど)があり，目的に合わせて使用します。

保守点検

☑ 使用前点検[1]

[患者入室前]

- □ 電源は，電気メスや加温・冷却ブランケットなど消費電流の大きな機器とは別のコンセントを使用していますか？
- □ 記録媒体の録画の準備(メディアの用意，録画チャネルの設定)がされていますか？
- □ 光源装置は，有効使用時間(キセノン 500 時間，LED30,000 時間)を過ぎていませんか？

[スコープケーブル接続前後]

- □ ホワイトバランス[2]を調整しましたか？ また，調整後には使用開始までは光源装置をスタンバイモードにしましたか？

☑ 使用中点検

- □ 映像は記録されていますか？
- □ 内視鏡が体外にあるときに，光源はスタンバイモードになっていますか？

☑ 使用後点検

- □ 映像記録は，正しく保管されましたか？
- □ スコープは高水準消毒を行い，漏水テスト(図 50-3)を行いましたか？

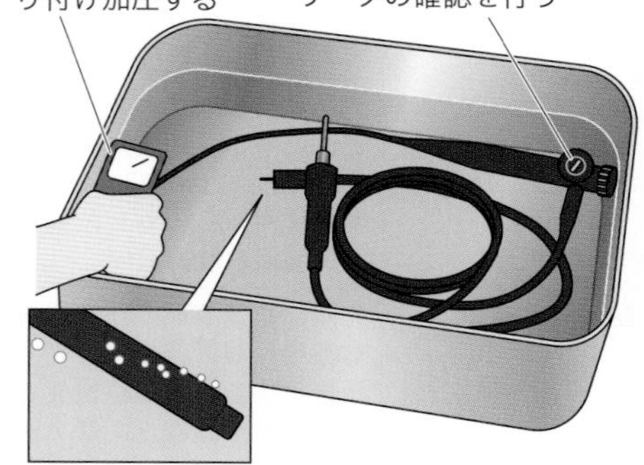

図 50-3　スコープの漏水テスト方法

NOTE 1 **使用前点検のポイント**：内視鏡装置は，数多くの機器の組み合わせにより構成されている。このため，機器本体側や患者に挿入する部位など，できるところから順次点検を行うとトラブルが起こりにくい。また，起こった場合でも原因究明に要する時間を短縮できる。

NOTE 2 **ホワイトバランスの調整**：光源装置を使用状況と同様の光源の明るさに設定し，白いガーゼなどをスコープで映しホワイトバランスボタンを押すことで，調整ができる。

取り扱い手順

❶ 本体電源を入れる。

❷ スコープにスコープケーブルを接続する。

> 注意　スコープは過度な屈曲(直径12 cm程度)で破損してしまう可能性があります。また，先端には小さいレンズやCCDカメラなどが内蔵されており，衝撃による破損で部品が体内に脱落する可能性があることから，以下について注意が必要です。①ファイバーの断裂やケーブルの破損を防ぐため，過度に屈曲させない。②先端部に衝撃を与えたり，落下させたりしないようにする。③操作部や接続部が，ほかのものにぶつからないようにする。

❸ 受像装置本体にスコープケーブルを接続する。

❹ 受像装置の電源を入れる。

❺ ホワイトバランスをとり，映像を確認する。

> 注意　受像装置の電源が入ったままスコープケーブルを着脱すると，CCDカメラが破損または映像が正しく表示できなくなるため，ケーブルの着脱は必ず電源をOFFの状態で行いましょう(図50-4)。

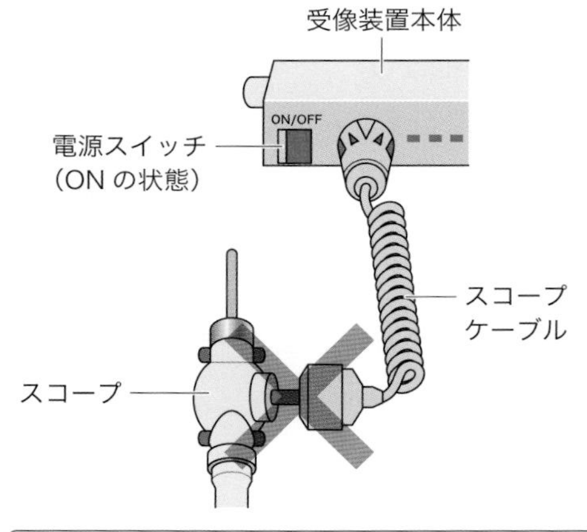

図50-4　スコープ着脱時の注意

トラブル対応

ハレーション現象□3	▶ 観察対象物に当てられた光源の光が強く，光の反射が大きい	▶ ・観察対象物とスコープの距離を変える ・カメラのゲイン，露出調整を下げる ・光源の明るさを若干暗くする

NOTE □3 **ハレーション現象**：レンズ，CCDに光が強く入り光の像が映り込む状態になること。

内視鏡外科装置

一般的な手術で確認することが難しい深部の手術部位，あるいは周辺組織(神経，細血管など)を拡大視して手術を行う装置です(図 50-5)。

傷口を小さく侵襲を少なくする内視鏡手術のメリットをいかすため，専用の ME 機器やデバイスが開発されています。

近年は高画質で臓器・組織の色合いや質感，ディテールの再現性が高い 4 K，8 K 内視鏡や視差を利用して臓器・組織を立体的に映し出す 3D 内視鏡などが臨床応用されています。

各部の名称と役割(図 50-5，6)

● 気腹装置

気腹装置は，手術視野や手術のための空間を確保する目的で，腹腔などを膨らませるために用いられる機器です。二酸化炭素が用いられ，医療ガス設備の配管端末器あるいはボンベのいずれかにより供給されるようになっています。

● 内視鏡用鉗子

内視鏡用鉗子の先端は，一般手術で用いられる鉗子と同様の形状をしていますが，体腔内で処置ができるように通常よ

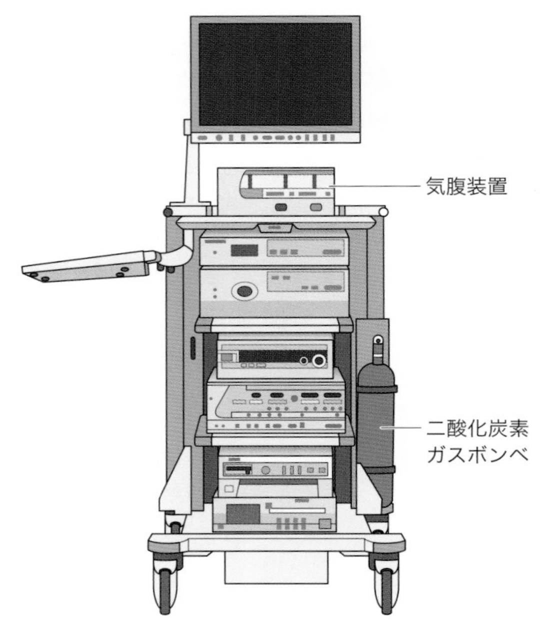

図 50-5　内視鏡外科装置

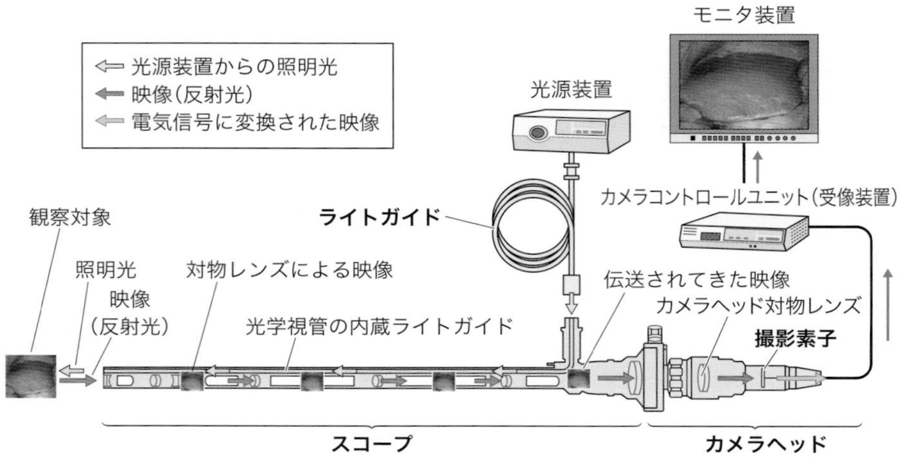

図 50-6　内視鏡外科装置の原理

表 50-1　その他の周辺機器

超音波切開凝固装置	ベッセルシーリング装置
• ブレードの先端が，100 μm 前後で約 5 万回 / 分振動することにより接触していた組織を物理的に切開し，摩擦による熱で凝固させる。また，血管やリンパ管(3～5 mm 程度)に対しブレードを把持させながら振動を加えることで，組織内部より温度を上昇させる。蛋白質が熱変性により接着物質を発生し，把持する圧力を加えることで血管やリンパ管をシール(癒合)する。 • 電気メスやレーザに比べ低温で凝固作用が得られ，煙の発生も少ない。	• 自動温度調整機能が付加されたバイポーラ型電気メス。超音波切開凝固装置とは異なり，熱を外部から加え，蛋白質を変性させシール(癒合)する。 • 内部にメスが内蔵されているものは，血管やリンパ管をシールした後，切離することが可能

り長いのが特徴です。また，狭い可動域で処置ができるように，回転機能や，電気メス先として使用できる機能があります。

● **自動縫合器**

糸と針を用いた縫合の難しい臓器，組織に対し，多数のホチキスのような形状の金属(ステープル)で臓器，組織を挟み込み打針縫合を行う機器です。内部にメスが内蔵されているものは，打針縫合された後切離することができます。これにより手術時間の短縮が図れます。

● **スコープウォーマ**

スコープを体温程度に温めることでレンズを曇りにくくする装置です。電気で温めるタイプと，開封すると温まるカイロのようなディスポーザブルタイプがあります。

● **洗浄・吸引装置**

洗浄装置は，生理食塩液を加圧し，出血点の確認や洗浄のために使用されます。吸引装置は，出血や洗浄液を吸引するとともに，電気メス使用により発生した煙を吸引することで視野を確保する役割があります。

[その他の周辺機器]

上記のほかにも，超音波切開凝固装置やベッセルシーリング装置，レーザ手術装置などを接続して，手術を行います。主なものを表 50-1 にまとめました。

保守点検

☑ 使用前点検

[患者入室前]

□ 電気メスや加温・冷却ブランケットなど電源容量の大きな機器とは別の電源を使用していますか？

□ 光源装置は，有効使用時間(キセノン 500 時間，LED30,000 時間)を過ぎていませんか？

□ 電源投入後，二酸化炭素ボンベのバルブを開けましたか？

□ 気腹装置フィルタはついていますか？　容量表示バーの容量は十分ですか？

□ 気腹装置のリークテストを行いましたか？

[滅菌機器接続前]

□ ホワイトバランス調整を行いましたか？　また，調整後，使用開始までは光源装置をスタンバイモードにしましたか？

☑ 使用中点検

□ 気腹圧力は，設定圧力まで送気され，設定圧力になると送気が停止していますか？

□ 映像の記録はされていますか？

□ スコープが体腔外にあるときは，スタンバイモードになっていますか？

☑ 使用後点検

□ 映像の記録は，正しく保管されましたか？

取り扱い手順[4]

❶ 内視鏡本体を設置し，本体の電源を入れる。

❷ スコープケーブルを接続する。

❸ 内視鏡本体にスコープケーブル，気腹装置を接続する。

❹ 受像装置の電源を入れる。

トラブル対応

内視鏡外科手術は一般的な手術と比較した場合，ME機器やデバイスを多く使用することから，手術を安全かつ円滑に進めるためには，事前にレイアウトを整えることが重要です。

内視鏡外科装置本体や内視鏡外科に関連した装置は消費電流(10 A以上)が大きく，通常使用されるME機器を想定した場合，全体で80 A程度必要となります。一か所から取り出せる電源容量は20 A程度であるため，テーブルタップのタコ足配線による消費過電流による電源電圧低下に注意が必要です。

対策としては，ME機器本体および電源コードにシールなどで消費電流値を表示し，同一電源系統に消費電流が大きいME機器を接続しないようにします。また，内視鏡手術時の手術ごとの機器配置マニュアルに電源差込み場所を記載しておくようにすることで電源の適正運用を図ることができます。

切開，凝固不良 ▶	ハンドピースとブレードの接続不良 ▶	トルクレンチを用いてしっかり締め直す(図50-7)
ステープルの脱落 ▶	ステープルカートリッジの取り付けが不十分 ▶	ステープルカートリッジを正しく装着し直す

NOTE [4] **準備するもの**：内視鏡外科装置一式[スコープ，CCDカメラ，ライトガイドケーブル，カメラコントロールユニット(受像装置)，光源装置，表示装置(モニタ)，画像記録媒体装置(HDD，DVDデッキなど)]，気腹装置，内視鏡用鉗子，自動縫合器，スコープウォーマ，洗浄・吸引装置

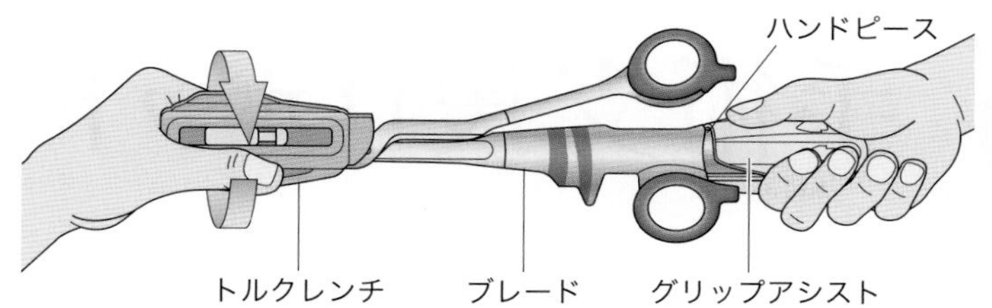

図 50-7　トルクレンチによるハンドピースとブレードの締め直し

51 手術支援ロボット

重要度★

▶目的

- 内視鏡カメラと手術器具を取り付けたロボットアームを患者体内に挿入し，内視鏡カメラの3D映像を見ながらロボットアームを遠隔で操作し，内視鏡手術を支援する

▶気をつけること

- 複数の装置が連動しているため，各装置の配置や配線，患者動線を確認する
- アーム同士の干渉や，患者とアームの接触がないかを確認する
- 緊急時の内視鏡または開腹・開胸への移行を多職種でシミュレーションしておく

手術支援ロボットとは

メカニズム

現在の手術支援ロボットを使用した手術では，機械が自動的かつ連続的に手術を行うわけではなく，内視鏡カメラと手術器具を取り付けたロボットアームを患者の体内に挿入し，術者が操作ボックスの中で内視鏡映像を見ながら操作をして手術をします。

手術支援ロボットはマスタースレーブ型[1]で，医師の手術操作をそのままロボットアームの先端に伝えることができ，手の震えが伝わらないように制御されています。また，医師が動かした手の幅を縮小して伝える機能や，自由度7[2]を有するアームと360度以上動かすことが可能な専用の鉗子によって操作性が向上し，従来の内視鏡外科手術では困難である部位の縫合や剝離操作も容易に行えるようになっています。いわば，開腹手術と内視鏡外科手術の両方の利点を合わせた手術が行える機器です。欠点としては，触覚が全くわからず力が強いため，組織を傷つけたり，糸を切ってしまったりするおそれがあります。

各部の名称と役割

●マスター装置(図51-1)

術者が患者から離れた場所で3D映像を見ながら操作することで，ロボットアームを動かす

NOTE 1 **マスタースレーブ型**：操作者によって操られるマスター側アームの動きが，作業側に配置したスレーブ側アームに伝えられる遠隔操作の一手法。他の遠隔操作法に比べ，マスター側のアーム操作が，操作者が直接作業するときの作業形態に最も近いのが特徴。

NOTE 2 **自由度**：独立して自由にできる度合いを表し，人間の腕(肩から手首まで)も自由度7。

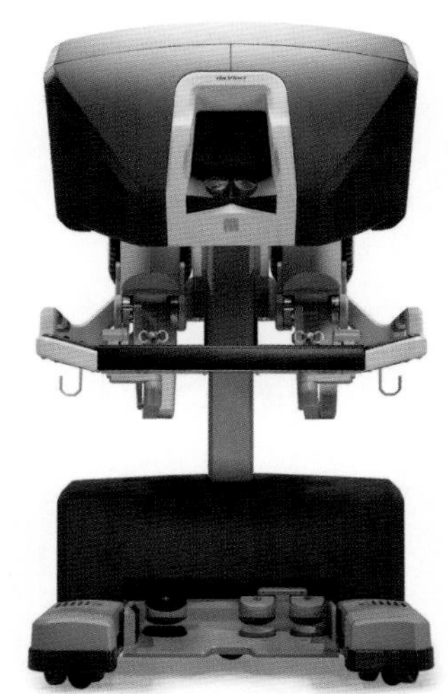

図 51-1　マスター装置の一例
©2021 Intuitive Surgical, Inc.
（da Vinci® Xi™ サージカルシステム サージョンコンソール，写真提供：インテュイティブサージカル合同会社）

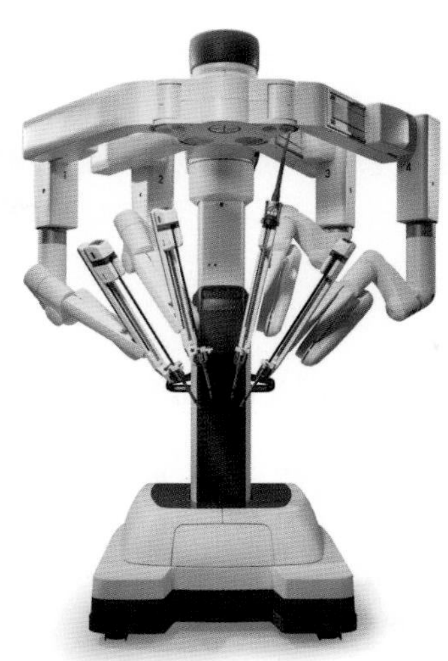

図 51-2　スレーブ装置の例
©2021 Intuitive Surgical, Inc.
（da Vinci® Xi™ サージカルシステム ペイシェントカート，写真提供：インテュイティブサージカル合同会社）

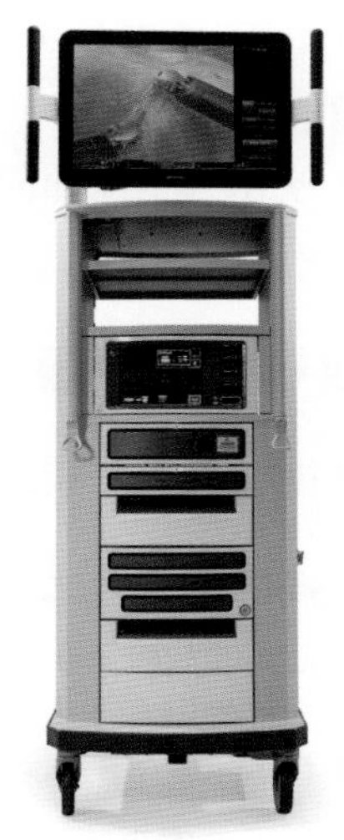

図 51-3　カメラコントロールユニット，イルミネータ，タッチスクリーンの例
©2021 Intuitive Surgical, Inc.
（da Vinci® Xi™ サージカルシステム ビジョンカート，写真提供：インテュイティブサージカル合同会社）

ことができます。

● **スレーブ装置**（図 51-2）

複数のロボットアームをもち，マスター装置で操作された通りに動きます。アームは滅菌ドレープで覆い，清潔区域で使用されます。

● **カメラコントロールユニット，イルミネータ，タッチスクリーン**（図 51-3）

高倍率 3D HD 画像を構築します。また，画像外部出力設定などの詳細設定や，ログ表示などを行うことができます。

保守点検

☑ 使用前点検

- □ 複数の装置は術式に合わせて配置・配線されていますか？
- □ 電源容量は十分ですか？
- □ ドレーピング[N3]は清潔に正しく行われましたか？
- □ 3D 画像に不良または乱れはありませんか？
- □ アーム同士の干渉や，アームと患者との接触はありませんか？

☑ 使用中点検

- □ マスター装置で操作できていますか？

NOTE N3　**ドレーピング**：滅菌されたドレープでロボットアームを覆うこと。これによって，ロボットアームを清潔区域で使用できる。

□ 電気メスなどのエネルギーデバイスは出力されていますか？

☑ 使用後点検

□ 専用の鉗子の単回使用の有無や，使用回数制限の上限の確認をしましたか？

取り扱い手順

❶ 複数の装置を術式に合わせて適切に配置し，電源と専用の通信ケーブルを接続して起動する。

> **注意** 必要な電源容量が大きいため，あらかじめ決めたコンセントに分散して電源を接続しましょう。

❷ ロボットアームを清潔に滅菌ドレープで覆う。

❸ 専用の内視鏡カメラを接続して較正(カメラの 3D キャリブレーションとホワイトバランス調整)が完了し，画像に乱れがないことや，マスター装置で 3D 画像が構築されていることを確認する。

❹ 術者・助手の指示でスレーブ装置を患者に近づけ，アームをカニューラなどの器具と接続する。その後，専用の鉗子が認識することを確認する。

❺ 術者がマスター装置で操作した動きが，そのままアームの動きに伝わっていることを確認する。

トラブル対応

専用の内視鏡カメラや専用の鉗子が動かない	▶	専用の内視鏡カメラ，専用の鉗子の認識不良	▶	専用の内視鏡カメラまたは専用の鉗子を再接続または交換する
各装置が動かない，または連動して動かない	▶	通信ケーブルの外れ・断線	▶	連動ケーブル再接続または交換する
ロボット特有のエラー	▶	再起動，またはメーカに連絡する		
医療関連機器圧迫創傷(MDRPU)	▶	ロボットアームによる圧迫	▶	アームセッティング時の接触確認をする。体位固定時の患者各部位の保護をする

III

在宅で使用する
ME 機器

1 在宅医療におけるME機器の使用

在宅医療が推進されるなか，ME機器を使用している患者が在宅医療へと移行するケースが徐々に増えてきています。

病院とは異なり，在宅医療では設備が十分に整っていないため，在宅に移行する場合は事前に使用環境が整っているかを確認したり，導入の準備をしておく必要があります。また，医療従事者がそばにいない状況でME機器を使用するため，患者・家族が自身で機器を管理できるようにする教育・指導が必要となります。

ここでは，①在宅輸液療法，②在宅酸素療法，③在宅人工呼吸療法，④在宅血液透析，⑤補助人工心臓，⑥ペースメーカについて，その概要や導入の流れ，指導のポイント，使用上の注意点などを解説します。

在宅輸液療法

在宅輸液療法とは，先天性の消化器官の障害や術後，ターミナル期の患者の栄養管理を自宅で行うものです。静脈より高カロリー輸液製剤を投与する在宅中心静脈栄養法(home parenteral nutrition：HPN)と，消化管にチューブを挿入して栄養補給する在宅成分栄養経管栄養法(home enteral nutrituon：HEN)があります(図Ⅲ-1)。

導入の流れ

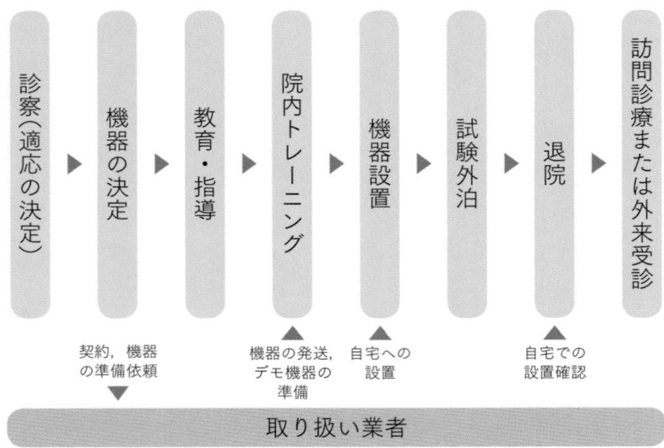

指導のポイント，使用上の注意点

- 使用環境を清潔に保ち，清潔操作を徹底し，感染予防に努める。
- HPNの場合，静脈へ輸液ルートを接続するため，空気の混入などがないようルートをプライミングする必要がある。

在宅中心静脈栄養法

高カロリー輸液製剤

中心静脈栄養ポンプ

在宅成分栄養経管栄養法

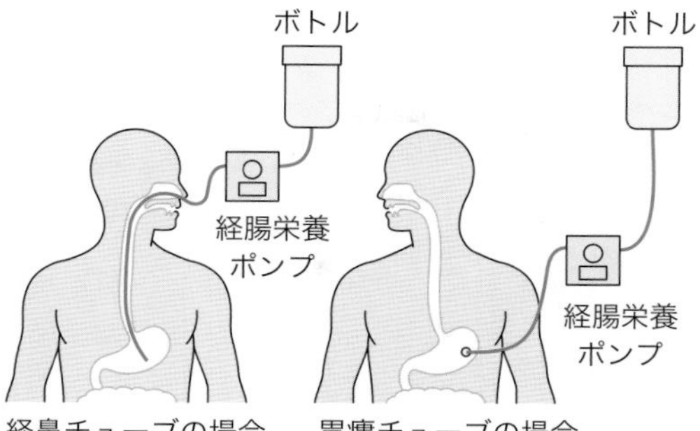

経鼻チューブの場合　胃瘻チューブの場合

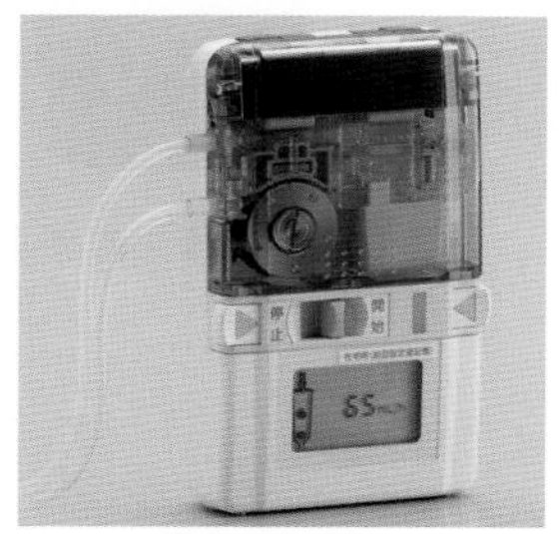

中心静脈栄養ポンプ
(カフティー®ポンプ S，写真提供：エア・ウォーター・メディカル株式会社)

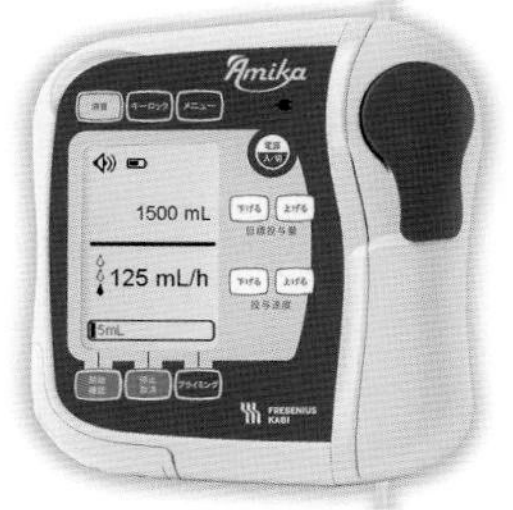

経腸栄養ポンプ
(Amika®，写真提供：株式会社ジェイ・エム・エス)

図Ⅲ-1　在宅中心静脈栄養法と在宅成分栄養経管栄養法

- 栄養剤を準備する台所や使用後機器を洗浄する場所が必要となる。

在宅酸素療法

在宅酸素療法(home oxygen therapy：HOT)とは，酸素供給装置を使用し，自宅で酸素療法を継続的に行うものです。対象疾患は，主に高度慢性呼吸不全や肺高血圧症，チアノーゼ型心疾患などです。高度慢性呼吸不全の主な基礎疾患には，慢性閉塞性肺疾患(COPD)や間質性肺炎，肺がんなどがあります。

酸素供給装置の種類

酸素供給装置は大きく分けて酸素濃縮器と液化酸素供給装置の 2 種類があります(図Ⅲ-2)。酸素濃縮器は，機器内部へ大気を取り込み，高濃度の酸素を作りだします。機種によって異なりますが，97％程度までの酸素濃縮が可能です。また，濃縮した酸素を 3～10L/ 分の流量で流すことができます。一方，液化酸素供給装置は，機器内部に液体酸素が入っており，少しずつ気化させることで気体の酸素を作りだすことができます。

外出時には，携帯用酸素ボンベ(図Ⅲ-3)または携帯用酸素容器(液化酸素を使用する場合)を用います。

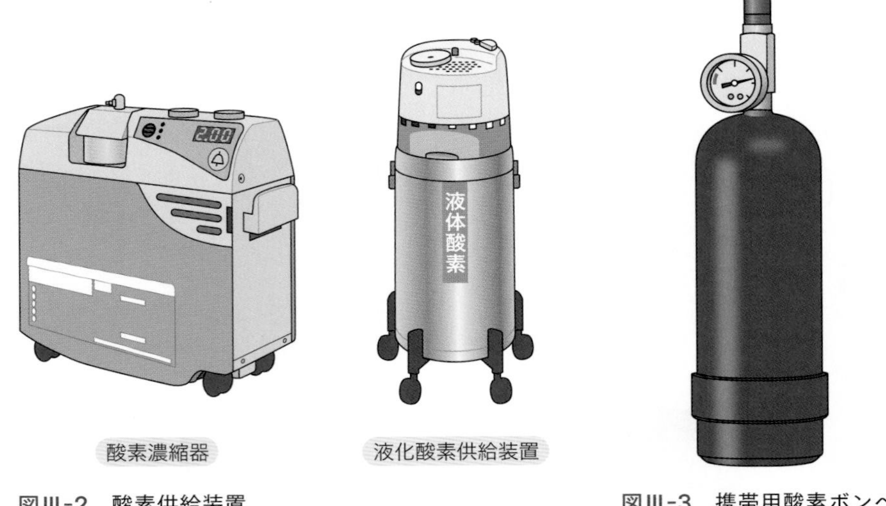

図Ⅲ-2　酸素供給装置

図Ⅲ-3　携帯用酸素ボンベ

導入の流れ

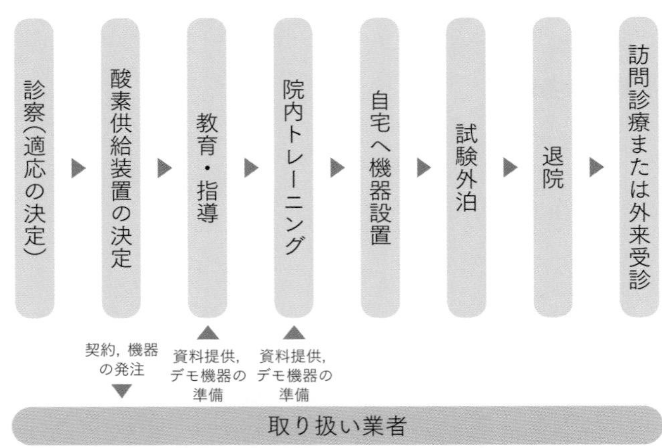

指導のポイント，使用上の注意点

- 酸素吸入時の火気の取り扱いついて十分に説明し，理解を得る。
- 厚生労働省が作成したリーフレット「在宅酸素療法時は，たばこ等の火気の取扱いにご注意下さい。」(https://www.mhlw.go.jp/stf/houdou/2r98520000003m15_1.html) や医薬品医療機器総合機構による手引き「在宅酸素療法時の喫煙などの火気取扱いの注意について」(https://www.info.pmda.go.jp/anzen_pmda/file/iryo_anzen04.pdf) などを目の届く場所に掲示する。
- 酸素供給装置を使用している間は，装置の周囲 2 m 以内には火気を置かないようにする。
- 特に酸素吸入中には，たばこを絶対に吸わない。たばこなどの火気を近づけるとチューブや衣服などに引火し，重度の火傷や住宅の火災の原因となる。

在宅人工呼吸療法

在宅人工呼吸療法(home mechanical ventilation：HMV)とは，呼吸器疾患や神経・筋疾患などにより換気補助が必要な患者に対し，在宅で人工呼吸による補助換気を行う治療法です。自宅に設置するだけでなく，外出時に携帯できるようにコンパクトでバッテリを搭載した機種も使用されます(図Ⅲ-4)。

導入の流れ

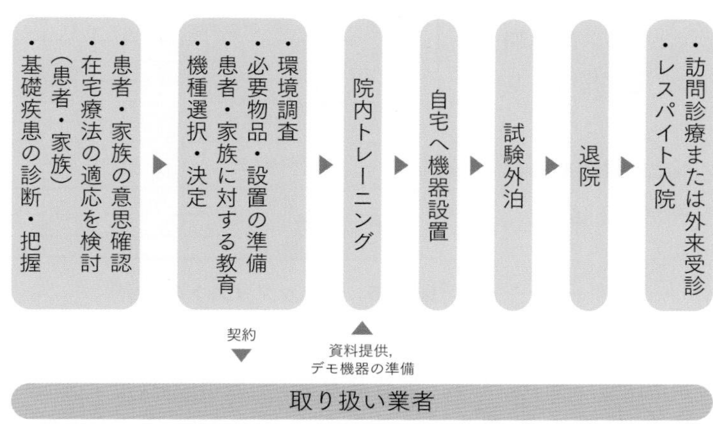

指導のポイント，使用上の注意点

[機器の使用に関すること]

- 人工呼吸器使用時は必ずパルスオキシメータを使用し，呼吸状態を注意深く観察する。Spo_2 や心拍数の変化は，患者の呼吸状態が不安定であることのサインとなる。

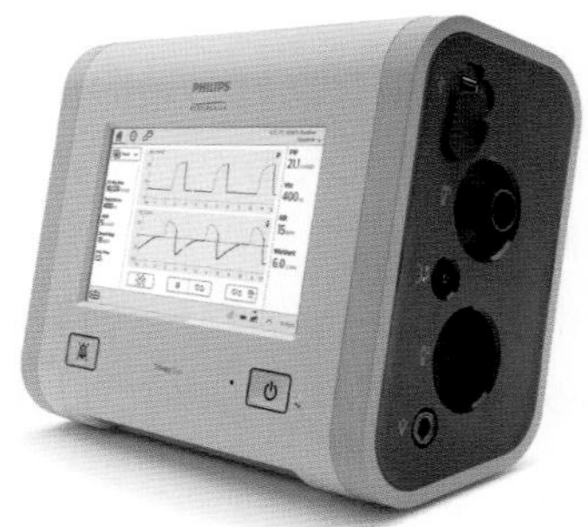

成人用人工呼吸器
(パルスオキシメータ，呼吸回路セット，呼吸回路)
(トリロジー Evo シリーズ，写真提供：株式会社フィリップス・ジャパン)

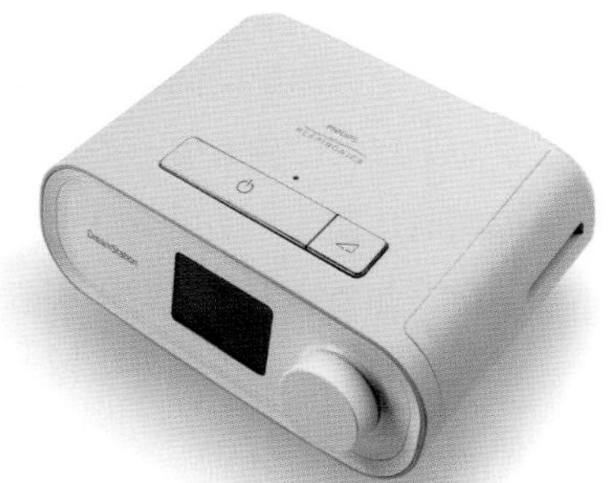

持続的自動気道陽圧ユニット
(ドリームステーション Auto，写真提供：株式会社フィリップス・ジャパン)

図Ⅲ-4　在宅人工呼吸器

- 人工呼吸器本体からのアラームだけでなく，パルスオキシメータから発生するアラームの内容も理解してもらい，対処できるように指導する。
- 人工呼吸器の回路や設定，測定値(呼吸回数，換気量，吸気圧など)，アラームに関するチェックリスト(図Ⅲ-5)を作成し，毎日確認してもらう。
- 人工呼吸器はベッドと同じ高さに設置し，蛇管などに貯留した水滴の気管流入や，蛇管の不用意な引きつれを防止する。加温加湿器を使用している場合は，必ず患者より低い位置に設置する。
- 人工呼吸器の電源ケーブルには目印をつけて，ほかの機器の電源ケーブルと区別し，間違えて抜かないようにする。

日付			10/–		
回路点検	電源		✓		
	ファンフィルタ		✓		
	吸気フィルタ		✓		
	回路の接続		✓		
	人工鼻		なし		
	加湿状態	吸気回路	✓		
		呼気回路	✓		
設定の確認	モード	換気様式	PC		
		換気モード	SIMV		
	酸素投与		2 L/分		
	呼吸回数		15		
	圧	PS	10		
		PC	15		
	一回換気量		–		
	吸気時間気流量		1.0		
	PEEP		5		
	トリガ		P2.0		
患者測定値確認	圧		16.0		
	一回換気量		500		
	分時換気量		8.0		
	呼吸回数		16		
	酸素濃度		0.4		
	呼吸波形の確認		OK		
	Sp_{O_2}		100		
	$_{ET}CO_2$		38		
アラーム	分時換気量	最高	15		
		最低	4		
	気道内圧	最高	25		
		最低	10		
備考					
指示内容の確認(医師のサイン)			○○		
点検者			○○		

図Ⅲ-5　チェックリストの一例

[電気容量に関すること]

- 自宅で使用される電源コンセントでは部屋ごとに供給される電源容量が決まっているため，消費電力が多い家電製品(電気ケトル，ドライヤなど)と同じ系統の電源コンセントを使用すると，ブレーカが落ち，電気の供給が停止する。そのため，多くの場合，家電製品と人工呼吸器の電源供給コンセントの系統を分ける工事が必要となる。
- 人工呼吸器の電源供給コンセントの系統において，ブレーカの電気容量を人工呼吸器や電気吸引器，パルスオキシメータ，電動ベッドなどの合計使用電力以上にする必要がある。

[緊急時に関すること]

- 停電時はバッテリ駆動となるため，バッテリの駆動時間をあらかじめ把握しておくことや，平時から充電を意識的に行う。
- バッテリの駆動時間は想定よりも短くなる場合があるため，それに備え，バッグバルブマスクをそばに準備しておくことや，それによる換気を行えるようにしておく。
- 停電時に備え，懐中電灯をいつでも取り出せる場所に置いておく。
- 地震などの震災時に対応するため，予備のバッテリを準備しておく。ただし，外部のバッテリを用いると，人工呼吸器が誤作動を起こすことがあるため，事前にメーカに使用の可否を確認しておく。

在宅血液透析

維持血液透析が必要でかつ安定した状態にある患者が，自宅において自らの操作や管理で血液療法を実施することを在宅血液透析(home hemodialysis：HHD)といいます。

導入の流れ

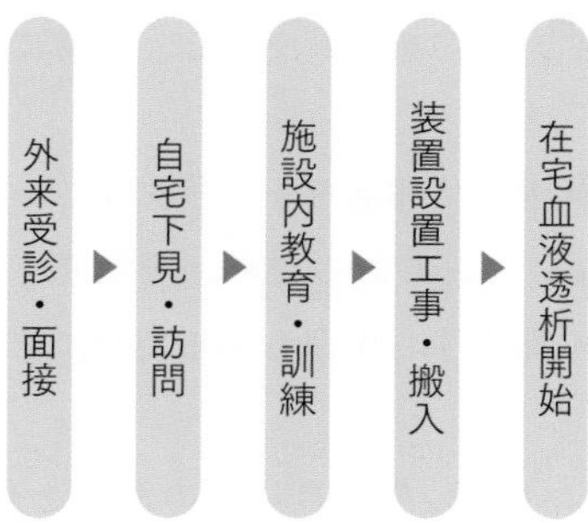

指導のポイント，使用上の注意点

- エコーを用いて血管の走行を確認しながら，安全に穿刺する方法を患者とともに練習する。
- 穿刺後の針や使用後回路などの医療廃棄物の取り扱いについて説明する。
- 透析中のバイタルサインを正しく測定できるよう指導する。
- 上下水道が整備されていることや，水道水(圧力 2kPa)が必要となる。井戸水や地下水は使用できない。
- 電源は 3P コンセントにし，単独 20A が必要となる。
- 電源，水道などの室内環境が基準を満たしているかを取り扱い業者に事前に調査してもらう。
- 透析装置，水処理装置を設置するスペース(畳一畳分程度)が確保されているか確認する。
- 1 か月分の透析材料(透析液，回路など)を保管できるスペース(押入れの上下半分程度)が確保されているか確認する。

補助人工心臓

人工心臓とは，低下した心臓のポンプ機能を補助するもので，自己心臓を摘出して装着する完全置換型人工心臓(total artificial heart：TAH)と，自己心臓近傍に血流ポンプを装着する補助人工心臓(ventricular assist system：VAS)に大別されます。

VAS には血液ポンプと駆動装置が体外に設置されるタイプ(体外設置型)と，血液ポンプは体内に埋め込まれ，体外の駆動装置または制御装置に接続させるタイプ(植込み型)があります(p110「20．VAS(補助人工心臓)」の項目参照)。植込み型 VAS は，心臓移植を目的として使用されていましたが，現在では終末期での使用にも拡大されています。

指導のポイント，使用上の注意点(植込み型 VAS)

- 必ず 24 時間対応可能な介助者を選定するように指導する。

- 患者本人だけでなく，介助者も知識・技術を獲得できるようにする。
- バッテリの駆動時間や充電時間，交換のタイミングを正確に把握しておく。バッテリの交換を実際に行えるまで指導する。
- コントローラで作動状況(ポンプの回転数，血液流量，出力など)をチェックし，正常に作動しているか毎日確認する。
- 日常的に家庭用の血圧計で心拍数および血圧の変化を，体温計で体温をチェックする。ただし，VAS 装着患者の場合，通常の血圧計では測定できないこともあるため，測定できない場合の対応をあらかじめ検討しておく。また，感染により発熱する場合もあるため，その際の連絡体制を整備しておく。
- 皮膚を貫通して体外へと伸びている配線(ドライブライン)[1]の皮膚貫通部の消毒を行い，清潔保持に努め，感染管理を適切に行う。入浴やシャワー浴時などに，皮膚貫通部における発赤や出血，滲出液，不良肉芽の形成，臭気の有無などを確認し，周囲皮膚の状態も併せて観察する。
- 外出する際には，緊急時予備セット(予備コントローラ，充電された予備のバッテリ)を必ず持ち歩くようにする。

ペースメーカ

ペースメーカとは，刺激伝導系(心臓の規則的な調律と効率のよいポンプ機能の維持を担っている)の代役として，心筋を電気刺激し，心機能を維持させる機器です。心房あるいは心室(または両方)にリード電極を留置し，刺激発生装置(本体)と接続して心筋を規則的に刺激します(図Ⅲ-6)。

ペースメーカは，植込み型(刺激発生装置およびリードを体内に植え込む)と体外式(刺激発生装置を体外に置き，リードは必要がなくなれば体内から抜去する)に分けられます。在宅の場合，前者の管理を患者・家族ができるよう指導する必要があります。

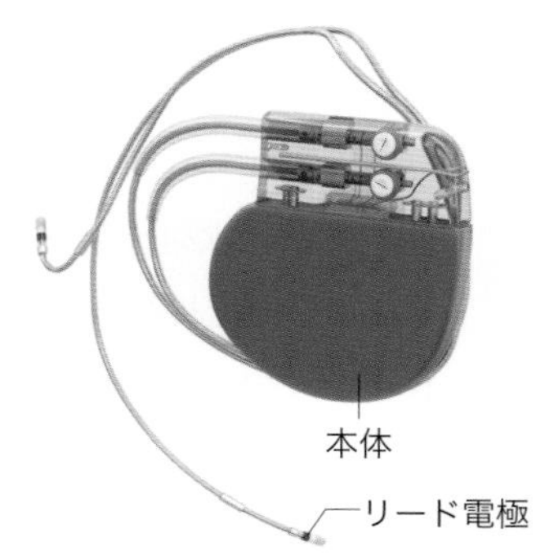

図Ⅲ-6　ペースメーカ
(ACCOLADE，写真提供：ボストン・サイエンティフィック ジャパン株式会社)

指導のポイント，使用上の注意点

- 毎日，家庭用の血圧計で心拍数を測定する。ただし，血圧計はマンシェットに伝わった振動数を測定値として表示するため，正確な心拍数が反映されないこともある。このような場合に備え，橈骨動脈の触診によって心拍数を測定する方法についても指導しておく。
- ペースメーカを植え込んだ前胸部やその周辺の皮膚の状態を日頃から注意深く観察し，乾燥

NOTE [1] **ドライブライン**：体内の血液ポンプと体外の機器の駆動や制御をする電線。

や発赤などの有無を確認する。痛みや腫脹を伴う場合には，必ず受診する。創部感染を認める場合には，本体およびリードの抜去が必要になることもある。

- 植込みを行ったほうの腕をグルグルと頭より高く回すような運動は，リードの断線の原因となることがあるため，控えるよう指導する。
- 電気治療器(低周波治療器)や電気マッサージ，電気カーペット，IH機器など，ペースメーカの作動に影響を与える機器の使用の注意について説明する。

遠隔モニタリングシステムを用いたペースメーカの作動状況の確認

ペースメーカの作動状況は外来でプログラマーが確認しています。一方，遠隔モニタリングシステムを自宅に導入し，インターネットを経由して機器の作動状況を院内スタッフに送信することで，診療に活用するケースも増えてきています。

2 在宅でME機器を使用する際の全般的なポイント

- 需要の高まりにより，バッテリ駆動のできるME機器が増加しているが，普段から常に電源供給される状態にしておくことが必要である。
- ブレーカが遮断した場合に備え，ブレーカの位置を把握しておくとともに，人工呼吸器などの系統がわかるように，ブレーカにシールを貼付するなどの工夫を施しておく(図Ⅲ-7)。
- 地震などの災害発生時に電源ケーブルが引っ張られて抜けないよう，固定方法を検討する。また，ME機器の落下や転倒を防ぐための対策(機器を台に固定する，など)を講じておく。
- ME機器は，機器の大気取り入れ口や冷却ファンなどが物でふさがれないように，周囲の家具や壁，カーテンなどから十分な距離をとって設置する。
- ME機器の使用で生じる廃棄物の処理方法は市町村によって異なる。廃棄物が医療廃棄物に該当する場合，基本的に一般ごみとして処理することはできない。医療機関あるいは保健所などを通して，医療廃棄物処理業者に委託する。
- ME機器が故障・停止した際に，慌てず適切な対応をとれるよう，医療機関から提供されたマニュアルや機材(図Ⅲ-8)を機器の近くに置いておく。

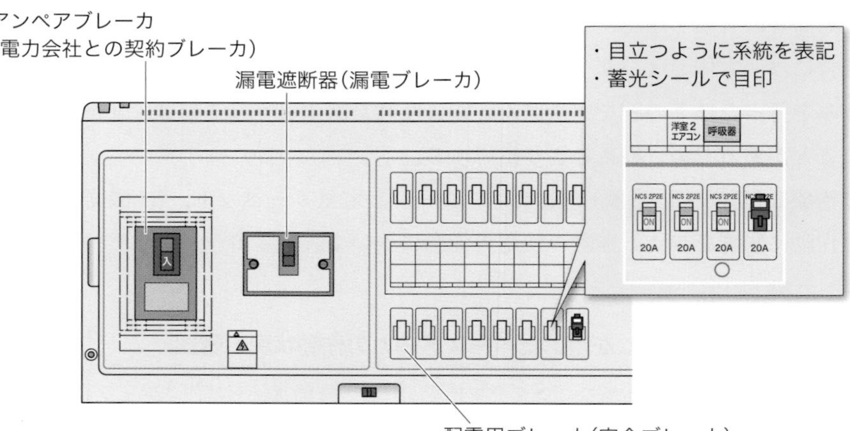

図Ⅲ-7　家庭のブレーカで系統がわかるようにするための工夫

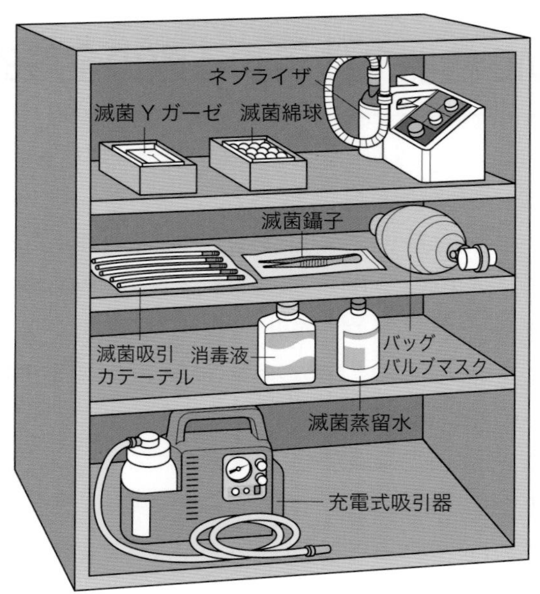

図Ⅲ-8　HMV で使用する人工呼吸機材とその配置の例

索引

欧文

あ

か

さ

た

な

は

ま

や

ら